MRI
―顎口腔領域の診断―

編集

明海大学歯学部歯学部長・口腔外科第一講座教授	山本美朗
大阪医科大学口腔外科学講座教授	島原政司

執筆 (50音順)

大阪医科大学口腔外科学講座講師	有吉靖則
大阪医科大学放射線医学講座講師	上杉康夫
明海大学歯学部口腔外科第二講座教授	坂下英明
大阪医科大学口腔外科学講座教授	島原政司
明海大学歯学部口腔外科第二講座助手	宮本日出
明海大学歯学部歯学部長・口腔外科第一講座教授	山本美朗

株式会社 学建書院

はじめに

　近年，医学領域における医療技術は急速に進歩しており，特にコンピュータ技術革新の結果，これらの技術を取り入れた画像診断の進歩は目覚ましいものがある．各施設において装置の導入が進むと同時に，ハードやソフト面での改良が加えられ，すでに多くの技術が臨床に応用されている．これらのことは歯科領域においても同様である．着実に歯科臨床の場に浸透してきており，日常臨床に寄与している．

　MR装置が出現して以来，約20年が経過した．その間の装置ならびに診断技術の進歩は目を見張るものがあった．現在歯科領域においてMR装置が導入される傾向にある．特に口腔外科領域においては多くの症例における診断，処置，経過観察に利用されており，それほど特殊なものではなくなってきている．しかしながら，歯科の日常臨床においては利用できるMRIに関するまとまった書物の出版がなされておらず，他領域におけるものが利用されていた．

　そこで本書は，このような背景をもとに研修医，若い医師および学生を対象として，できるだけ理解しやすい書物となるように努力した．本書の特徴は，総論では臨床で観察に必要な一般事項を述べ，各論において可能なかぎり多くの症例ならびに多くの写真を採用し，疾患別に観察の要点を述べるとともに，すべての症例写真に解説をつけた．

　何分にもMRIに関する出版物の作製は初めての試みであり，批判すべき点が多々あると思われるので，読者各位の忌憚のない意見をお伺いし，改訂の機会があれば，よりよい本にしていきたいと考えている．

　おわりに，本書の刊行にあたり，ご尽力いただいた学建書院の益子邦夫会長ならびに大崎真弓氏に感謝申しあげる．

2001年8月

山本　美朗
島原　政司

もくじ

総論

1 MRI画像の原理 ——2
　MRI診断に必要な基礎知識　2
　MRI装置概要　3
　頭頸部領域の撮像に用いる
　　撮像テクニック　3
2 造影MRI ——14
　造影剤　14
　頭頸部疾患への応用　14
3 アーチファクト ——15
　運動性アーチファクト　15
　磁性体アーチファクト　16
　化学シフトアーチファクト　18
　その他のアーチファクト　19
4 MRIからみた頭頸部の正常解剖 ——21
　筋膜隙の解剖　21
　頭頸部健常組織ならびに
　　病的組織の信号強度　26
　顎口腔領域のMRI解剖　29
　頸部リンパ節のMRI解剖　38

各論

口絵 ——44

1 炎症性疾患 ——50
　炎症性疾患におけるMRI診断法　50
　　顎口腔領域軟組織の慢性炎症　51
　　急性化膿性炎
　　　―咀嚼筋間隙膿瘍―　54
　　ガス壊疽　56
　　上顎洞炎　60
　　扁桃周囲膿瘍　62
　　下顎骨骨髄炎　64
2 腫瘍性疾患 ——67
　腫瘍性疾患におけるMRI診断法　67
　A．良性歯原性腫瘍
　　エナメル上皮腫　69
　　石灰化歯原性嚢胞　73
　　歯原性粘液腫　76
　B．良性非歯原性腫瘍
　　セメント質骨形成線維腫　79
　　血管腫　82
　　筋肉内血管腫　84
　　顎骨の線維性骨異形成症　86
　　脂肪腫　88
　　中心性巨細胞(修復性)肉芽腫　90
　C．悪性歯原性腫瘍
　　歯原性明細胞癌　92
　D．悪性非歯原性腫瘍◆上皮性腫瘍◆
　　舌　癌　―初期癌(T1症例)―　96
　　舌　癌　―進展癌(T4症例)―　98
　　口底癌　100
　　頰粘膜癌　102
　　上顎歯肉癌　―進展症例―　104
　　上顎洞癌　108
　　下顎歯肉癌　111
　　頸部リンパ節転移　114
　　化学療法ならびに
　　　放射線療法効果判定　116

悪性腫瘍の神経浸潤による
　　筋肉の脂肪変性　*120*
◆非上皮性腫瘍◆
下顎悪性線維性組織球腫　*122*
骨肉腫　*125*
軟骨肉腫　*128*
悪性リンパ腫　*130*

3　嚢胞性疾患 ─────────── *132*
嚢胞性疾患におけるMRI診断法　*132*
A．歯原性嚢胞
　　含歯性嚢胞　*133*
　　歯原性角化嚢胞　*136*
B．非歯原性嚢胞
　　上顎洞粘液嚢胞　*138*
　　ガマ腫　*140*
　　類表皮嚢胞，類皮嚢胞　*144*
　　術後性上顎嚢胞　*146*
　　甲状舌管嚢胞　*148*
　　鼻口蓋管嚢胞　*150*

4　顎関節疾患 ─────────── *153*
顎関節疾患におけるMRI診断法　*153*

顎関節症（クローズドロック）　*154*
変形性顎関節症　*156*
顎関節滑膜性軟骨腫症　*158*
乏血性下顎頭壊死　*160*

5　唾液腺疾患 ─────────── *162*
唾液腺疾患におけるMRI診断法　*162*
A．炎症
　　急性耳下腺炎　*164*
B．腫瘍◆良性腫瘍◆
　　多形性腺腫　*166*
◆悪性腫瘍◆
　　多形性腺腫内癌腫　*170*
　　腺様嚢胞癌　*172*

6　その他の疾患 ────────── *175*
その他MRIが適応となる疾患　*175*
　　咬筋肥大症　―副耳下腺―　*176*
　　異物　*178*
　　内骨症　*180*
　　副甲状腺機能亢進症　*182*

MRI関連用語集 ─────────── *185*

索　引 ─────────────── *189*

総論

1 MRI画像の原理

MRI診断に必要な基礎知識

　原子核固有の角運動量である核スピンをもつ元素を静磁場内に置くと,その核スピンからの磁気モーメントによって,核種と磁場によって決まる周波数(共鳴周波数)のラジオ波を吸収する.この現象をNMR(核磁気共鳴 nuclear magnetic resonance)とよぶ.NMRは,1945年,BlochとPurcellによって発見されたが,臨床応用が始まったのは1980年に入ってからである.

　MRI(磁気共鳴映像法 magnetic resonance imaging)はNMRで放出されるエネルギーを信号として受信し,さまざまな断層像を構成する方法で,現在臨床で対象としているのは水素原子の原子核(陽子:プロトン)である.

　水素原子核は自転(スピン)し,また,その原子核は1つの陽子で構成されており,正の荷電粒子が1つの軸を中心に自転することになる.電荷が運動すると,それが正であっても負であっても磁場をつくる.このような状態は,図1-1に示すように原子核を1つの磁石(磁気双極子)と考えることが可能で,これを核スピンとよぶ.

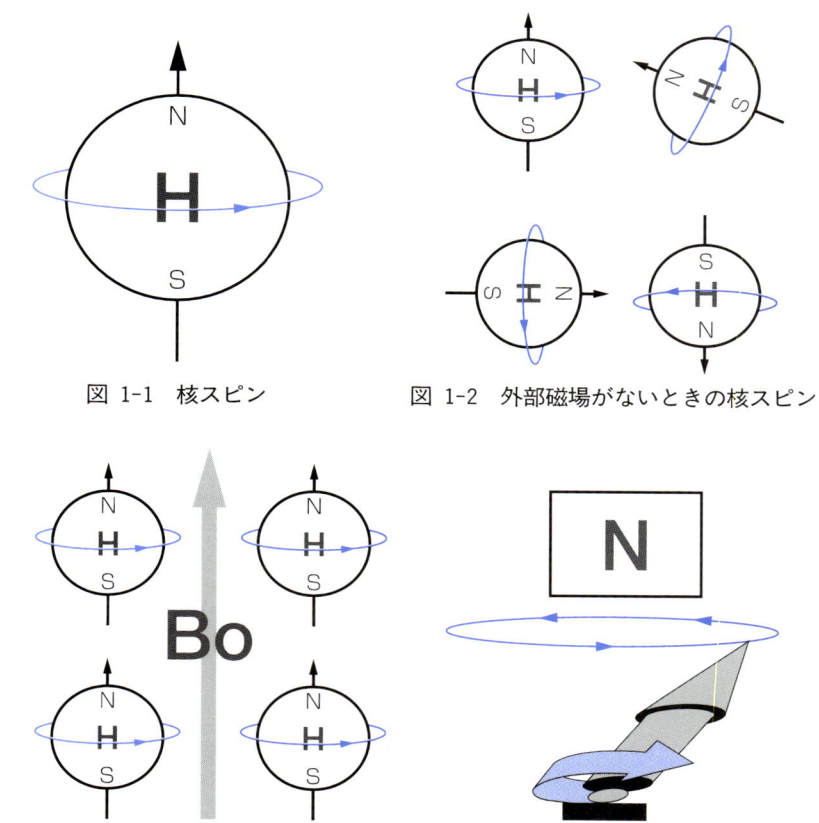

図1-1　核スピン

図1-2　外部磁場がないときの核スピン

図1-3　外部磁場が生じたときの核スピン

図1-4　核スピンの歳差運動

また，量子力学において原子核はおのおのスピン量子数Sをもち，特異なエネルギーレベルをもっている．水素原子核のSは1/2であり，エネルギー状態の数は2S+1で決定される．水素原子核では2になり，エネルギー状態は－1/2と＋1/2の2つの状態がある．したがって，水素原子核のスピンは外部磁場がないときはおのおの任意の方向を向いて存在しているが(図1-2)，外部磁場が生じると磁力線に平行(低いエネルギー状態)か逆平行(高いエネルギー状態)かどちらかに向いて存在するようになる(図1-3)．水素原子核(プロトン)では磁力線に平行(低いエネルギー状態)である核スピンの方がわずかに多い．このため，全体としては磁力線に平行な向きに正味の磁化を生じることになる．

　このとき核スピンはコマのような運動(歳差運動)をしている(図1-4)．

　歳差運動の角速度(ω)は次の式で表され，ラーモアの公式といわれる．

　　　　$\omega = \gamma \cdot B_0$　　　γ：磁気回転比(核種固有の定数)　　　B_0：静磁場強度

　静磁場内のおのおのの核は任意の回転位相で歳差運動しており，核スピンのベクトルの和の結果として静磁場方向に1つの磁石が出現することになる．これを巨視的磁化といい，Mで表す．

　この巨視的磁化Mに radio frequency pulse(RFパルス：周波数がラジオ波領域にある)を印加し，エネルギーを与え，核スピンを低いエネルギー準位から高いエネルギー準位にして，RFパルスの印加をやめた後に発生してくるのがNMR信号である．このNMR信号をコンピュータ上で画像として構成したものがMRIである．MRIはスピン密度(水素原子核の場合はプロトン密度)，縦緩和時間(T1値)および横緩和時間(T2値)をさまざまな割合で反映したものとなっている．

　MRIは，組織特性に関する情報量が多いことに加えて，X線被曝がない，任意方向の断面像が得られる，コントラスト分解能が高い，骨からのアーチファクトがほとんどない，造影剤を使わなくても血管を良好に描出できるなど，多くの長所がある．

MRI装置概要

　現在臨床で用いられているMR装置の磁石の静磁場強度は0.02～4.0 T(tesla)である．1 Tかそれ以上の静磁場強度の磁石をもつ装置を高磁場装置とよび，0.2 T未満の装置を低磁場装置とよぶ．両者の間の0.2 T以上1 T未満の装置を中磁場装置とよぶ．

頭頸部領域の撮像に用いる撮像テクニック

スピンエコー spin echo(SE)法

　本法はルーチンimagingに用いられる撮像法であり，T1強調横断像，T2強調(プロトン密度像も同時に得る)横断像，T1あるいはT2強調冠状断像を基本とする．

　造影検査の場合は横断像および冠状断像を撮像しているが，口底疾患の場合は矢状断像も適宜撮像する．

ファーストスピンエコー fast spin echo(FSE)法

　通常のSE法の数倍～数十倍の速さでT2強調像を得ることができる利点がある．しかし，

腫瘍の充実性部分が通常の SE 法の画像ほど高信号で描出されない，血腫による磁化率効果に鋭敏でない，脂肪が T 2 強調像で従来の SE 法よりも高信号になるという欠点がある．

FSE 法による T 2 強調像では脂肪抑制（後述）で補正することが多い．

グラジエントエコー gradient echo（GE）法

MR angiography や 3 D volume scan，dynamic study に用いる．

脂肪抑制像

脂肪成分の有無の評価や，骨髄内や眼窩内脂肪に近接する病変，耳下腺領域の病変の造影後に用いる．各社によって撮像法の名称が異なるので，代表的な撮像法について**表 1-1** で比

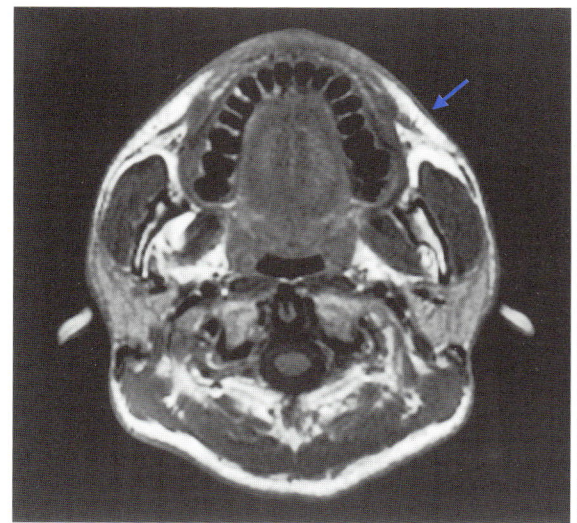

A．SE 法 T 1 強調像（水平断 耳下腺レベル）

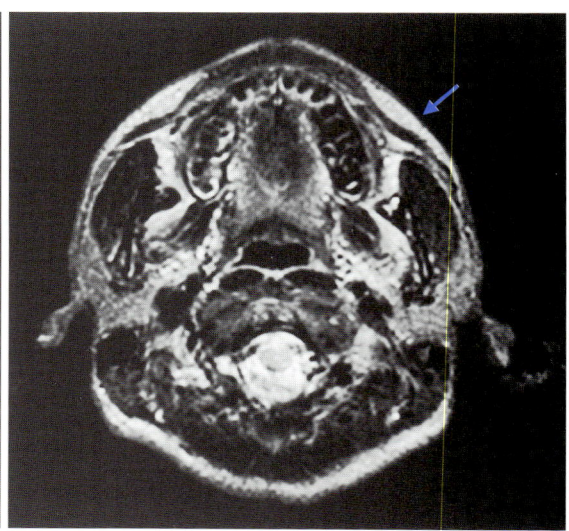

B．SE 法 T 2 強調像（水平断 耳下腺レベル）

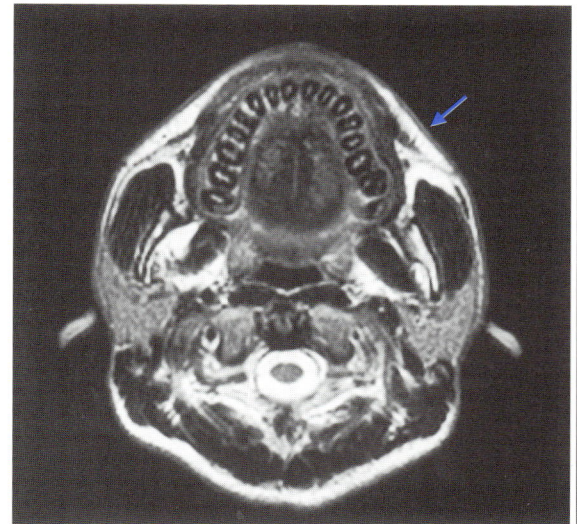

C．FSE 法 T 2 強調像（水平断 耳下腺レベル）

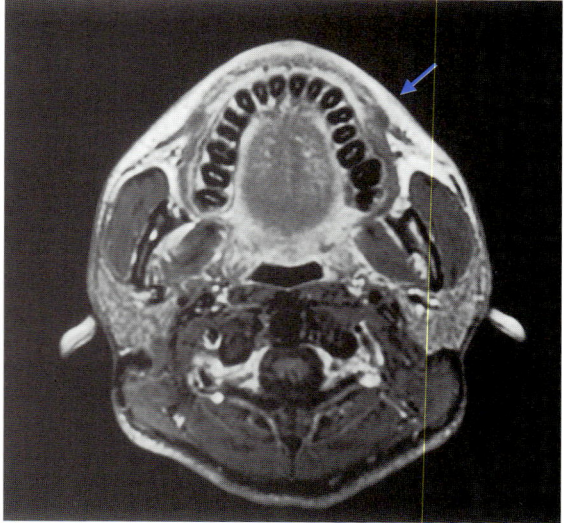

D．SE 法 脂肪抑制造影 T 1 強調像（水平断 耳下腺レベル）

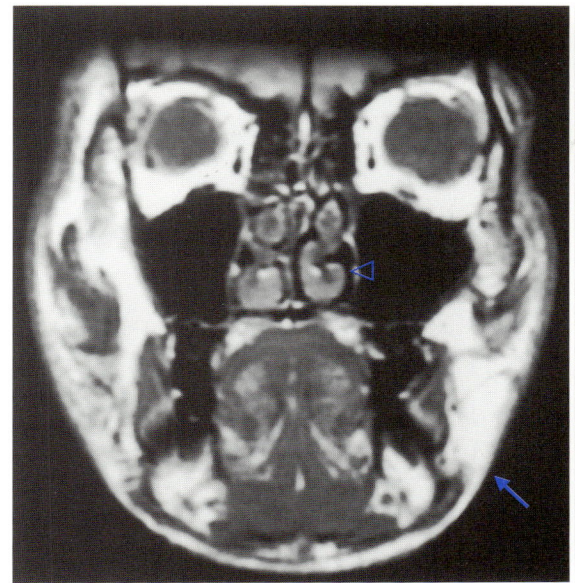

E. SE法 T1強調像（冠状断 上顎洞レベル）

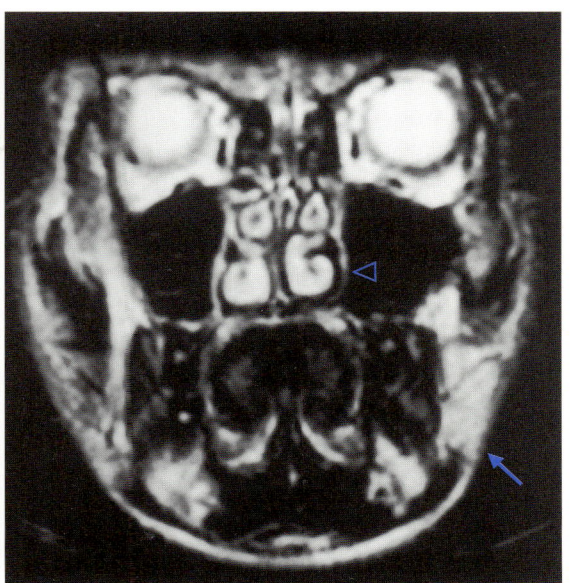

F. FSE法 T2強調像（冠状断 上顎洞レベル）

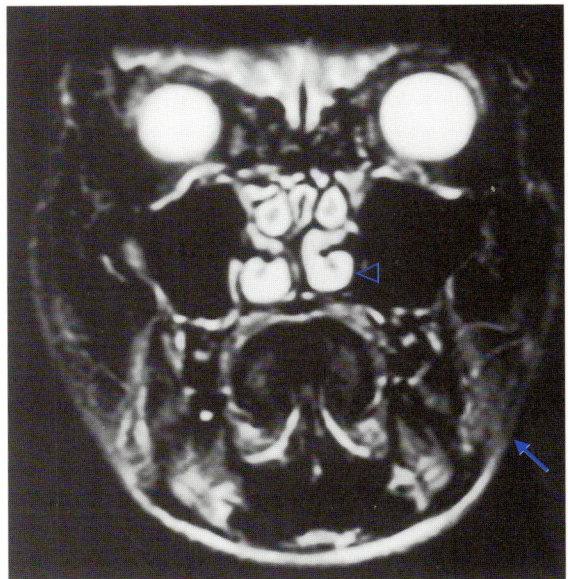

G. FSE法 脂肪抑制T2強調像（冠状断 上顎洞レベル）

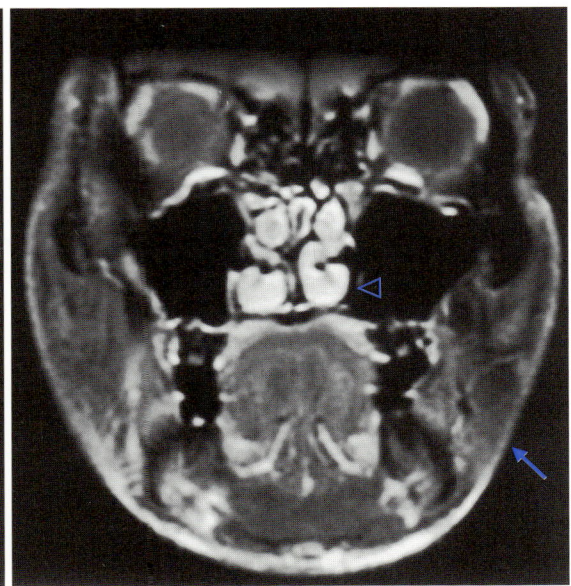

H. SE法 脂肪抑制造影T1強調像（冠状断 上顎洞レベル）

図1-5 各撮像法による同一断面像

B(SE法 T2強調像)とC(FSE法 T2強調像)とを比較すると，Cでは脂肪層(矢印)がより高信号に描出されている．F(FSE法 T2強調像)とG(FSE法 脂肪抑制T2強調像)とを比較すると，Gでは脂肪抑制がかかり，脂肪層(矢印)がより低信号に描出されている．また，E(SE法 T1強調像)とH(SE法 脂肪抑制 造影T1強調像)では，Hでは脂肪抑制がかかり，脂肪層(矢印)がより低信号に，鼻粘膜(矢頭)は造影剤によって増強され，高信号に描出されている．

表 1-1 代表的な撮像シーケンス(各社の用語比較)

メーカー名	GE社	SIEMENS社	PHILIPS社
対象機種	全機種	全機種	全機種
高速SE法	Fast SE	Turbo-SE	Turbo-SE
spoiledを使用したGE法 (incoherent gradient echo)	SPGR(RF spoiled) MPGR(gradient spoiled)	FLASH	T1-FFE
steady-stateを使用したFID sampling GE法	SSFP	FISP	FFE
steady-stateを使用したSE sampling GE法	(−)	PSIF	T2-FFE
プリパレーションパルスを付加し1回の励起パルスで撮像するGE法	IR Prepared Fast GRASS	Turbo-FLASH	TFE
高速SE法にGE法のecho signalを付加したシーケンス	GRASE	Turbo-GSE	GRASE
1 shotの高速SE法	Fast SE	RARE	Single Shot TSE
1 shotの高速SE法で,half fourierを使用	Single Shot Fast SE	HASTE	Single Shot TSE
その他のシーケンス	POMP Line-Scan Diffusion Fast Card	DESS CISS True FISP	PRESTO

▶表で使用した略語(アルファベット順)

ADA:Asymmetric Data Allocation
CE-FAST:Contrast Enhanced FAST(Fourier Acquired State Technique)
EPI:Echo Planar Imaging
EXPRESS:Extended Phase Conjugate Symmetry Rapid Spin Echo
FASE:Fast Advanced/asymmetric Spin Echo
FAST:Fourier Acquired State Technique
Fast SE:Fast SE(Spin Echo)
FE:Field Echo
FFE:Fast Field Echo
FISP:Fast Imaging with Steady Precession
FLASH:Fast Low Angled Shot
FSE:Fast SE(Spin Echo)
GE:Gradient Echo
GRASE:Gradient And Spin Echo
GRASS:Gradient Recalled Acquisition in the Steady State
HASTE:Half Fourier Single shot Turbo-spin Echo
H-EPI:Hybrid EPI(Echo Planar Image)
Hybrid EPI:Hybrid Echo Planar Image
MPGR:Multi Planar Gradient Recalled Acquisition in the Steady State
One Shot RISE:RISEを参照
PSIF:Mirrored FISP(Fast Imaging with Steady Precession)
Rapid GFE:Rapid Gradient Field Echo
RARE:Rapid Acquisition with Relaxation Enhancement
RF-FAST:Radio Frequency Spoiled FAST(Fourier Acquired State Technique)
RISE:Rapid Imaging with Spin Echo
RS-SARGE:Rf Spoiled SARGE(Steady-state Acquisition with Rewinded Gradient Echo)
SARGE:Steady-state Acquisition with Rewinded Gradient Echo
SE:Spin Echo

東芝社	島津社	島津社	日立社
全機種	EPIOS	ECRIPS, POLARIS	全機種
Fast SE	RISE	FSE	FSE
FE	STAGE	FE, RF-FAST	RS-SARGE
(―)	SSFP	FAST	SARGE
CE-FAST	STERF	CE-FAST	TR-SARGE
FAST FE	SMASH	FAST	Rapid GFE
Hybrid EPI	H-EPI	GRASE	GRASE
(―)	One Shot RISE	FSE	FSE
FASE	One Shot RISE	EXPRESS	ACA
PASTA	TACT-FLAIR	TACT-FLAIR	
DIET		SLINKY	
Quad Scan			

Single Shot TSE：Single Shot TSE (Turbo Spin Echo)
SMASH：Short Minimum Angle Shot
SPGR：Spoiled GRASS (Gradient Recalled Acquisition in the Steady State)
SSFP：Steady State Free Precession
STAGE：Small Tip Angle Gradient Echo
STERF：Steady State Technique with Refocused FID
T1-FFE：T1-Fast Field Echo
T2-FFE：T2-Fast Field Echo
TFE：Turbo Field Echo
TR-SARGE：Time Reversed SARGE
Turbo-FLASH：Turbo Fast Low Angled Shot
Turbo-GSE：Turbo Gradient Spin Echo
Turbo-SE：Turbo Spin Echo

▶その他のシーケンスの説明(メーカー名)
1．POMP(GE)：2断面同時励起する撮像法．同じTRで2倍のスライス数が得られる．
2．Line-Scan Diffusion(GE)：フェイズエンコードせずに，1ラインずつ撮像する．
3．Fast Card(GE)：セグメントk-space法．
4．DESS(SIEMENS)：1TR内に，FISP，PSIF信号を発生させる．
5．CISS(SIEMENS)：1TR内に，FISP，PSIFを同時に発生させる．
6．True FISP(SIEMENS)：TRの極端に短いSSFPシーケンス．
7．PRESTO(PHILIPS)：Multi shot EPIの変形，エコーシフト法．
8．PASTA(東芝)：水と脂肪のケミカルシフトを利用し，水の信号を選択的に励起する脂肪抑制法．
9．DIET(東芝)：最初の励起パルスから，第一エコーまでの時間をなるべく長くとることにより，通常のSEに近いT2緩和を促す．
10．Quad Scan(東芝)：同一のTRでの撮像可能なスライス枚数が従来に比べ，最大4倍となる．
11．TACT FLAIR(島津)：Non selective FLAIRでマルチスライス数を拡張する．
12．SLINKY(島津)：造影剤なしで，広範囲の血管画像を精細に描出可能なMRA撮像法．
(小倉明夫：各種MR画像撮像法の用語解説：アールティ2000年 No.3, p18-19, メディカルトリビューンより)

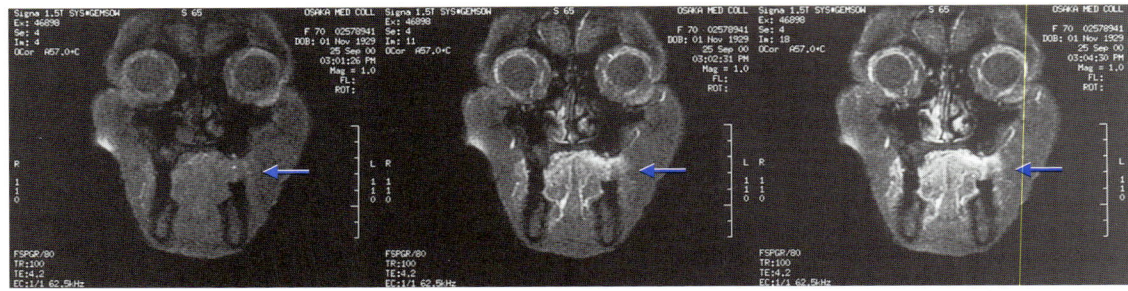

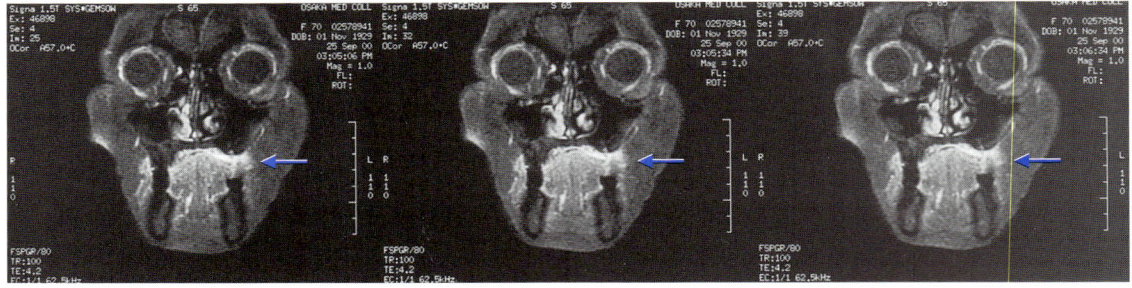

A. 単純像　　　　　　B. 20秒後　　　　　　C. 50秒後

D. 1分30秒後　　　　E. 2分30秒後　　　　F. 3分30秒後

図1-6　グラジエントエコー法

グラジエントエコー法のFSPGR(fast spoiled gradient-recalled acquisition in the steady state)法による左上顎歯肉扁平上皮癌例のdynamic study 1回当たりのスキャン時間15秒で行ったもの．矢印は扁平上皮癌の部分で早期から濃染を認める．

較対照した．また，健常例の各撮像法による同一断面像を図1-5-A～Hに，グラジエントエコー法を図1-6に示した．

MRS(magnetic resonance spectroscopy)

MRSは化学シフトchemical shiftを用いて生体内の微量物質を測定する方法である．次に，化学シフトについて説明する．

NMRの共鳴周波数 νo は，ラーモアの公式 $\omega=\gamma\cdot Bo$ から $\nu o=\omega/2\pi=\gamma\cdot Bo/2\pi$ となる．しかし，核のまわりには電子が存在し，外部磁場Boを打ち消すように負の電荷をもった電子によってBoとは逆方向の磁場が生じる．このように核が置かれている実際の磁場BはBoより小さいものとなっている．この逆方向に生じる磁場は外部磁場に比例するので，$B=Bo(1-\sigma)$で表される．したがって，実際の共鳴周波数は $\nu=\gamma B/2\pi=\gamma\cdot Bo(1-\sigma)/2\pi$ となる．この共鳴周波数が異なることを化学シフトといい，このとき基準物質の共鳴周波数 νr との差から $\nu-\nu r=\gamma\cdot Bo(\sigma r-\sigma)/2\pi$ を測定したものが化学シフト値である．しかし実際には，測定周波数を νo に依存しない値にするために νo で除した値を 10^6 倍した値 $(\nu-\nu r)/\nu o\times 10^6$ を使用してppm単位で化学シフト値を表す．

スピン量子数S 1/2をもつ原子核は水素原子核の他，^{31}P，^{13}Cなどがある．これらでもNMRは認められる．化学シフトを利用して，水の^{1}Hの分布や脂肪の^{1}Hの分布をそれぞれ分離して描出することが中磁場から高磁場の装置では可能であり，また，高磁場装置は^{31}P，^{1}Hや^{13}Cなどを対象にスペクトロスコピーとしての応用も行われ，生体内での組織エネルギー代謝や代謝の解明に使用されている．

とくに，^{31}P-MRS は非侵襲的に生体内の高エネルギーリン酸化合物の代謝についての生化学的情報を得ることができる．

腫瘍の増殖に伴って細胞膜のリン脂質代謝も亢進し，PME（phosphomonoesters），PDE（phosphodiesters）が増大する．この PME は主としてリン脂質の前駆体である phosphorylcoline，phoshorylethanolamine であり，また，PDE は異化作用による生成物である glycerophosphorylcoline，glycerophoshorylethanolamine であるとされている．

ATP の生産はおもにミトコンドリア内で好気的に行われているが，腫瘍では増殖過程に

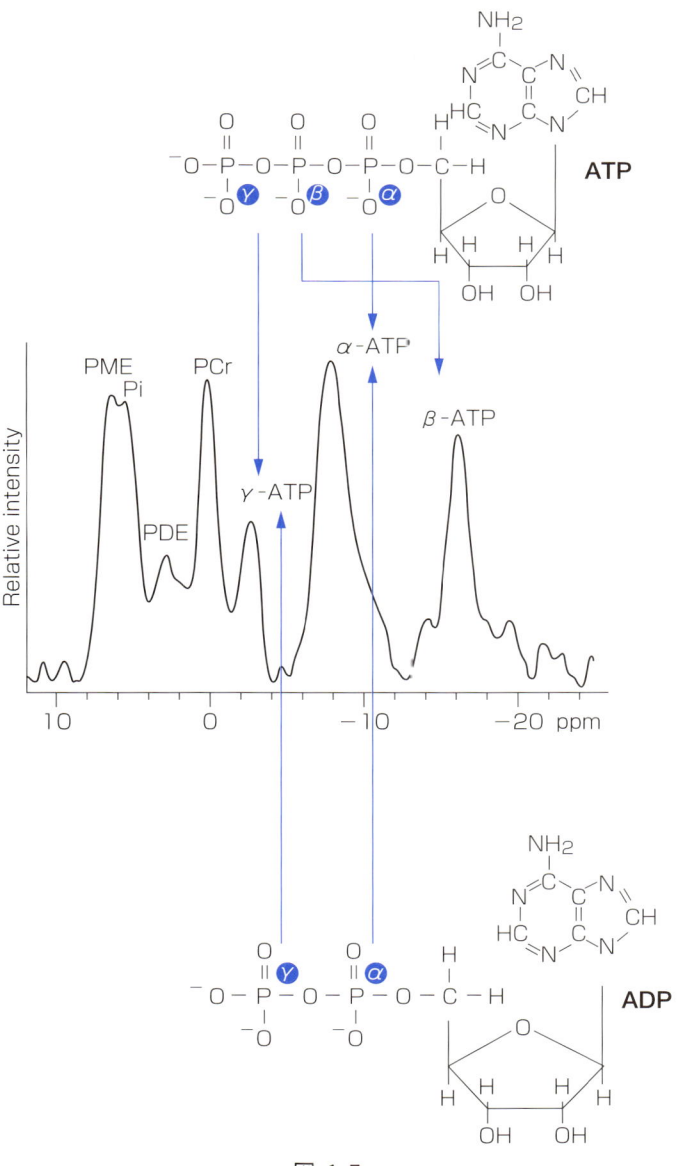

図 1-7

ATP には 3 つの P（α，β，γ）が，ADP には 3 つの P（α，γ）がある．α，γ 位の P は，ATP と ADP の P の信号が混じるが，β 位の P は ATP の β 位の P からの信号による．

おいて急激なエネルギー消費と乳酸の蓄積，嫌気性解糖系への代謝経路の移行，低酸素化への変化を示し，高エネルギー物質であるPCr，ATPを著しく消費する．

現在までの研究の結果では，腫瘍ではPME/ATPの増大が知られており，放射線療法での腫瘍のリン代謝の変化が報告されている．

次に腫瘍のPME/ATPの実際的な測定と放射線療法での変化について述べる．

ATPには3つのP(α，β，γ)があるが，図1-7に示すように，α，γ位のPは，ADPのα，γ位のPの信号が混じるためβ位のPからの信号β-ATPを使用しPMEとの比PME/β-ATPを指標として測定する．図1-8, 9は上顎扁平上皮癌であるが，MRSでは放射線療法前(図1-8-A)に比べ20 Gy照射(図1-8-B)ではPME/β-ATPは低下している．しかし，

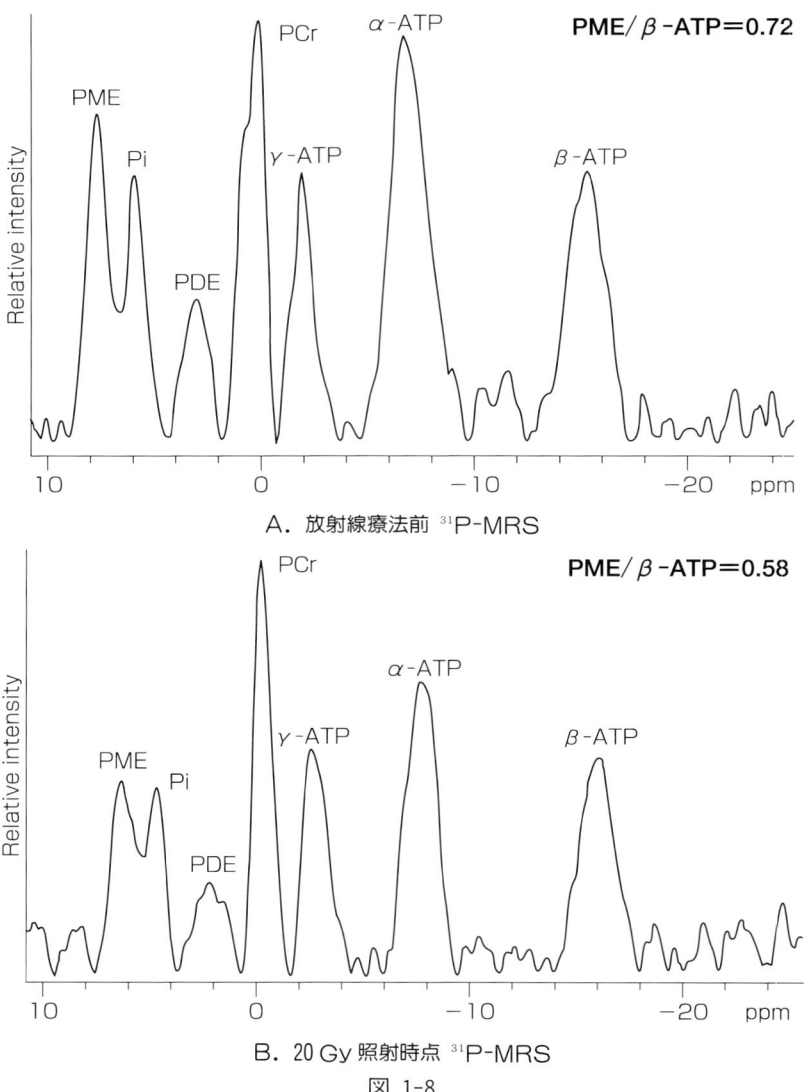

A. 放射線療法前 ^{31}P-MRS

B. 20 Gy 照射時点 ^{31}P-MRS

図 1-8
PME/β-ATP は 0.72 から 0.58 へと低下を認める．
(Yasuo Uesugi, Isamu Narabashi, et al.: *Bulletin of the Osaka Medical College*, 43(2): 49-60: Studies on monitoring tumor response in head and neck to radiation therapy by using P-31 MR spectroscopy より)

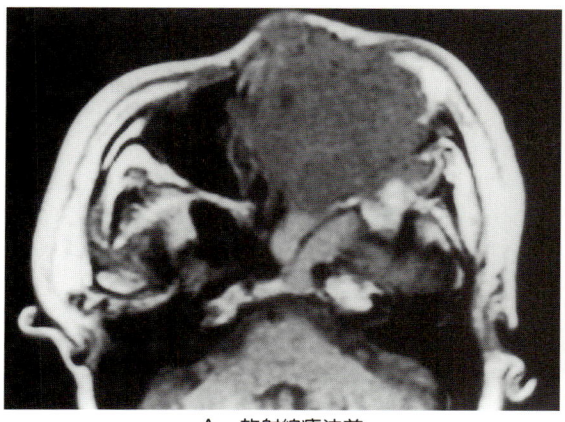 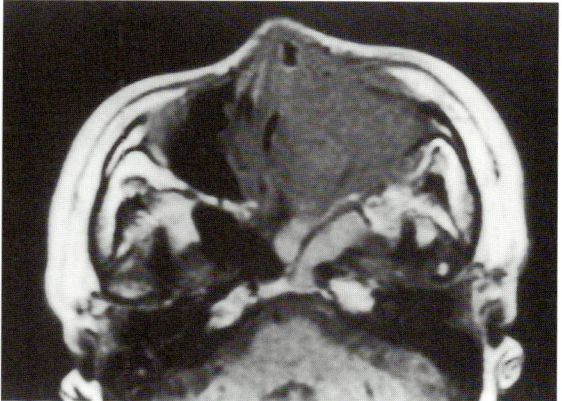

A．放射線療法前　　　　　　　　B．20 Gy 照射時点

図 1-9　単純 MRI

左上顎癌腫の縮小は認められない．

(Yasuo Uesugi, Isamu Narabashi, et al.：*Bulletin of the Osaka Medical College*, 43(2)：49-60：Studies on monitoring tumor response in head and neck to radiation therapy by using P-31 MR spectroscopy より)

MRI では放射線療法前(図 1-9-A)に比べ 20 Gy 照射(図 1-9-B)での癌腫の縮小は明らかではなく，放射線療法での腫瘍のリン代謝の変化が形態学的変化に先んじて生じていることがわかる．PME/β-ATP は放射線療法での早期効果判定指標となり得ることがわかる．

MR Angiography(MRA)

MRA には，血流スピンの流入による time-of-flight 効果のうちの inflow 効果を利用した time of flight(TOF)法があり，2 次元撮像と 3 次元撮像とがある．頭頸部の MR(arteriography)では，比較的短時間に簡便に撮像できる TOF 法が一般的である．したがって，ここでは TOF 法による MRA について解説する．

[inflow 効果]　図 1-10 に示すようにスライス断面の血流スピンは，α 度パルスを受けた

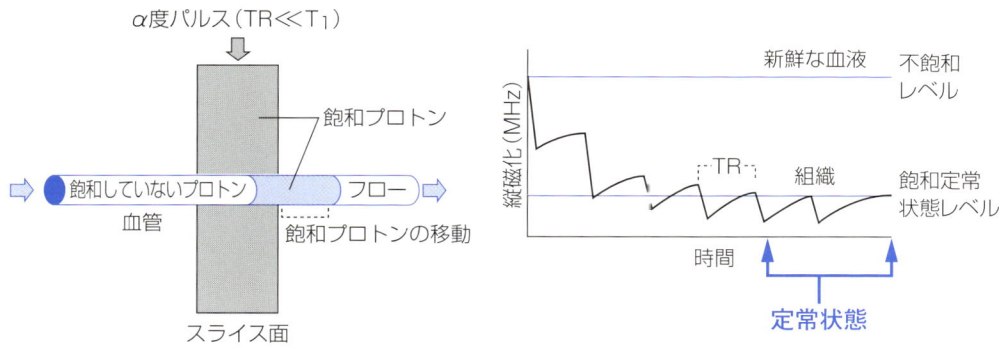

A．血流と撮像断面　　　　B．RF パルス繰り返しと縦磁化との静止組織部分および血流部分での関係

図 1-10　inflow 効果

TR が短い場合，縦磁化は十分回復できない．静止した組織のスピンは飽和が回復する以前に RF パルスを照射されることになる．これに対して血管内では未励起な新鮮な血流スピンがつぎつぎに流入してくる．このため，静止部は信号が低下して低信号に，血流部は信号が低下せずに高信号に描出される．

あとにスライス面から流出し，一部が面内に残存し，面内には新しい未励起のスピンが流入してくる．この新たに流入してきたスピンの縦磁化は，α度パルスを受けたあと面内に残存した血流のスピンや静止部よりも有意に大きい．したがって，血流信号は静止部よりも強い信号を呈することになる．これを inflow 効果という．

TOF 法は GE 法を用いて，短い TR で RF パルスを繰返し印加する．そのため，図 1-10 に示すように，静止した組織のスピンは飽和が回復する以前に RF パルスを照射されることになり，信号が低下し低信号にしか描出されなくなる．これに対して，血管内では未励起な新鮮な血流スピンがつぎつぎに流入してくるために信号が低下せず高信号に描出されるのである．こうして得られたデータを maximum intensity projection (MIP) 法によって画像表示し，元画像も合わせて評価する（MIP 像だけでは小さな血管病変を見逃す可能性がある）．

MIP 法は，おのおのの投影線上で最も大きい信号値を投影する方法で，コントラストのよい画像が得られる．しかし，投影線上にある最大値以下の信号強度の血管は描出されなくなる．また，信号強度の大きい血管を投影値とするため位置関係が反映されず，信号強度の強い血管が手前に描出される．

頸部の MRA では咀嚼による運動性アーチファクト motion artifact や血液の乱流による

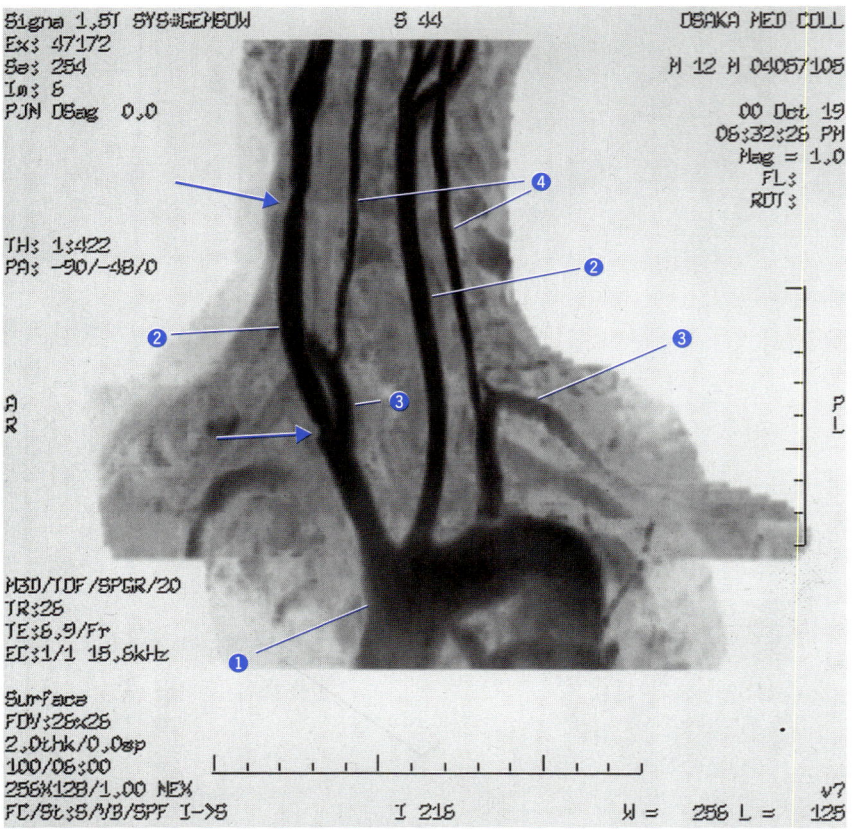

図 1-11　3 D TOF SPGR Flip angle 20° 4-Slabs 法 MRA
右総頸動脈狭窄例の MRA および動脈の名称を示す
右総頸動脈に 2 箇所の狭窄（矢印）を認める．
❶：大動脈弓　❷：総頸動脈　❸：鎖骨下動脈　❹：椎骨動脈

信号低下を生じることがあることから，的確なタイミングで造影剤を静注することで静脈の描出がなく，アーチファクト artifact も少ない MRA を得ることもできる．この方法には，少量の造影剤を one shot で静注し，内頸動脈内の増強が最も強い時間を測定しておき，そのタイミングに合わせて通常量の造影剤を注入して撮像する方法と，造影剤自動注入装置を用いて，総頸動脈に sampling volume を設定し，頸動脈の増強がある閾値を超えたときに自動的に撮像を開始する方法(smart prep 法)がある．また，数秒という高速で撮像を繰り返して動脈のみが描出される時相をとらえる方法がある．

右総頸動脈狭窄例の MRA および動脈の名称を図 1-11 に示した．

MR-Sialography

MR-Sialography は，MR-Cholangiopancreatography(MRCP)などに用いられている強い T2 強調像が得られる 2 D-FSE thick single slice 法や HASTE 法，3 D-FSE 法などを用いる．

利点としては，X 線による唾液腺造影に比べてブジーやカテーテル挿入が不要である，造影剤を使用しないので非侵襲的である，X 線被曝がないなどがあげられる．一方，欠点としては，現在の撮像法では空間分解能が十分ではない，T2 値の長い液体を画像化するので唾液量が少ない場合や，感染，出血によって T2 値の短い物質に置換されていると十分なコントラストが得られないなどがあげられる．

しかし，MR-Sialography は腺管狭窄による末梢側の拡張が明瞭に描出され臨床的有用性がある．

正常な耳下腺 MR-Sialography を図 1-12-A, B に示した．耳下腺管とその一次分枝が描出されている．

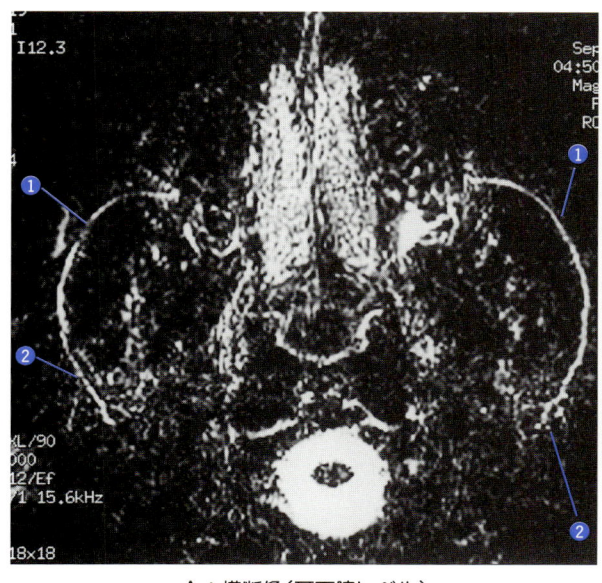

A：横断像(耳下腺レベル)

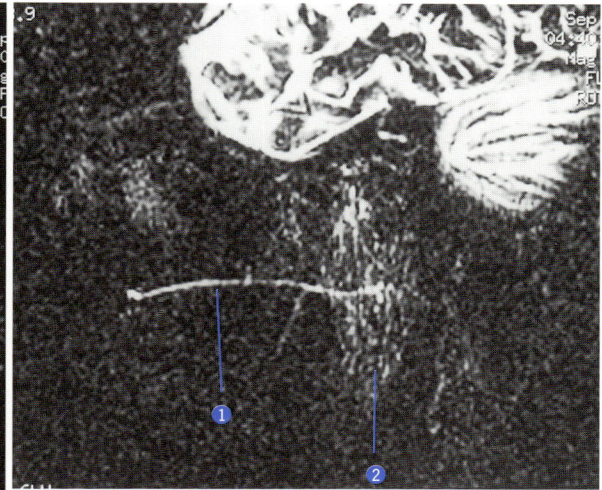

B：矢状断像(左耳下腺部)

図 1-12　MR-Sialography(健常例)
耳下腺管❶とその 1 次分枝❷とが描出されている．

2 造影 MRI

造影剤

陽性造影剤として常磁性を示す金属イオンが使用されるが,なかでもとくに造影効果の強いガドリニウム(^{64}Gd)が使用され,現在 Gd-DTPA(Gadopenterate dimegulumine:商品名マグネビスト),Gd-DTPA-BMA(Gadodiamide:商品名オムニスキャン),Gd-HP-DO 3 A(Gadoteridol:商品名プロハンス)が臨床使用されている(図 2-1).これら Gd 製剤による造影効果は,X 線 CT における造影剤のように造影剤自体がフィルム上に描写されるのではなく,細胞外液中に分布した造影剤が,その周囲のプロトンの T 1,T 2 緩和時間を短縮させることによって信号強度を変化させるものである.すなわち,T 1 強調像では信号が上昇(陽性造影効果)し,T 2 強調像では低下(陰性造影効果)する.しかし,T 2 強調像における造影剤の効果は肉眼的に認識しにくいため通常造影効果は T 1 強調像で評価する.

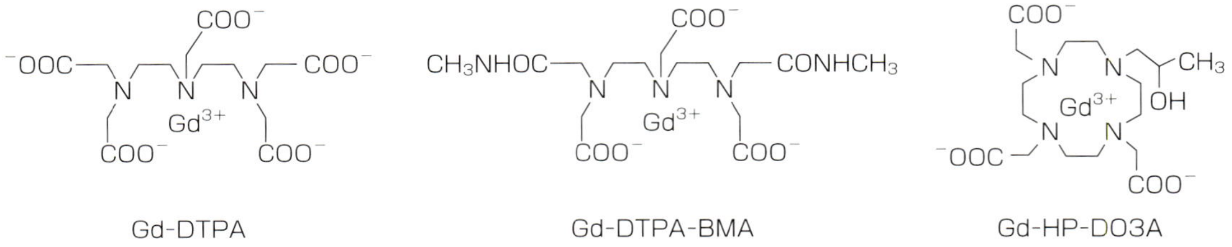

図 2-1 Gd 製剤
Gd-DTPA はイオン性で非マクロ環構造,Gd-DTPA-BMP は非イオン性で非マクロ環構造,Gd-HP-DO 3 A は非イオン性でマクロ環構造を示す.いずれもキレート製剤である.

中枢神経には血液脳関門が存在するため,細胞外液中に造影剤が分布せず造影効果はみられない.しかし,病的に血液脳関門が破綻した部位では細胞外液中に造影剤が分布し造影効果が認められる.しかし,中枢神経以外の領域では血液脳関門がないため,造影剤は非特異的に細胞外液に拡散してしまう.したがって,高速撮像法や dynamic MRI の有用性が高い.

造影方法は通常,あらかじめ確保された末梢静脈内へ 10 秒程度で用手的に注入し,生理食塩水でフラッシュ後に撮像を開始するが,dynamic study の場合には急速に注入,フラッシュする.

頭頸部疾患への応用

腫瘍性の病変では造影剤の使用は欠かせない.とくに,dynamic study(図 1-6)は病変の良悪の判定に有用である.

3 アーチファクト

MRIにおいてもCTと同様にさまざまなアーチファクトartifactが出現し，観察の妨げになることがある．観察に際してはアーチファクトを十分理解したうえで行う必要がある．なお，なり立ちはX線CTの場合とまったく異なる．

運動性アーチファクト mortion artifact

撮像の際，被写体が動くことによって出現するアーチファクトである．随意的なものと不随意的なものがある．一般的にはデータ収集時間の長いT2強調像では，T1強調像と比較し顕著に認められる．顎口腔領域における一般的な撮像法である2次元フーリエ変換画像では，ほとんどの肉眼的体動(呼吸，嚥下など)は周波数エンコード方向(顎口腔領域の撮像の際には鼻背方向で撮像されることが多い)では局所的な"ぼやけ"を生じる程度であるが，位相エンコード方向(顎口腔領域では左右方向)では顕著である．いわゆるゴーストアーチファクトghost artifact(図3-1，矢印)は，動脈血の拍動，呼吸運動などによって生じ，周期的な運動が大きいほど，また，動いている臓器の信号強度が高いほど強くなる．

顎口腔領域においては，呼吸，嚥下による舌の動き，頸動脈の拍動によって運動性アーチファクトが生じる(図3-1,2)．

防止策としては，体動を防ぐため固定する装具を装着し，撮像前に眼球，舌を動かさないこと，嚥下運動を撮像時間内に行わないことを説明する．小児の場合は鎮静剤を使用し，さらに，拘束帯の使用も有効である．

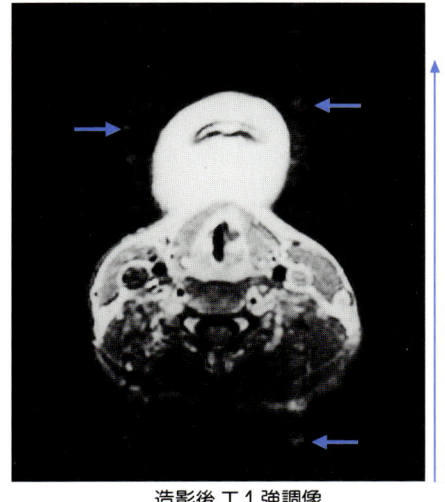

造影後T1強調像
図3-1 ゴーストアーチファクト

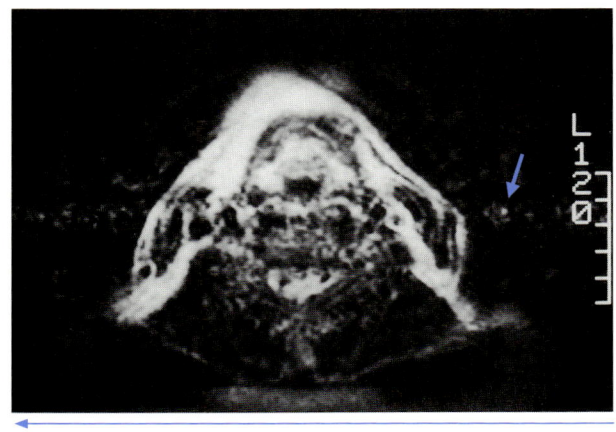

T2強調像
図3-2 運動性アーチファクト

磁性体アーチファクト
susceptibility artifact

被写体の体内または体表に磁性体物質が付着している場合に出現し，異なった磁化率をもつ物質間の接触面にみられる．

顎口腔領域においては，インレー，クラウンなどの金属によって生じるアーチファクトがある．金属補綴物や充填物によって像の歪みを生じ，広範囲にアーチファクトの影響が現れ，病変の観察が不可能になる場合もある．その他，解剖学的境界面（副鼻腔，頭蓋底など）に軽度の像の歪みとしてみられる．なお，アーチファクトが小さい場合には低信号を示す病変と誤認する可能性があるので注意を要する．

すべての物質は磁気特性によって強磁性体，超常磁性体，常磁性体，反磁性体に分類することができる（表3-1）．物質が外部磁場の中に置かれた場合に磁化される程度を磁化率 magnetic susceptibility（内部磁場の大きさを外部磁場強度によって除したものと定義される）とよぶ．誘導される内部磁場が外部磁場と同方向の場合，その物体内の実効磁場は増加し常磁性とよばれ，大きな正の磁化率をもつものを超常磁性，強磁性とよぶ．逆に，大部分の生体分子や単純な非金属化合物は負の磁化率をもち，反磁性とよばれる．磁性体アーチファクトは材料中に含まれる強磁性体の含有率が大きいほど増大する．すなわち，歯科で使用する合金においては，コバルト，ニッケル，鉄がアーチファクトの原因になるとされている．磁化率アーチファクトは，比較的弱い磁性体が原因の場合には画像上で黒く無信号の部分を生じ，その辺縁に三日月状の白く高信号を示す部分が周波数エンコード方向に生じる．一方，強い磁性体の場合には，全体的に黒く無信号を示す像の歪みとして観察される．

表 3-1 物質の磁気特性

磁気特性	外部磁場に対する磁気方向	相対的な磁化率	典 型 的 物 質
反磁性	反対	−1	水，ほとんどの有機分子，非金属塩類，不活性ガス
常磁性	同一	+10	イオン，単純塩類および金属キレート（銅，鉄，マンガン，コバルト，クロム，ガドリニウム，ディスプロシウム），酸素分子，フリーラジカル
超常磁性	同一	+5,000	Fe_3O_4の小粒子
強磁性	同一	+25,000	Fe_3O_4の大粒子，多磁区金属および合金（鉄，ニッケル，コバルト）

(Allen D. Elster, 荒木 力 監訳：MRI「超」講義，医学書院，1996 より)

撮像装置では，静磁場強度が大きいほど大きなアーチファクトが出現する．

撮像方法では，スピンエコー（SE）法と比較し，グラジエントエコー（GE）法に強く現れ，スピンエコー法ではTEが短いほどアーチファクトは少ない．すなわち，T1強調像と比較し，T2強調像でより強く出現する．

歯科用金属材料では，その大きさ（断面積）と材料の磁性の強さに依存する．また，同一の組成の金属でもその形状によって変化する（図3-3，矢印）．

防止策としては，①撤去可能な金属材料は撤去する，②グラジエントエコー法による撮像を避け，スピンエコー法による撮像を行う，③周波数エンコード方向を変えて撮像を行うなどが考えられるが，①以外に決定的な防止策はない．

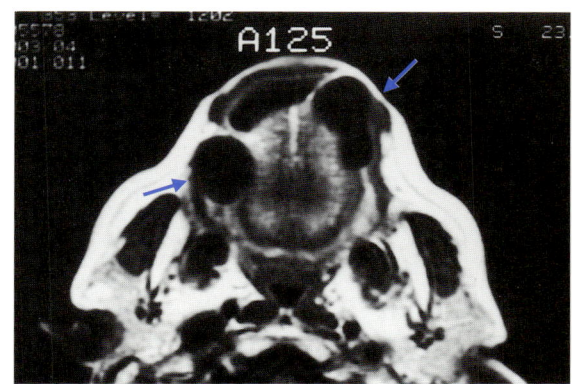
T1強調像

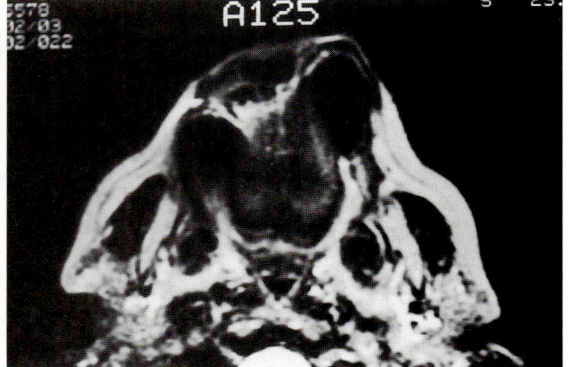
T2強調像

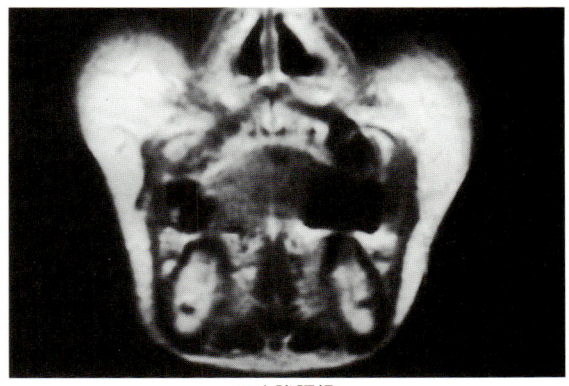
T1強調像

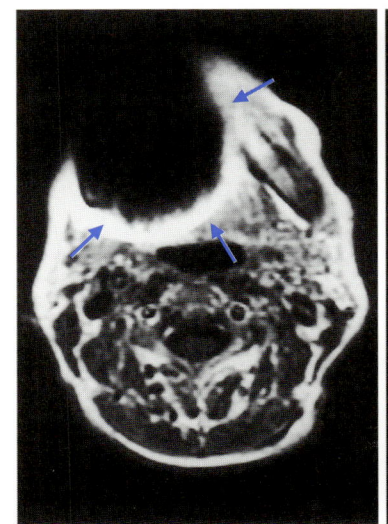
T1強調像

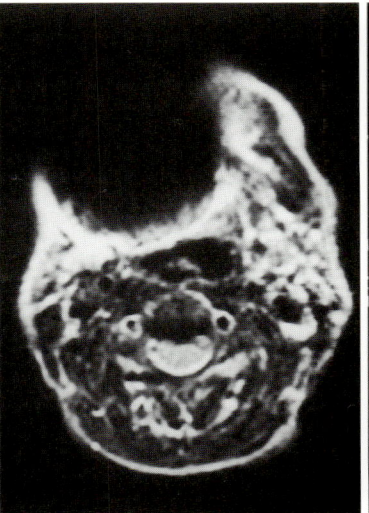
T2強調像

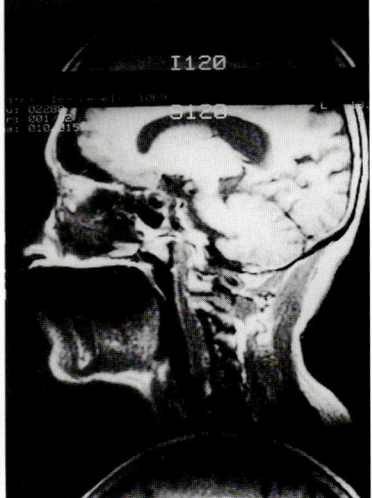
T1強調像

図 3-3 　磁性体アーチファクト

化学シフトアーチファクト
chemical shift artifact

　自由水を大量に含む組織と脂肪組織とが直接に接する場合に生じる．化学シフト chemical shift とは，プロトンの置かれている化学的環境に応じた周囲の電子による磁気的遮蔽効果による共鳴周波数のずれをいう．分子が磁場の中に置かれると電子は円運動を始め，外部磁場と反対向きに2次的に誘発された磁場を生成する．すなわち，陽子が受ける局所磁場を減少させ，陽子は遮蔽 shielded された状態となる．また，近くに存在する核の周囲の電子は遮蔽あるいは逆に脱遮蔽 deshielded された状態となる．この遮蔽されたプロトンと脱遮蔽されたプロトンが同じ外部磁場の中に置かれると両者の共鳴周波数に差が生じる（化学シフト）．化学シフトは外部磁場の強さに比例し，その磁場に対する割合で表される（単位：ppm）．有機化合物では通常 $[Si(CH_3)_4]$ を基準に測定され，水は 4.7 ppm，ほとんどの中性脂肪は約 1.2 ppm である．すなわち，両者の周波数の差は 3.5 ppm であり，64 MHz で作用している 1.5 T（tesla）の装置では共鳴周波数の差は 224 Hz となる．

　MR 画像では，化学シフトアーチファクトは，水と脂肪などのように化学構造が異なる物

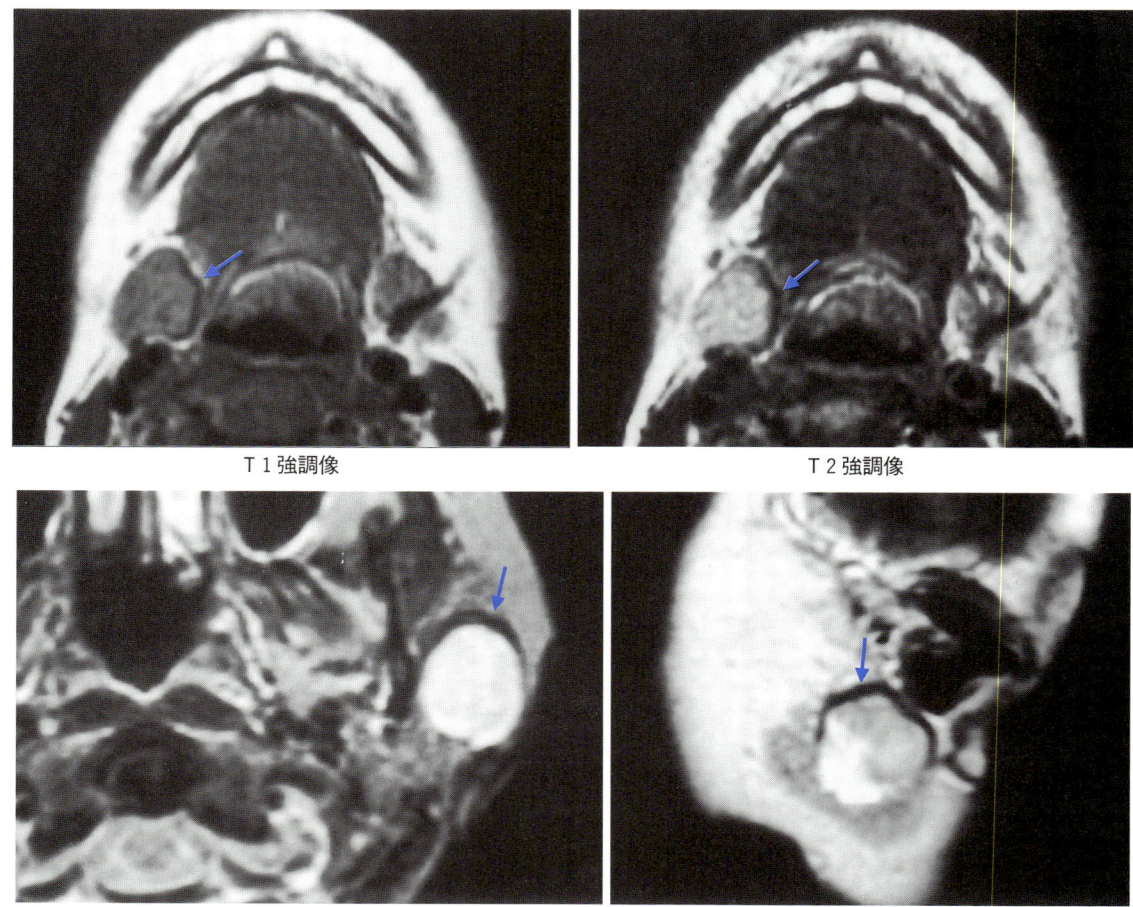

T1強調像　　　　　　　　　　　　T2強調像

T2強調像　　　　　　　　　　　　造影像

図 3-4　化学シフトアーチファクト

質の境界面に周波数エンコード方向への画像のずれとして観察される．

　化学シフトアーチファクトは，脂肪抑制ができない装置では脂肪と水(腫瘍)が接している，または混在していることを情報として与える．たとえば，悪性腫瘍の大網浸潤の場合や，顎口腔領域においては大唾液腺と脂肪組織との境界領域，悪性腫瘍が脂肪組織(頰脂肪体など)と接している領域などに認められる(図3-4，矢印)．

　防止策としては，周波数エンコード方向と位相エンコード方向とを逆にして再撮像を行い，診断の関心領域にアーチファクトの影響が及ばないようにする．

その他のアーチファクト

折り返しアーチファクト
wrap-around artifact, aliasing artifact

　撮像対象が設定した撮像視野よりも大きい場合に生じる．周波数エンコード方向，位相エンコード方向ともに生じるが，位相エンコード方向に顕著に現れる(図3-5，矢印)．

　防止策は，撮像対象が撮像視野内に完全に含まれるように撮像視野を大きくしたり，周波数ならびに位相エンコード方向を交換して撮像を行う．さらに，表面コイルを用いて撮像を行うことによって撮像視野外の組織からの信号を最小限に抑える，撮像視野外の組織の信号を除去するために飽和パルスをかけるなどの方法がある．

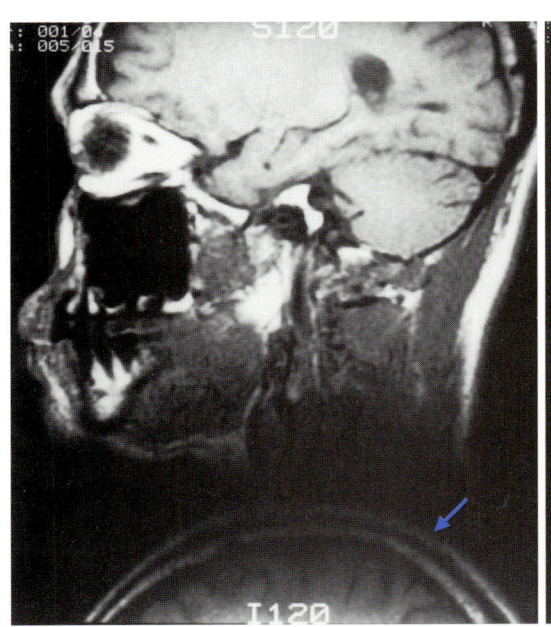 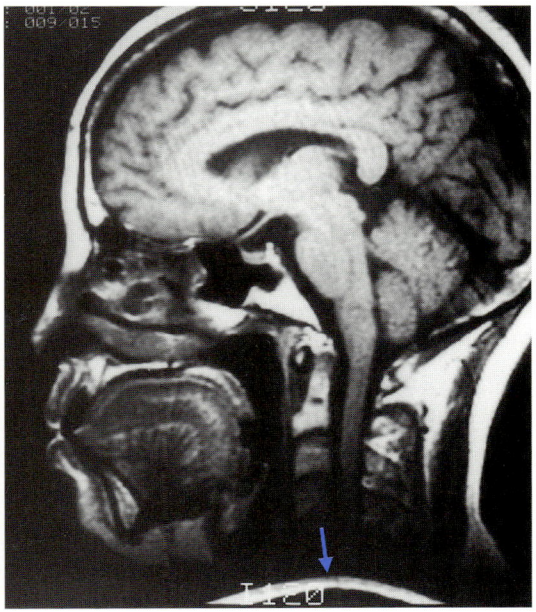

T1強調像

図 3-5　折り返しアーチファクト

打ち切りアーチファクト truncation artifact(ringing, Gibbs, spectral artifact)

コントラストの強い接触面近くに隣接する多数の平行線として認められる．MR信号を画像に再構成するのにフーリエ変換を使用した結果として生じる（図3-6，矢印）．

防止策としては，位相エンコードの数を増やすことによって減少させることができる．

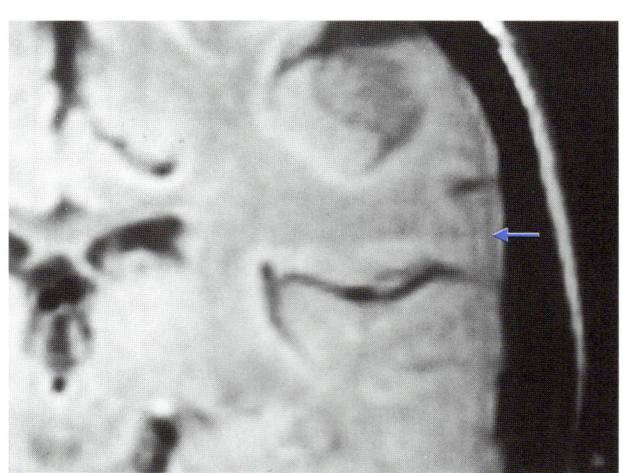

T1強調像

図 3-6　打ち切りアーチファクト

ジッパーアーチファクト zipper artifact

画像上を横切るジッパー状のアーチファクトをいう．位相エンコード方向に画像の中心を横切るものが最も多い．さまざまな送信側の漏れが受信されてしまうことが原因である．この原因となる RF 波は，検査室のシールド不良，麻酔器，パルスオキシメーターなどによって生じる．

以上がMRIで出現するおもなアーチファクトである．このほかにも，パーシャルボリューム効果 partial volume effect による画像のボケや，クロストークアーチファクト cross talk artifact（同時多層撮像法でスライス間隔をあけないことにより生じる），最近の装置ではあまり認められなくなったが中心点アーチファクト central point artifact（画像の中心に黒や白の点として現れる）など，さまざまなアーチファクトが画質に影響を与える．

これらのアーチファクトは装置の改良，撮像方法の開発によって中心点アーチファクトのように少なくなってきたものもあるが，磁性体アーチファクトのように依然として画質に強い影響を与えるものもある．化学シフトアーチファクトの場合のようにアーチファクトの存在が脂肪と水成分（腫瘍）が境界を成していることがわかるというような，なんらかの有益な情報を与えてくれる場合もあるが，撮像の際にMRIにおけるアーチファクトを十分に考慮し，防止できるものは防止するとともに，観察の際にはアーチファクトの影響を受けているか否かを考慮に入れることが重要である．

4 MRIからみた頭頸部の正常解剖

MRIは軟組織間のコントラスト分解能に優れており，本来X線CTでは判別できなかった軟組織の同定が可能になった．さらに，軸位断に加え，冠状断，矢状断の撮像が可能であり，3次元的な解剖学的構築をより客観的，直接的にとらえることが可能である．そこで，MRIの観察に先立ち，比較的複雑とされる頭頸部における軟組織の正常構造を熟知することが必要である．

筋膜隙の解剖

X線CTと同様にMRIにおいても，病変の存在部位の同定は筋膜隙 space, compartment を基準に考える．さらに，病変の進展経路を把握するためにも筋膜隙の理解が必要である．

MRIの診断を行う際には，まず病変がどの間隙あるいは組織内に生じたものであるかを観察し，その部位に発生し得る病変を考慮し診断を行う（表4-1）．

表 4-1　各間隙の境界と好発する病変

間　隙	境　界	おもな病変
咀嚼筋間隙	内側翼突筋筋膜 深頸筋膜浅葉	口腔悪性腫瘍の浸潤，悪性リンパ腫，神経鞘腫，脂肪腫，血管腫，歯性感染症，骨髄炎の炎症波及
頰部間隙	頰部皮膚 頰筋，咬筋 下顎骨，大・小頰筋	口腔悪性腫瘍の浸潤，歯性感染症，唾液腺腫瘍
顎下間隙	舌下間隙， 傍咽頭間隙と交通	口腔悪性腫瘍の浸潤，顎下腺腫瘍，悪性リンパ腫，リンパ管腫，脂肪腫，炎症性あるいは腫瘍転移によるリンパ節腫大，歯性感染症
舌下間隙	顎舌骨筋，オトガイ舌筋 オトガイ舌骨筋， 顎下間隙，傍咽頭間隙と交通	口腔悪性腫瘍の浸潤，唾液腺腫瘍，血管腫，リンパ管腫，ガマ腫，歯性感染症，類皮（表皮）囊胞
傍咽頭間隙 （茎突前隙）	内側翼突筋筋膜， 口蓋帆張筋とその筋膜， 顎下間隙と交通	唾液腺悪性腫瘍の浸潤，唾液腺残遺原発腫瘍，咀嚼筋間隙や耳下腺間隙からの炎症波及，第二鰓弓囊胞，リンパ管腫，血管腫
（茎突後隙，頸動脈間隙）	口蓋帆張筋とその筋膜， 椎前筋膜，深頸筋膜浅葉	上咽頭癌直接浸潤，深頸リンパ節転移，悪性リンパ腫，神経鞘腫，神経線維腫，傍神経節腫，血管腫，リンパ管腫，第二鰓弓囊胞，咽頭粘膜間隙からの炎症波及，内頸静脈血栓症
後咽頭間隙	口腔咽頭筋膜 （深頸筋膜中葉） 椎前筋膜	転移性リンパ節（ルビエールリンパ節）腫大，悪性リンパ腫，周囲間隙からの炎症波及
耳下腺間隙	深頸筋膜浅葉	耳下腺腫瘍（良性，悪性），耳下腺炎，耳下腺内囊胞性疾患

咀嚼筋間隙　masticator space

　深頸筋膜浅葉によっておおわれた構造であり，咀嚼筋群，下顎骨，神経（下顎神経，舌神経），血管（顎動脈）が存在する．下顎枝を境にして外側を浅咀嚼筋間隙（咬筋間隙），内側を深咀嚼筋間隙という．さらに，頬骨弓より下方レベルで，上方は蝶形骨大翼の側頭下面，内方は翼突板，外方は下顎骨，前方は上顎洞後壁で境された領域を側頭下窩という．なお，側頭窩は深咀嚼筋間隙の頬骨より上方の部分であり，上咀嚼筋間隙ともよばれる．側頭下窩の脂肪層の消失は上顎歯肉癌ならびに上顎洞癌が後方進展した場合に認められる．

頬部間隙　buccal space

　頬筋，大頬筋ならびに小頬筋，口角下制筋，下顎骨，咬筋によって囲まれた組織間隙である．いわゆる頬部に存在する隙であり，頬脂肪体を含んでいる．MRIでは脂肪組織によってT1強調像，T2強調像ともに高信号を呈する．歯性感染症，頬粘膜癌など悪性腫瘍の浸潤，小唾液腺由来の唾液腺腫瘍などが発生する．

顎下間隙　submandibular space

　顎下腺ならびに顎下リンパ節を含む間隙である．舌下間隙ならびに傍咽頭間隙と筋膜を介さずに交通している．MRIは，顎下腺腫瘍の診断，顎下腺炎ならびに周囲組織からの炎症の波及の診断，顎下リンパ節への転移の有無の診断の際に有用である．

舌下間隙　sublingual space

　顎舌骨筋，オトガイ舌筋ならびにオトガイ舌骨筋によって境されている．顎下間隙，傍咽頭間隙と筋膜を介さず交通している．歯性感染症，ガマ腫などの囊胞性疾患，舌下腺由来の唾液腺腫瘍などが生じ，とくに，ガマ腫はMRIで特徴的な所見が認められる．

傍（副）咽頭間隙　parapharyngeal space

　咽頭腔の両側に位置し，頭蓋底を底面とし舌骨大角を頂点とする間隙である．疎な脂肪組織で満たされている．口腔咽頭筋膜，内側翼突筋筋膜によって境され，下方は顎下間隙と交通している．傍咽頭間隙は茎状突起と，これに付着する茎突筋群（口蓋帆張筋）によって茎突前隙（図4-1, e-1）ならびに茎突後隙（図4-1, e-2）に分けられる．茎突前隙はほとんど脂肪で占められており，上行咽頭動脈などの血管を含む．また，耳下腺深葉の一部が茎状突起と下顎枝の間（茎突下顎裂 stylomandibular tunnel, 図4-1，グレー矢印））を通り，傍咽頭間隙に突出している．茎突後隙も脂肪で満たされ，内頸動静脈と第Ⅸ～Ⅻ脳神経，交感神経幹が通り，深頸リンパ節が存在する．茎突後隙は頸動脈間隙 carotid space ともよばれる．内頸静脈は一般的に右がやや太く，頭蓋から出る部分では内頸動脈の後外側を走るが，下行するにつれて内頸静脈は腹側に変位するので，総頸動脈が内側，内頸静脈が外側という位置関係となる．

　MRI画像上では，筋膜，神経，小筋肉は同定できず，大血管，主要筋肉の偏位から局在診断を行う．

　顎口腔領域の疾患の診断を行う際，傍咽頭間隙は臨床とかけ離れた部位と思われる傾向に

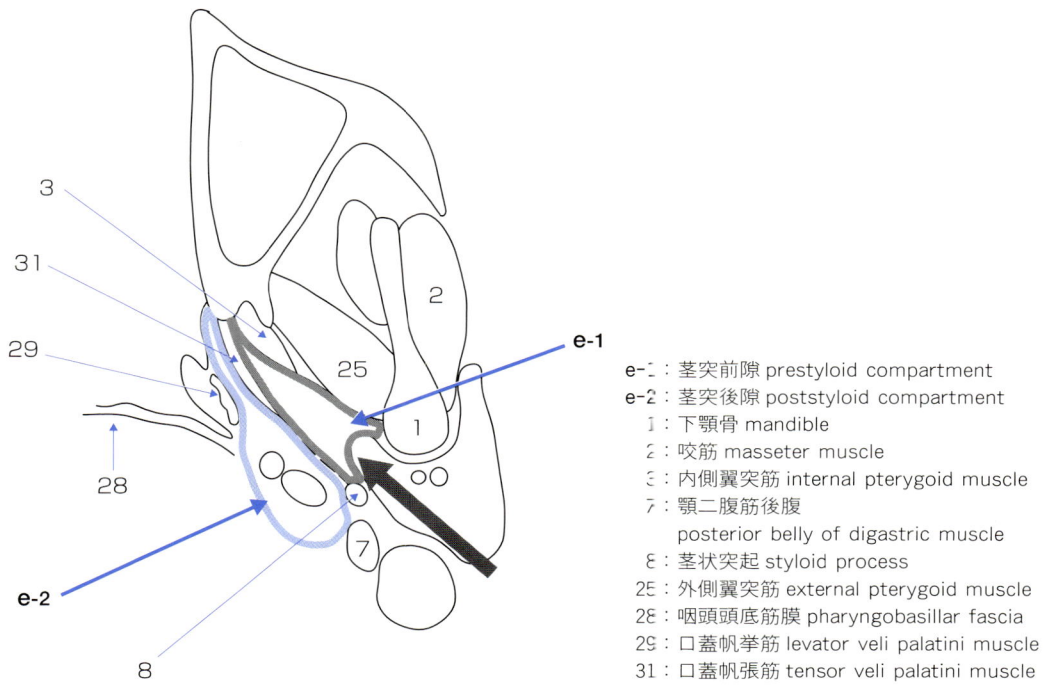

図 4-1　上顎洞レベル　軸位断

あるが，見逃せない部位である．口腔癌症例における深頸リンパ節転移の診断に関して重要な領域である．本間隙に生じた腫瘤性病変の診断の際には茎突前隙に発生したものであるか，茎突後隙に発生した病変であるかの鑑別が重要である．

後咽頭間隙　retropharyngeal space

口腔咽頭筋膜と椎前筋膜によりはさまれた間隙である．リンパ節（ルビエールリンパ節）を含み，転移性リンパ節，悪性リンパ腫や，炎症性疾患において重要な役割を演じる．

耳下腺間隙　parotid space

耳下腺を取り囲む強靱な被膜によって囲まれた隙である．耳下腺内に生じるさまざまな疾患（唾液腺腫瘍，炎症など）が生じ得るが，強靱な被膜の存在によって，従来から診断に苦慮することが多かった．MRIの出現によって診断に寄与する情報量が格段に増加した領域の1つである（図4-1〜4）．

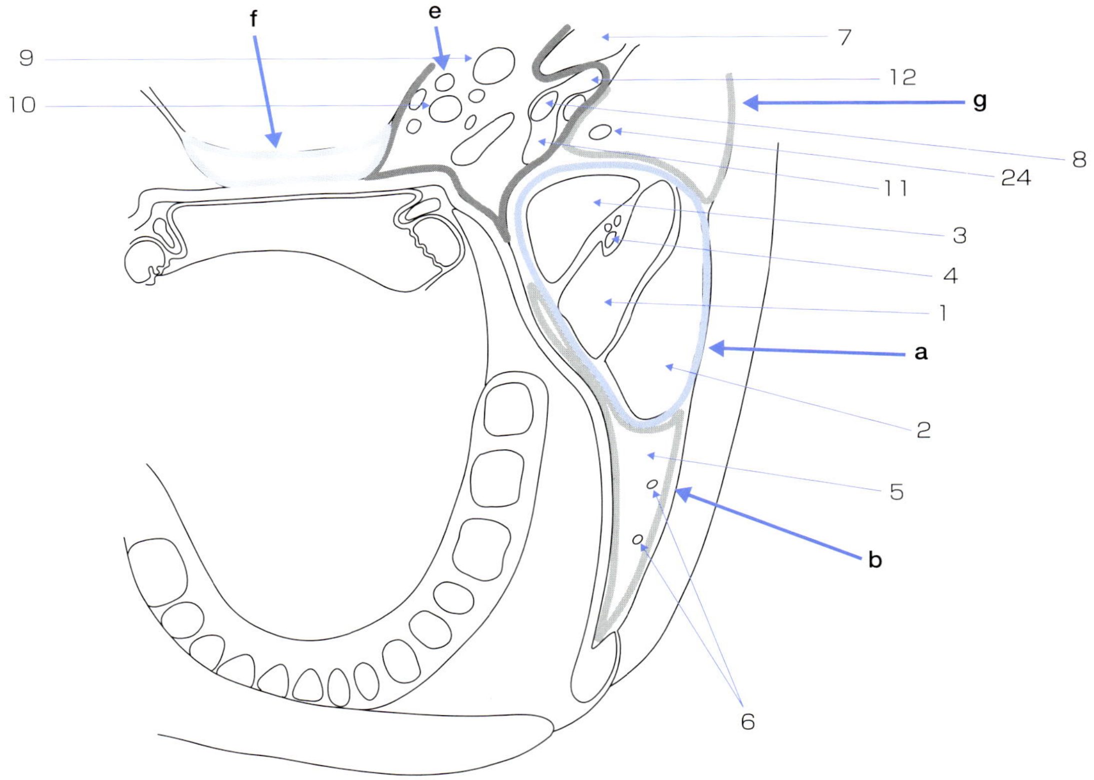

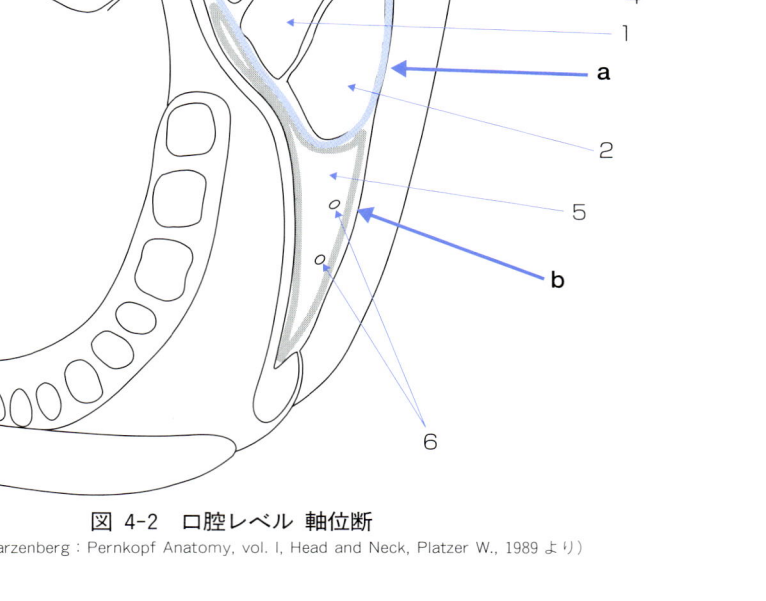

図 4-2 口腔レベル 軸位断
(Urban & Schwarzenberg：Pernkopf Anatomy, vol. I, Head and Neck, Platzer W., 1989 より)

a：咀嚼筋間隙 masticator space
　1：下顎骨 mandible
　2：咬筋 masseter muscle
　3：内側翼突筋
　　　internal pterygoid muscle
　4：下顎神経 mandibular nerve
　　　下歯槽動脈
　　　inferior alveolar nerve
　25：外側翼突筋
　　　external pterygoid muscle

b：頬部間隙 buccal space
　5：頬脂肪体 buccal fat pad
　6：顔面動静脈
　　　facial artery and vein

c：顎下間隙 submandibular space
　13：顎下腺 submandibular gland

d：舌下間隙 sublingual space
　14：舌下腺 sublingual gland
　15：舌動脈 lingual artery

16：舌神経 lingual nerve
17：顎下腺管
　　submandibular duct, Wharton's duct
18：舌骨舌筋 hyoglossus muscle
19：オトガイ舌筋
　　genioglossus muscle
20：オトガイ舌骨筋
　　geniohyoid muscle
21：顎舌骨筋 mylohyoid muscle
22：広頸筋 platysma
23：顎二腹筋前腹
　　anterior belly of digastric muscle
7：顎二腹筋後腹
　　posterior belly of digastric muscle

e：傍咽頭間隙
　　parapharyngeal space
8：茎状突起 styloid process
9：内頸静脈
　　internal jugular vein
10：内頸動脈 internal carotid artery

11：茎突舌筋
　　styloglossus muscle
12：茎突舌骨筋
　　stylohyoid muscle

f．後咽頭間隙
　　retropharyngeal space

g．耳下腺間隙 parotid space
　24：下顎後静脈
　　　retromandibular vein
　30：耳下腺 parotid gland
　26：卵円孔 foramen ovale
　27：舌骨 hyoid bone
　28：咽頭頭底筋膜
　　　pharyngobasillar fascia
　29：口蓋帆挙筋
　　　levator veli palatini muscle
　31：口蓋帆張筋
　　　tensor veli palatini muscle

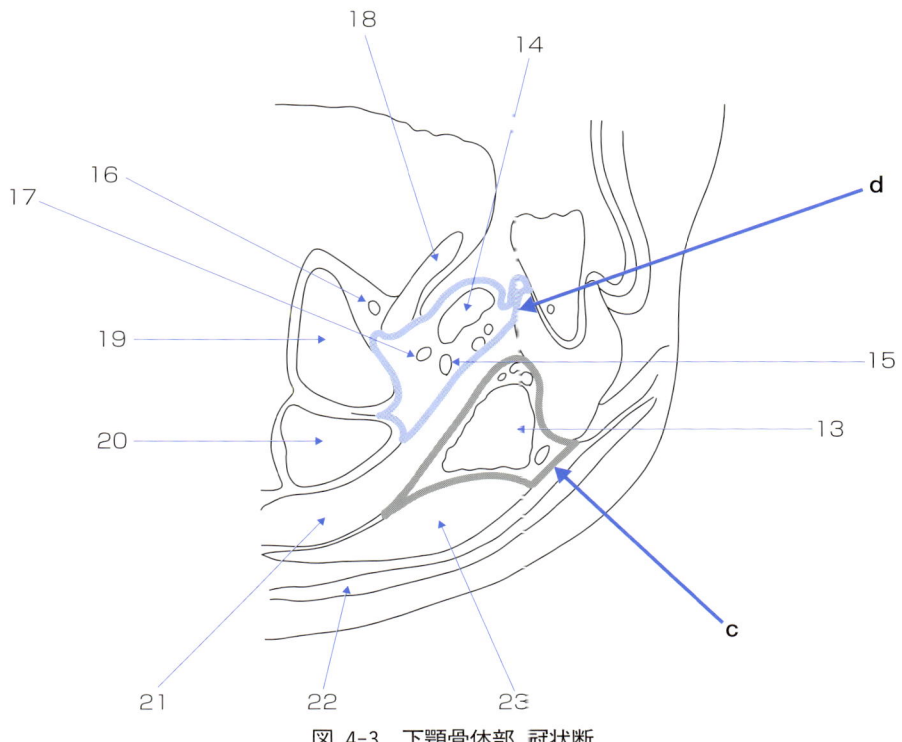

図 4-3 下顎骨体部 冠状断
(Pernkopf Anatomy, vol. I, Head and Neck, 1989 より)

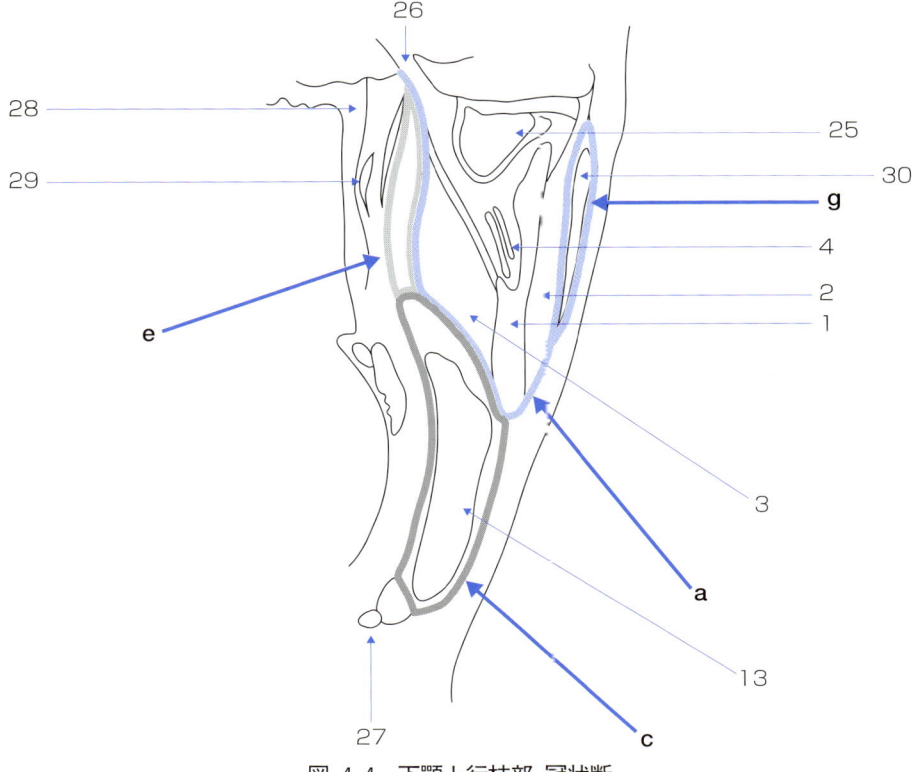

図 4-4 下顎上行枝部 冠状断
(Pernkopf Anatomy, vol. I, Head and Neck, 1989 より)

頭頸部健常組織ならびに病的組織の信号強度

顎口腔領域のMRIの観察には，一般的にスピンエコー(SE)法による撮像が行われる．さらに，造影効果の評価を行うことによって局所の血流状態をおおまかに把握することが可能である．病変観察は，T1強調像ならびにT2強調像に加えて造影後T1強調像の撮像を行い，総合的に診断を行う．

画像上では，各組織，病変部の濃度を信号強度 signal intensity という用語で表す．一般的には，同一スライス内に含まれる筋肉組織ならびに脂肪組織の信号強度と比較し，低信号 low signal intensity，中間信号 intermediate signal intensity，高信号 high signal intensity と表現する(図4-5)．また，病変が同一スライス内に含まれる周囲の健常組織と信号強度が等しい場合，等信号 isointensity という．

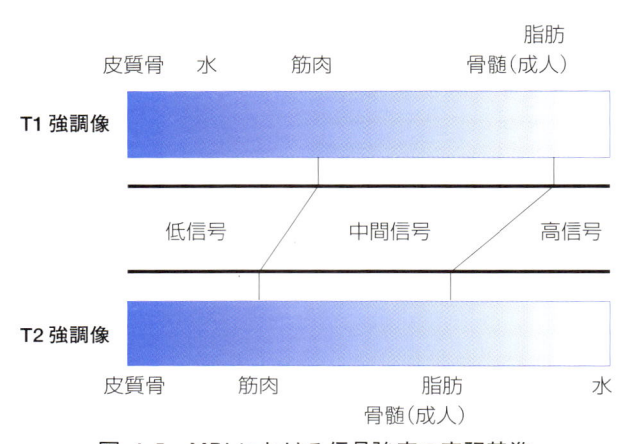

図 4-5 MRIにおける信号強度の表記基準

MRIにおける信号強度は水素原子核の中で自由に動き回ることができる分子量の小さい分子に含まれるH^1で決定される．すなわち，体液，脂肪組織内に含まれるH^1が対象であり，分子量の大きいタンパク質などは対象とならない．さらに，撮像パラメータの設定でも信号強度は変化する．すなわち，MRIの信号強度を決定するパラメータは組織パラメータ，撮像パラメータに分けることができる(表4-2)．

表 4-2 MRIの信号強度を決めるパラメータ

組織パラメータ	撮像パラメータ
1．プロトン密度	1．繰り返し時間(TR)
2．T1緩和時間	2．エコー時間(TE)
3．T2緩和時間	3．インバージョン時間(TI)
4．流れの速さ	4．フリップ角
	5．スライス厚
	6．画素の大きさ

(真野 勇：図説MRI，秀潤社，1989より)

顎口腔領域を構成する健常組織のなかで，MRIで同定が可能なものには，脂肪組織，筋肉，血管，唾液腺組織などがあり，おのおのがほぼ一定の信号強度パターンを有している（**表4-3**）．なお，皮質骨および歯は無信号領域として描出される．しかしながら，皮質骨は周囲組織の状態から同定可能である．

表 4-3　SE法における健常組織の信号強度

健常組織	T1強調像	T2強調像	造影効果
咀嚼筋	低	低	（−），無変化型
舌筋	低（咀嚼筋よりやや高）	低（咀嚼筋よりやや高）	（＋），漸増型
血管	無	無	（−），無変化型
リンパ節	低	中間	（−），無変化型
脂肪組織	高	中間〜高	（−），無変化型
唾液腺組織	中間〜高	やや高	（＋），急増急減型
皮質骨	無	無	（−），無変化型
骨髄	高	中間〜高	（−），無変化型
硝子軟骨	著低	著高	（−），無変化型
脳脊髄液	低	高	（−），無変化型
含気腔	無	無	（−），無変化型

病的組織は，体内の水分子の存在状態が微妙に変化し，さらに，体液の量や分布状態にも変化がみられる．これらの変化が信号強度の変化として画像に現れる．一般的にスピンエコー法における病変部の信号強度のパターンは，T1強調像では低信号，T2強調像では高信号を示す（T1緩和時間，T2緩和時間ともに延長）．とくに，T2強調像で著明に高信号を示す場合には，その病変内に水分が多く含まれていることを意味し，良性腫瘍あるいは急性炎症を第一義的に考える．一方，T2強調像で中間信号を示す場合（口腔癌で最も多い扁平上皮癌もこの信号強度パターンを示す），悪性腫瘍または慢性炎症を第一義的に考える．T1強調像で高信号を示す場合には，高タンパク含有の液体，出血巣，メラニン色素の存在などを考える．T1強調像，T2強調像ともに低信号を示す場合には，血管などの流動性のある液体，線維性組織，陳旧性出血hemosiderinなどを考える（**表4-4**）．

以上の信号強度パターンは典型的なものであり，顎口腔領域の病変，とくに，口腔領域の病変では2次的に炎症を伴っている場合もあり，信号強度のみで病変の性質を判定するのは危険である．さらに，MRIでは，顕微鏡レベルの変化は描出不可能であり，肉眼病理像（被膜の有無，腫瘍の基質，出血，壊死，線維化，石灰化など）を描出していると考え，診断のためには組織検査などとともに総合的に判断すべきである（**表4-5**）．

また，上顎洞炎などの洞内における液体の貯留，嚢胞内容液などの液状成分は，液体内のタンパク濃度，液体の粘稠度ならびに自由水の含有量によってさまざまな信号強度を示す（**表4-6, 7**）．

表 4-4　SE 法における信号強度

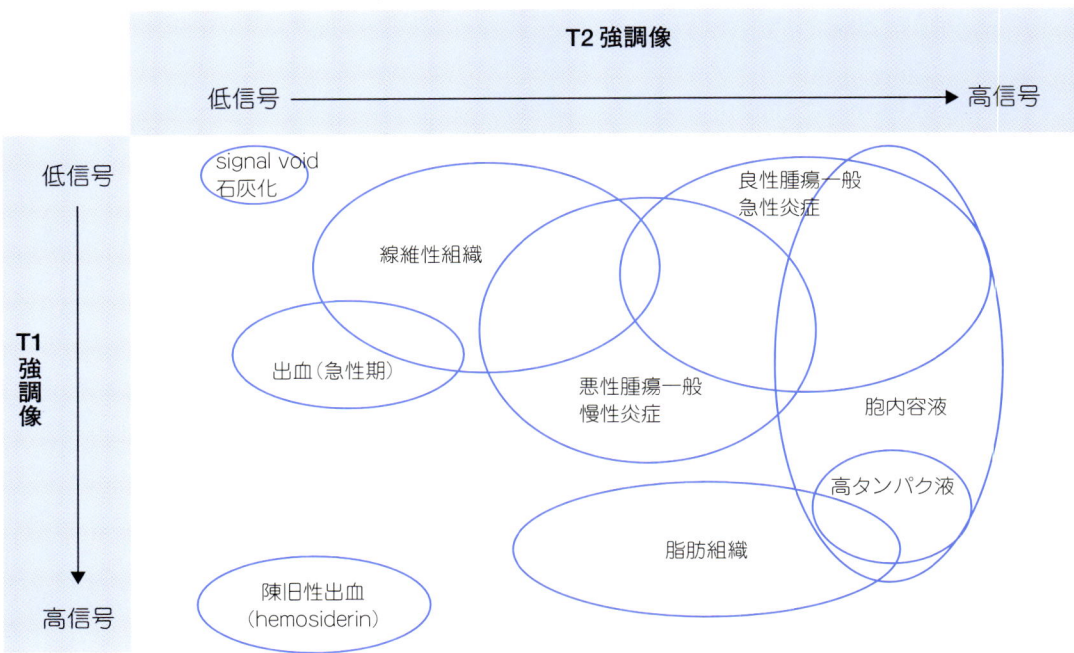

表 4-5　肉眼病理像と信号強度

肉眼病理像	T1強調像	T2強調像	造影効果,経時的造影効果
腫瘍周囲浮腫	やや低	やや高〜高	(−), 無変化型
腫瘍周囲炎症	やや低	やや高〜高	(+), 漸増型
腫瘍浸潤	腫瘍と同一	腫瘍と同一	腫瘍と同一
粘液基質	著低	著高	血管の多募による
石灰化	無	無	(−), 無変化型
真菌塊	低〜中間	無〜低	(−), 無変化型
膿瘍	低	高	膿瘍辺縁が造影
漿液性嚢胞内容（歯原性嚢胞）	低〜中間	高	(−), 無変化型
粘液性嚢胞（術後性上顎嚢胞）	中間〜高	中間〜高	(−), 無変化型

表 4-6　SE 法における信号強度と粘稠度

液体の粘稠度	T1強調像	T2強調像
水　状	低	高
ゼリー状	中間	高
ペースト状	低〜中間〜高	低〜高
乾燥状	低	低

(Som. PM et al.: Radiology, 172：515, 1989 より)

表 4-7　SE 法における信号強度とタンパク含有量

液体のタンパク含有量 タンパク濃度(%)	T1強調像	T2強調像
9	低	高
20	高	高
25	高	高
28	低	低
34	低	低

(Som. PM et al.: Radiology, 172：515, 1989 より)

顎口腔領域のMRI解剖

顎口腔領域のMRIでは，下顎臼歯部から上行枝部，上顎臼歯部，上顎結節部の皮質骨は無信号域として描出され，さらに，骨髄による高信号域の観察が可能である．一方，上下小臼歯から前歯部，上顎洞壁は観察が困難であり，筋組織，脂肪組織を中心に観察を行うほうがよい．さらに，MRIは軸位断に加えて，冠状断，矢状断の撮像が可能であり，3次元的な観察をより客観的に行うことができる．

軸位断

眼窩レベル　顎口腔領域の診断では眼窩内容が直接問題となることはないが，眼窩内や側頭部への炎症の波及，腫瘍浸潤の有無などの診断の際に観察対象となる．

本レベルでは，眼球(❶)，眼窩内脂肪層(❷)，視神経，篩骨胞巣(❸)，側頭筋(❹)の観察が可能である(図4-6)．なお，眼球の信号強度はT1強調像で低信号，T2強調像で高信号を示すため，画像がT1強調像であるか，T2強調像であるかの判別に用いられる．

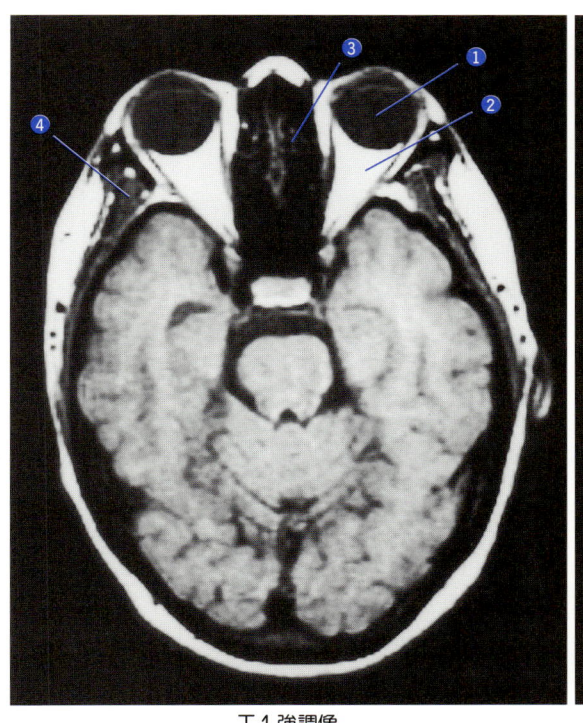

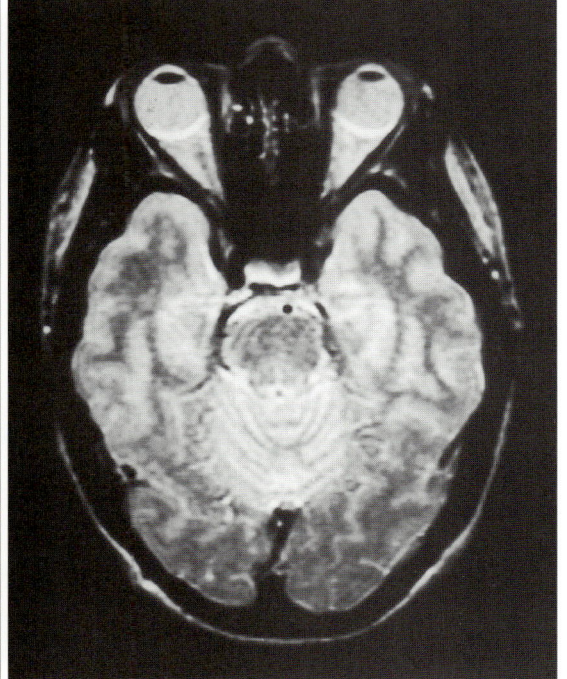

T1強調像　　　　　　　　　　T2強調像

図4-6　軸位断　眼窩レベル

上顎洞レベル　　健常上顎洞(❺)は，T1強調像，T2強調像ともに無信号の含気腔として観察される．健常上顎洞では上顎洞骨壁，上顎洞粘膜の観察は不可能である．上顎洞の外側には頬骨突起部の皮質骨による無信号ならびに骨髄の高信号(❻)が観察される．上顎洞背側では，側頭下窩の脂肪層(❼)が高信号に観察され，さらに，背側には咀嚼筋間隙の咀嚼筋群，すなわち，側頭筋(❹)，内側翼突筋ならびに外側翼突筋(❽)が観察される．これらの咀嚼筋群の中心には下顎骨筋突起(❾)が無信号領域として観察され，その背側に顎関節突起の骨髄による高信号(❿)が皮質骨の無信号を伴って観察される．咽頭部では，耳管咽頭口(⓫)，Rosenmüller窩(⓬)の観察が可能である．正中部では，鼻中隔(⓭)，鼻甲介(⓮)が観察される(図4-7).

T1強調像　　　　　　　　　　　　　　T2強調像

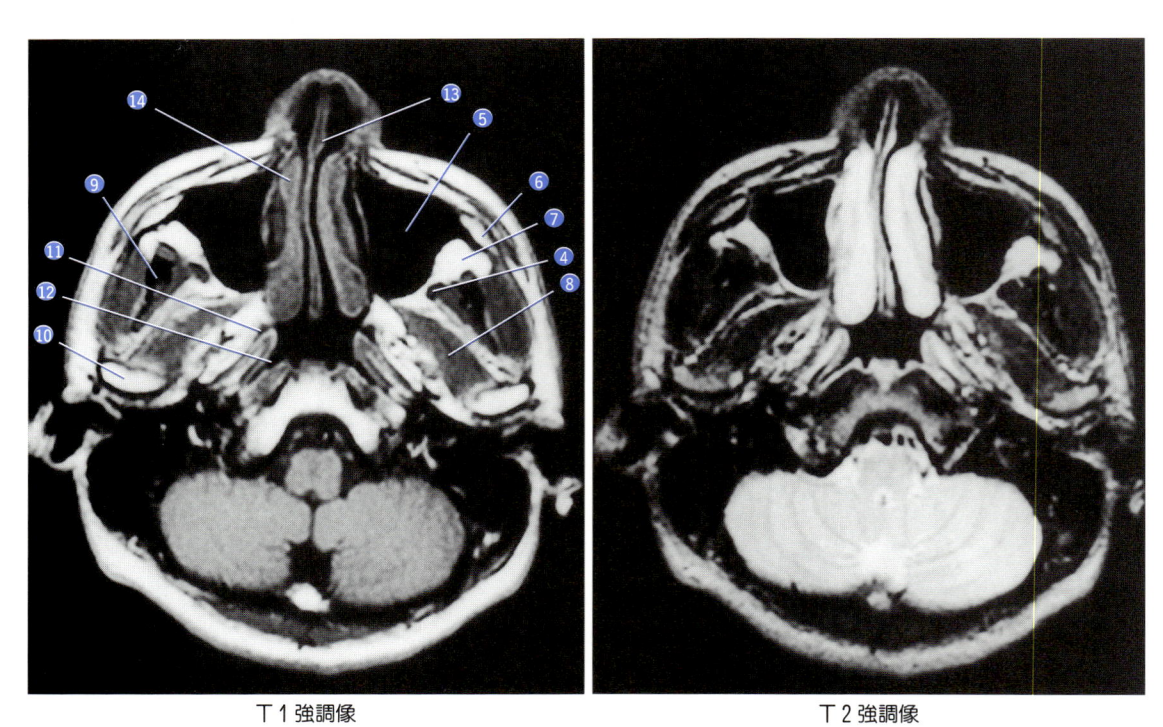

図4-7　軸位断　上顎洞レベル

上顎歯槽突起レベル　　上顎洞底より歯槽突起部のレベルでは，上顎歯槽骨(⓯)の中に歯(⓰)の存在による無信号域が認められる．歯科金属補綴物が存在する場合には同部の観察が不可能となることがある．上顎歯槽骨では，上顎結節部から頬側皮質骨は一層の無信号域(⓱)として観察されることが多いが，前歯部では皮質骨を一層の無信号域として観察することは不可能なことが多い．歯槽突起の外側には頬筋(⓲)が低信号帯として観察され，その外側には頬部間隙の脂肪層(⓳)が高信号に描出される．なお，頬部間隙内には顔面動脈によるflow void(⓴)が観察されることがある．また，上顎結節部では，骨髄による高信号域(㉑)が観察可能であることが多い．翼状突起の内側板，外側板が観察可能な症例もあるが，普遍的な解剖学的指標ではない．咀嚼筋間隙では，下顎骨上行枝の外側に咬筋(㉒)が観察される．内側には内側翼突筋(㉓)が認められ，さらに，内側に傍咽頭間隙の脂肪層(㉔)が高信号域として観察される．このレベルの像では，下顎骨上行枝(㉕)は比較的明瞭に皮質

骨(無信号)，骨髄(高信号)ともに観察可能である．下顎骨上行枝の背側から咬筋外側にかけては，耳下腺(26)が比較的高信号を示す構造物として観察される．茎状突起の観察はできないが，耳下腺深葉が茎突下顎隙から傍咽頭間隙の茎突前隙に突出していることが観察できる．耳下腺内には，下顎骨後縁のすぐ後ろに下顎後静脈(27)が flow void として認められる．顔面神経が直接描出可能であるとの意見もあるが，一般的に撮像される画像では，導管が描出されている可能性も否定できない．茎突後隙では，内頸動脈(28)，そのやや外側の背側に内頸静脈(29)がともに flow void として観察される．また，外頸動脈(30)が耳下腺内(下顎後静脈より深層)を走行しているのが観察される．

脳実質が含まれていないスライスでは，T1強調像ならびにT2強調像の判別は脳脊髄液の信号強度パターンが参考になる(31)(脳脊髄液はT1強調像で低信号，T2強調像で高信号を示す．図 4-8)．

T1強調像　　　　　　　　　　　　　　T2強調像

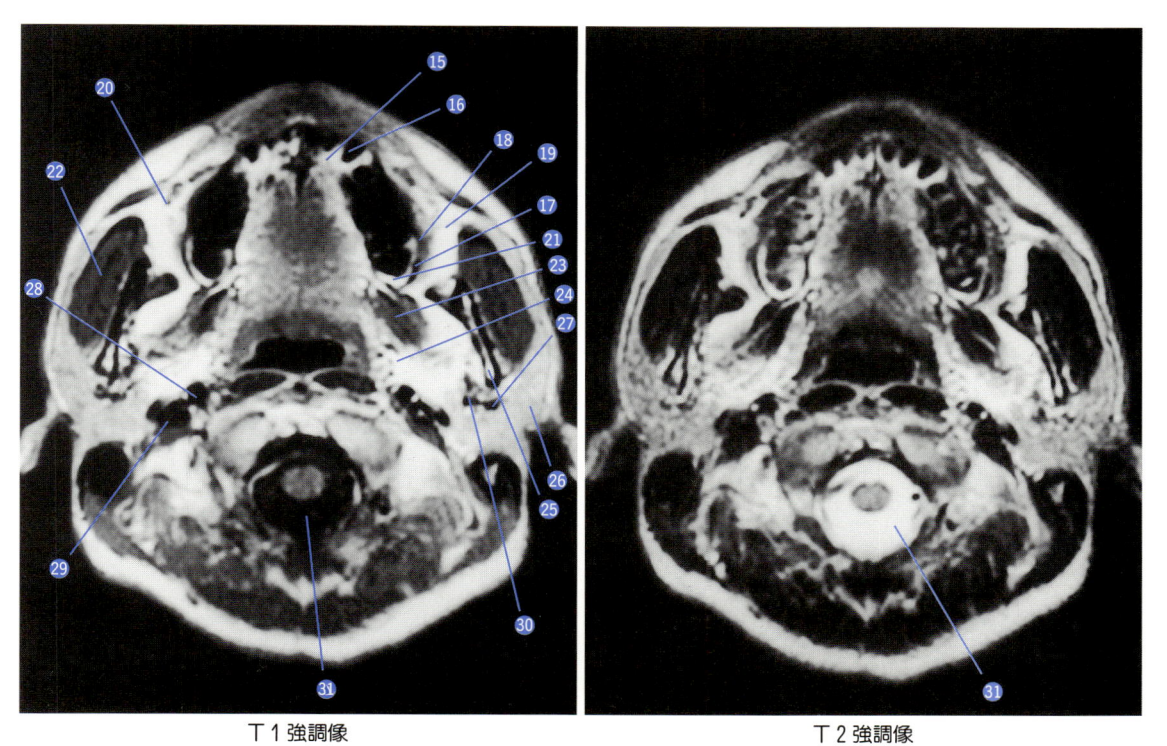

図 4-8　軸位断　上顎歯槽突起レベル

口腔・中咽頭レベル　口腔レベルでは，上顎歯槽突起レベルと咀嚼筋間隙，傍咽頭間隙，頬部間隙に描出される解剖学的構造はほぼ同様である．耳下腺内側には顎二腹筋後腹(㉜)が認められる．口腔では，舌(㉝)が描出され，やや尾側レベルでは舌正中に舌中隔(㉞)による高信号の線状構造が腹背方向に認められる．個々の内舌筋の鑑別は困難であるが，左右対称性にやや高信号を呈する領域(㉟)が認められる．口腔レベルは，とくに，歯冠部分が撮像スライス内に入るため，金属アーチファクトの影響を直接受ける領域である．気道の両側には口蓋扁桃(㊱)が左右対称に認められる．また，耳下腺の背側には胸鎖乳突筋(㊲)，さらに，背側に僧帽筋(㊳)が認められる(図4-9)．

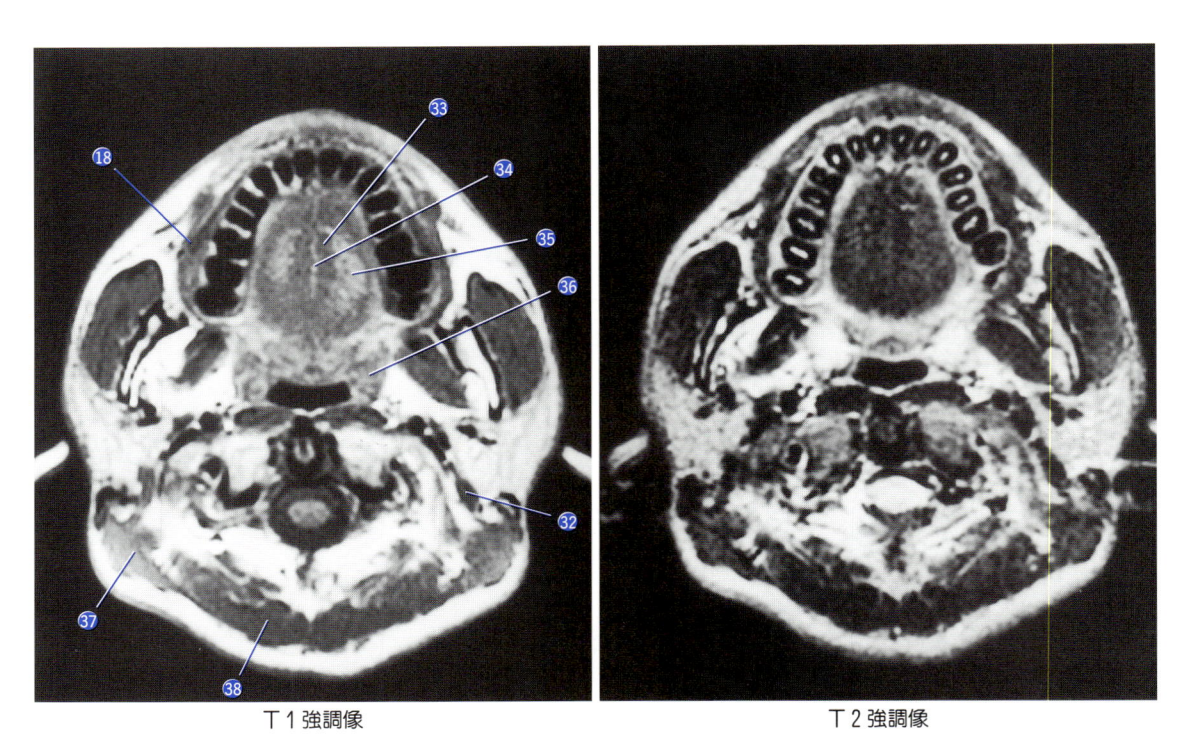

図 4-9　軸位断　口腔・中咽頭レベル

下顎歯槽部・下顎骨体レベル　下顎上行枝〜下顎臼歯部にかけて，比較的明瞭に下顎骨の皮質骨による無信号帯(㊴)が観察され，その内部に骨髄による高信号(㊵)ならびに歯による無信号(⑯)が観察される．正中部には舌中隔(㉞)が比較的明瞭に描出され，その外側に左右対称にオトガイ舌筋(㊶)，さらに，その外側の腹側部分には舌下隙(舌下腺)，(㊷)が比較的高信号(T1強調像，T2強調像)を示す領域として観察される．一方，オトガイ舌筋の外側の背側部分には舌骨舌筋(㊸)が観察され，同筋の外側には顎舌骨筋(㊹)が描出される．さらに，顎舌骨筋の後縁の背側には顎下腺(㊺)が観察される．顎下腺はT1強調像，T2強調像ともに耳下腺よりやや低信号に描出されることが多い．舌の後端部分の正中部には口蓋垂(㊻)の断面が円形に認められる(図4-10)．

T1強調像　　　　　　　　　　　　　T2強調像

T1強調像　　　　　　　　　　　　　T2強調像

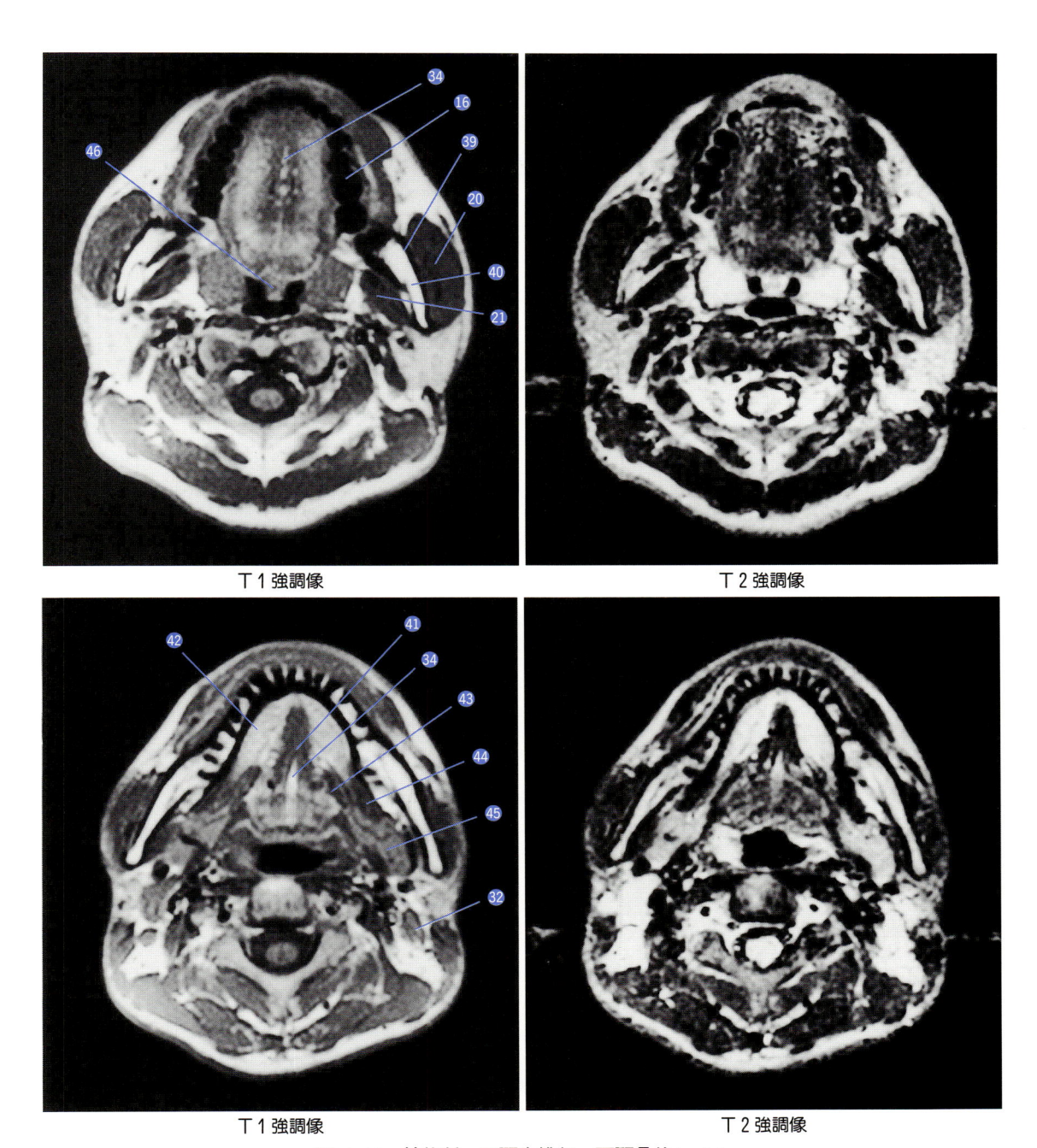

図 4-10　軸位断　下顎歯槽部・下顎骨体レベル

顎下部レベル　顎下部では，オトガイ舌骨筋(㊼)が観察され，顎下腺(㊺)ならびにその周囲(とくに，外側)に脂肪層が観察される．同部位は，化学シフトアーチファクトがよく観察される部位である(アーチファクト，p.18参照)．脂肪層のなかにはリンパ節(㊽)が低信号の卵円形の構造として観察される．舌根部では舌扁桃(㊾)がT1強調像，T2強調像ともに筋組織よりやや高信号に描出される．舌扁桃のさらに背側には喉頭蓋(㊿)が観察される(図4-11)．

T1強調像　　　　　　　　　　　T2強調像

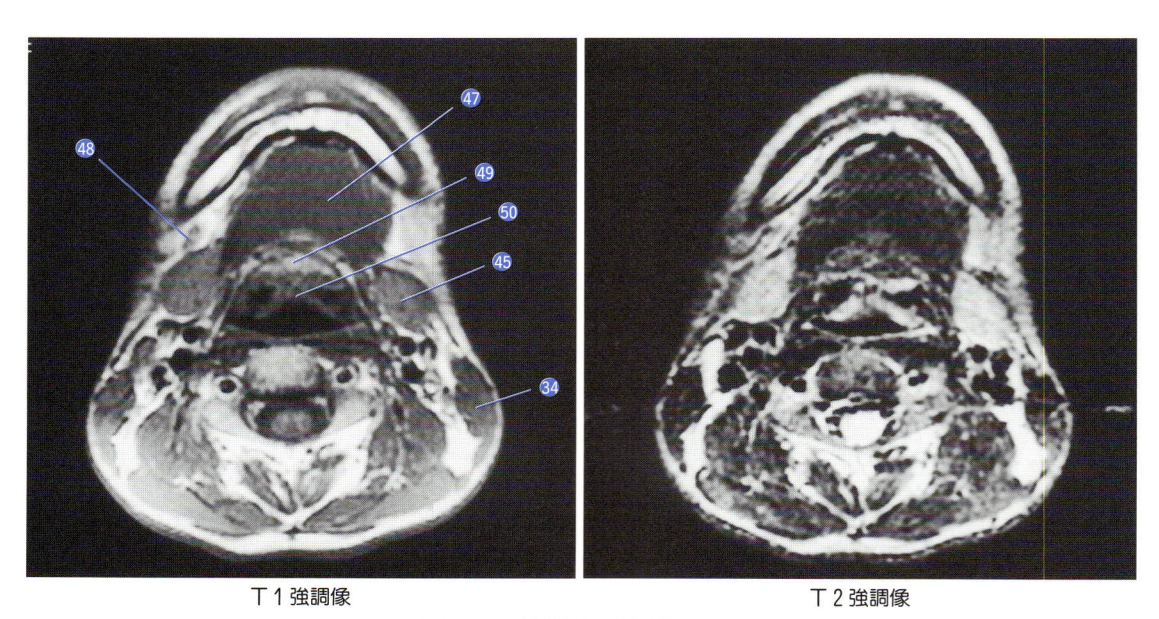

図 4-11　軸位断　顎下部レベル

舌骨レベルから尾側レベル　舌骨((51))はX線CTでは明瞭に描出されるが，MRIではその描出にやや劣る．オトガイ舌骨筋(㊼)，オトガイ下リンパ節，顎下腺などの観察が可能であり，甲状軟骨のレベルでは頸動脈の分岐部，または内頸動脈(㉘)ならびに外頸動脈(㉚)，内頸静脈(㉙)，舌骨下筋群((52))などが観察される(図4-12)．

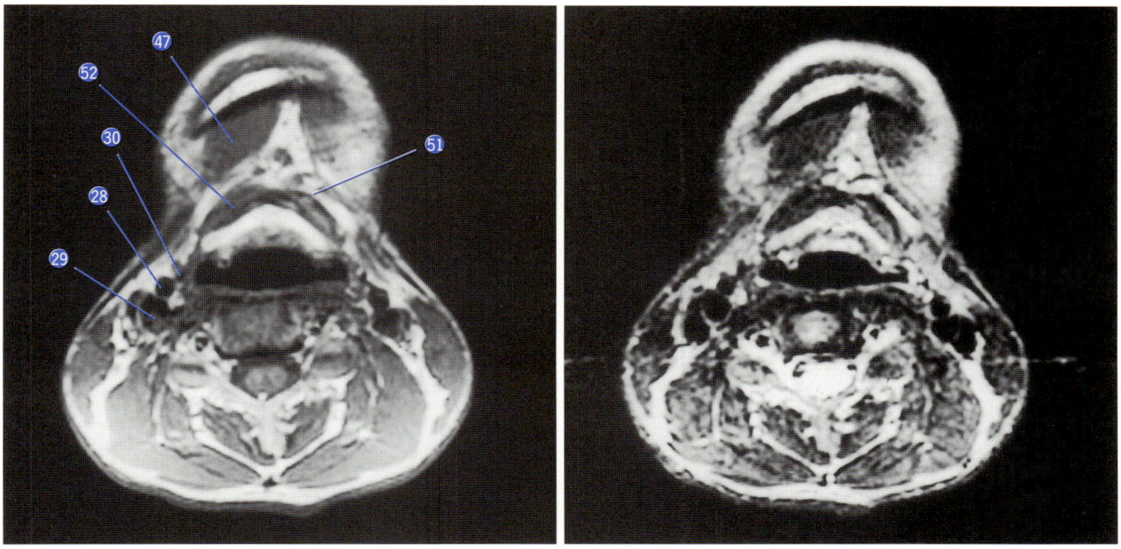

T1強調像　　T2強調像

図 4-12　軸位断　舌骨レベルから尾側レベル

冠状断

 冠状断像は，上顎歯肉癌，上顎洞癌の眼窩浸潤の有無の診断，舌癌，口底癌，下顎歯肉癌症例の診断にきわめて有用である．

 冠状断像では，口腔領域は，まず中心部に舌筋群を観察，その正中部に高信号（T1強調像，T2強調像とも）を示す舌中隔(❸)を観察する．舌中隔を中心にその左右に対称性にオトガイ舌筋(❹)が観察される．舌体部では，内舌筋に相当する領域に左右対称性にやや高信号を示す領域(❺)が観察される．オトガイ舌筋の尾側にはオトガイ舌骨筋(❼)の筋束が認められる．オトガイ舌筋の外側には高信号（T1強調像，T2強調像とも）を示す舌下隙（舌下腺，❷）が観察される．さらに，外側には下顎骨体部の皮質骨の無信号帯(❾)ならびに骨髄の高信号領域(❿)が認められる．骨髄の高信号領域の中には下歯槽神経血管束による低信号の管状構造が観察される．歯(⓰)は無信号であるが，歯髄が高信号に描出されることがある．さらに，下顎骨内側面から舌骨に向かって走る顎舌骨筋(❹)が薄い低信号を示す筋組織として観察され

T1強調像　　　　　　　　　　　　　T2強調像

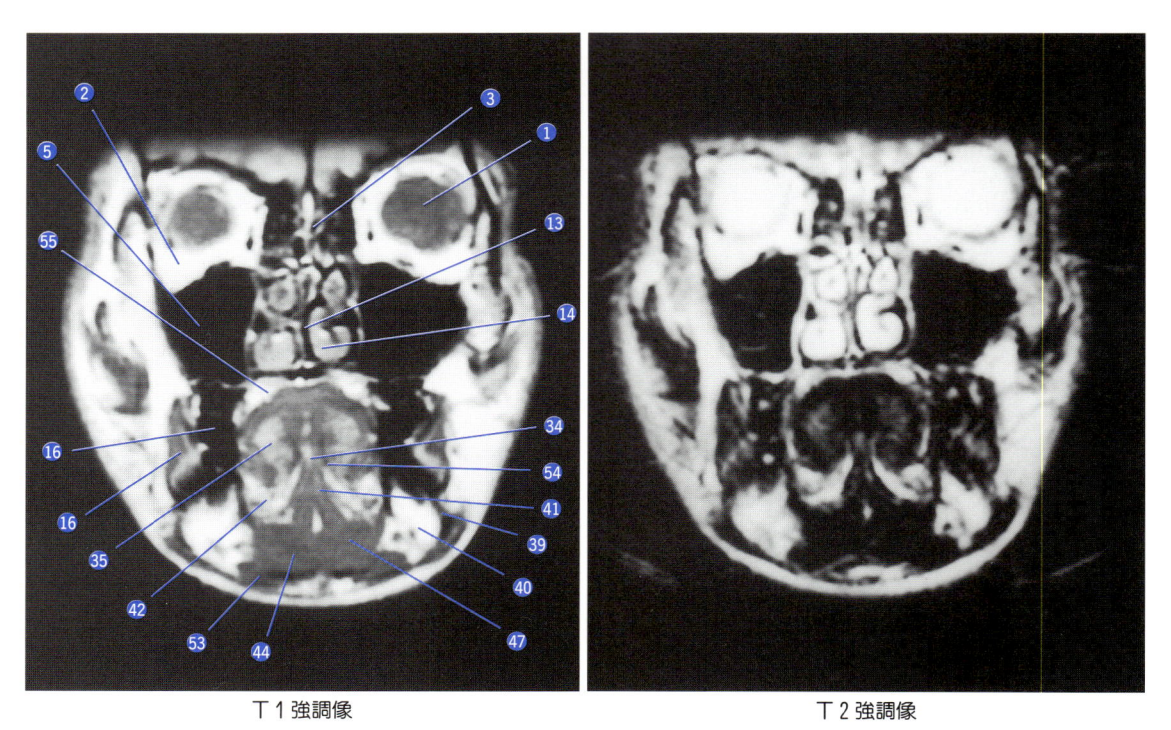

図 4-13　冠状断　下顎骨体部レベル

る．顎舌骨筋の尾側には，左右対称性に顎二腹筋前腹(53)が観察される．顎二腹筋の外側ならびに両側間にはそれぞれ顎下三角ならびにオトガイ下三角に含まれる脂肪組織ならびにリンパ節の観察が可能である．舌動脈(54)，舌骨舌筋などの観察が可能な場合がある．

上顎領域では，正中部に鼻中隔(13)ならびに鼻甲介(14)が認められ，鼻腔粘膜が造影像によって観察できる．さらに，外側には上顎洞の含気腔(5)が認められる．上顎洞骨壁は描出されない．口蓋骨の骨髄による高信号領域(55)はほぼ観察が可能であり，解剖学的指標となり得る．しかしながら，舌背と口蓋の間に空気層が認められない場合には両者の境界が不鮮明な場合がある．篩骨蜂巣(3)，前頭洞などの含気腔も観察される．眼窩内の脂肪層(2)が明瞭に描出され，腫瘍の眼窩内進展の有無の診断の参考となる(図4-13)．

やや背側の下顎上行枝レベルでは，顎下腺(45)，咬筋(22)，内側翼突筋(23)，外側翼突筋(8)，側頭筋(4)，傍咽頭間隙の脂肪層(24)，下顎骨上行枝(25)が明瞭に描出される(図4-14)．

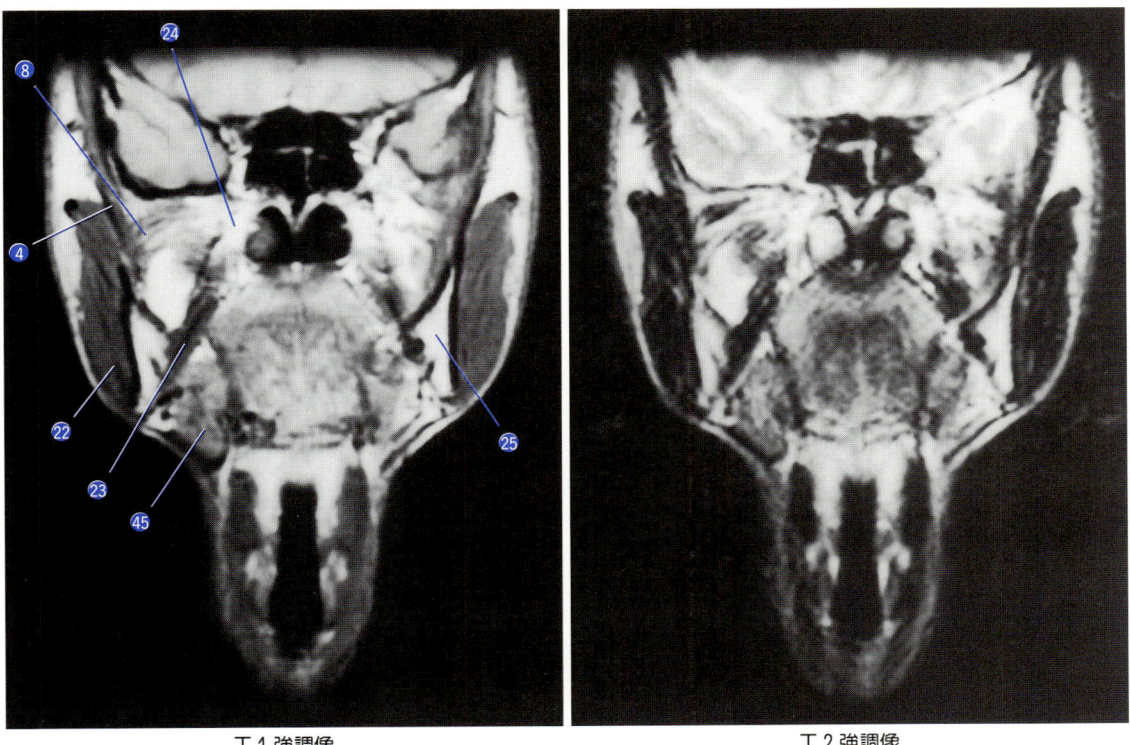

T1強調像　　　　　　　　　T2強調像

図 4-14　冠状断　下顎上行枝レベル

矢状断

矢状断像の直接的な撮像は MRI の特長であり，前歯部下顎骨の骨髄(㊵)ならびにその周囲の皮質骨(㊴)，歯(⓰)が明瞭に描出される．また，オトガイ部舌側面と舌骨(㊿)を結ぶオトガイ舌骨筋(㊼)が描出される．軟口蓋，舌筋群(㉝)が確認できる．さらに，上顎領域においては，上顎洞(❺)，眼球(❶)が描出され，背側においては，脳脊髄液(㉛)が T1 強調像で低信号に描出されている(図 4-15)．

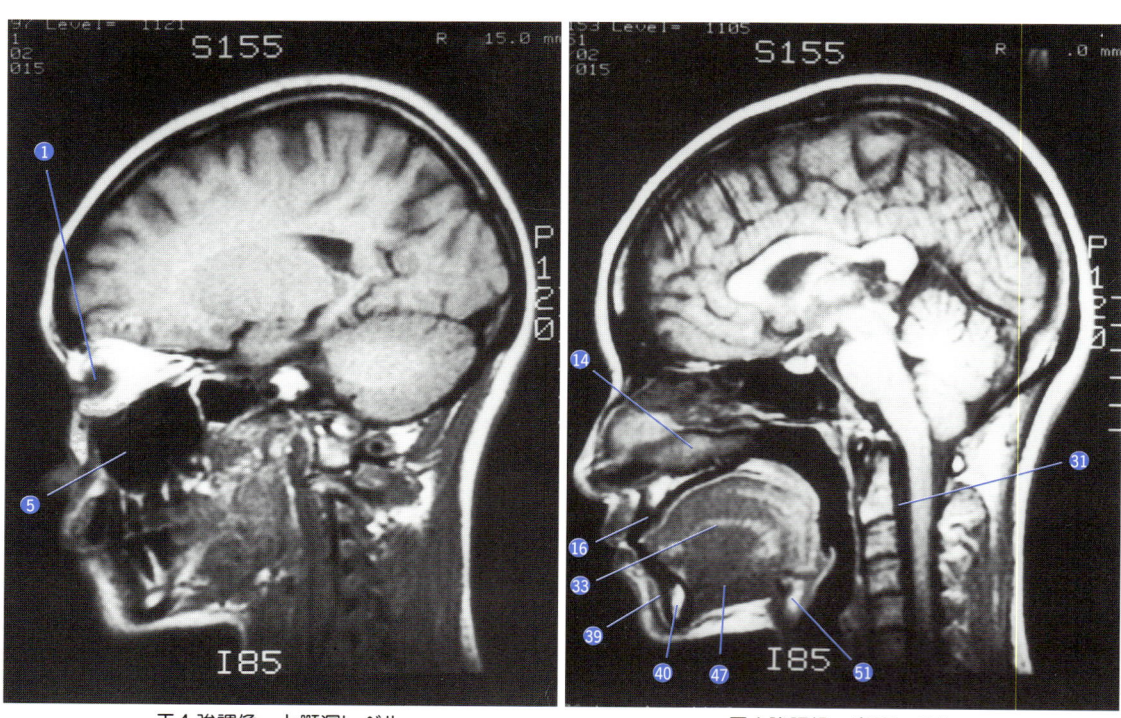

T1 強調像　上顎洞レベル　　　　T1 強調像　鼻腔レベル

図 4-15　矢状断

頸部リンパ節の MRI 解剖

舌骨より尾側レベルが問題となるのは，ほとんどが口腔癌症例などの悪性腫瘍症例におけるリンパ節転移の診断である．リンパ節の診断においては触診が重要なことは疑う余地はない．しかしながら，触診が困難な深頸リンパ節の診断や，より客観的に診断を行うためには，MRI, X 線 CT ならびに超音波検査が必須である．実際に触診や手術を行う際には，頸部の解剖を筋肉あるいは骨によって境された三角を基準に考えたほうが理解しやすいが，MRI ならびに X 線 CT においては筋膜隙を基準に考えたほうが容易である．すなわち，三角を中心にみた解剖と筋膜隙を中心にみた解剖の両者を十分に理解したうえで画像を観察することが必要である(付図 1)．

三角を基準に頸部の観察を行うと，前頸部ならびに側頸部は，胸鎖乳突筋を境に前頸三角

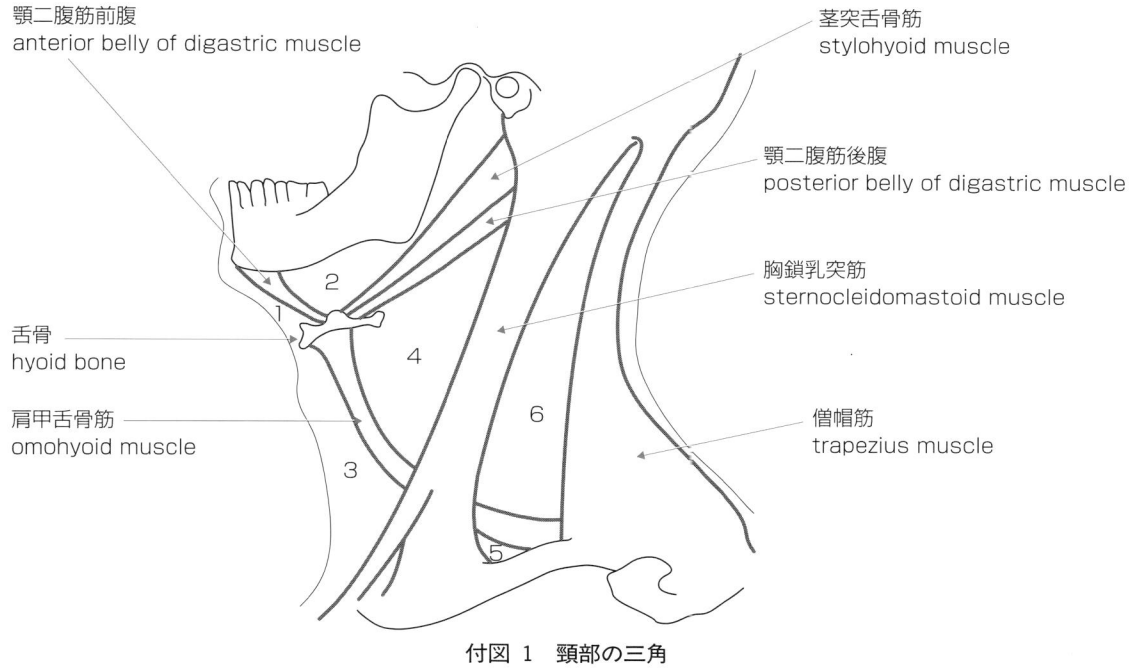

付図 1 頸部の三角
(Som. PM et al.: Head and Neck imaging, 2 nd. ed., Mosby, 1991 より)

anterior triangle ならびに後頸三角 posterior triangle に分けることができる．前頸三角は，胸鎖乳突筋，下顎骨下縁ならびに正中を辺縁とする三角である．さらに，顎二腹筋の前腹ならびに後腹によって，舌骨上部はオトガイ下三角 submental triangle（1）ならびに顎下三角 submandibular triangle（2）に分けられる．舌骨下部は肩甲舌骨筋上腹によって筋三角 muscular triangle（3）ならびに頸動脈三角 carotid triangle（4）に分けられる．後頸三角は胸鎖乳突筋，僧帽筋，鎖骨を辺縁とする三角である．解剖学的には，さらに，肩甲舌骨筋下腹によって鎖骨下三角 subclavian triangle（5）と後頭三角 occipital triangle（6）に分けることができる．

一方，筋膜隙を基準に考えると，頸筋膜は浅葉と深葉に分かれる．頸部では，浅葉は頸部の皮膚直下に拡がり広頸筋を包んでいるが，その同定は困難である．一方，深葉は浅層，中層，深層の 3 層に分けることができ，部位の同定，頸部郭清術を中心とした手術を行う際の基準となる．すなわち，頸椎ならびにその周囲の筋肉群を包む筋膜が深頸筋膜深層（椎前葉 lamina prevertebralis, 付図 2, A），前頸部の臓器，すなわち，食道，気管，甲状腺を包む筋膜が深頸筋膜中層 visceral layer（付図 2, B），さらに，舌骨下筋群を包む気管前葉 lamina pretrachealis, ならびに前頸部臓器と深頸筋膜深層の間の大血管，神経を包む頸動脈鞘 carotid sheath も深頸筋膜中層に含まれる．深頸筋膜浅層 lamina superficialis（付図 2, C）は，以上の臓器を包み，かつ，僧帽筋ならびに胸鎖乳突筋を包む筋膜である（付図 2）．

以上の解剖学的構造を十分に理解したうえで，口腔癌症例におけるリンパ節転移などの頸部に生じた病変の画像診断を行う．

頭頸部領域には多数のリンパ節が存在し，リンパ管は所属リンパ節を経由して頸リンパ本幹に集まる（付図 3）．頭頸部のリンパ節は表在性リンパ節と深在性リンパ節に分けられる．表

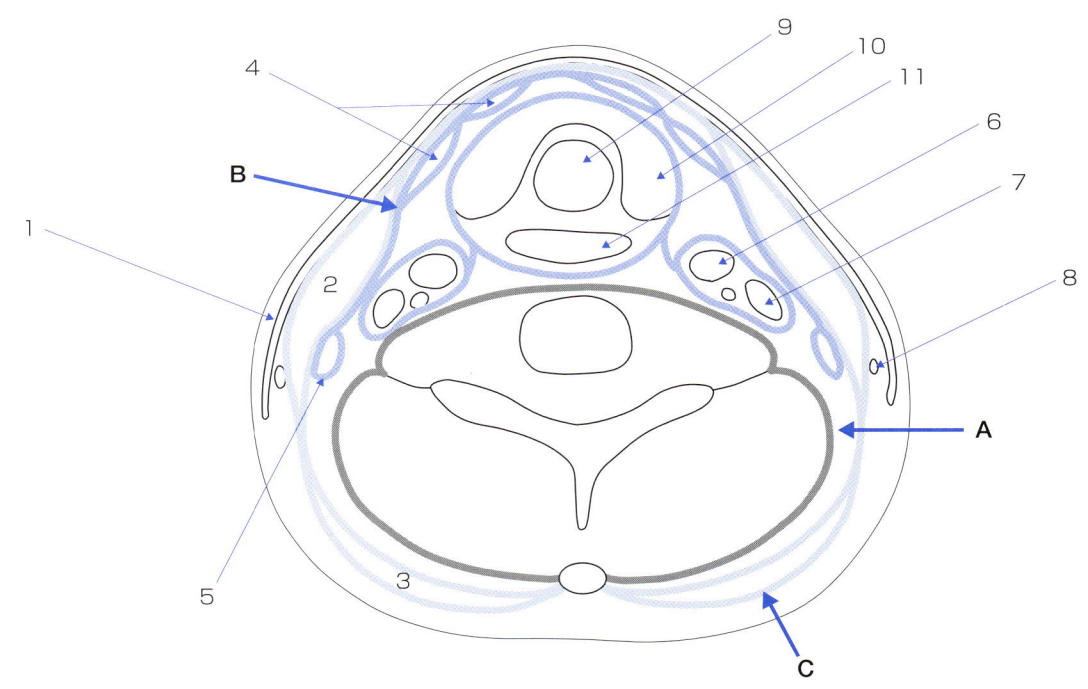

付図-2　軸位断　甲状腺レベル

1：広頸筋 platysnma
2：胸鎖乳突筋 sternocleidomastoid muscle
3：僧帽筋 trapezius muscle
4：舌骨下筋群 infrahyoid muscles
5：肩甲舌骨筋 omohyoid muscle
6：総頸動脈 common carotid artery
7：内頸静脈 internal jugular vein
8：外頸静脈 external jugular vein
9：気管 trachea
10：甲状腺 thyroid gland
11：食道 esophagus

在性リンパ節は浅頸筋膜よりも浅いところに分布するリンパ節であり，頭蓋皮膚から耳介，耳下腺付近のリンパ節を経由して深頸リンパ節に流入する．一方，深在性リンパ節は口腔粘膜，歯，歯肉から顎下リンパ節あるいはオトガイ下リンパ節を経由して深頸リンパ節に流入する．上顎においては，顎下リンパ節を経由せずに直接に上内深頸リンパ節に流入するものがみられ，一般的には同側への流入であるが，舌などにおいては対側への流入が認められるものがある．

　口腔癌で問題となる顎下リンパ節(顎下三角，2)，オトガイ下リンパ節(オトガイ下三角，1)は比較的触診が容易であるが，内頸静脈に沿って認められる内頸静脈リンパ節群(深頸静脈リンパ節群)，副神経に沿って認められる副神経リンパ節群ならびに鎖骨上リンパ節群では画像診断の役割が大きい．

　内頸静脈リンパ節群は，胸鎖乳突筋におおわれた内頸静脈に沿って存在するリンパ節群であり，上・中・下深頸リンパ節に分類される．解剖学的には内頸静脈と顎二腹筋後腹の交差部に jugulodigastric node が存在し，これよりも尾側の頸静脈と顔面静脈の分岐に存在する jugulocarotid node までを上内深頸リンパ節(3)，これよりも尾側で内頸静脈と肩甲舌骨筋との交差部に存在する juguloomohyoid node までを中内深頸リンパ節(4)，これよりも尾側のものを下内深頸リンパ節(5)とよぶ．X線CTならびにMRIでは，顔面静脈分岐部の同定は不可能であるため，上内深頸リンパ節群と中内深頸リンパ節群の境界は舌骨を指標とす

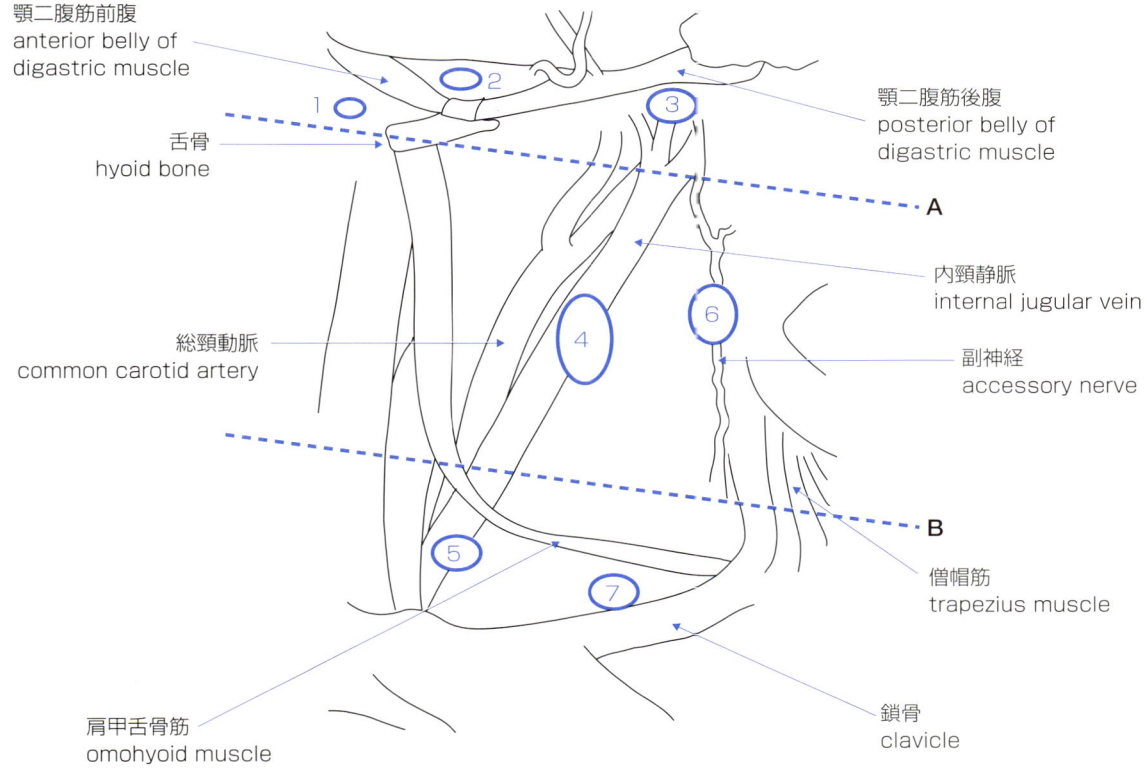

付図-3　頸部リンパ節の区分

る(破線 A)．肩甲舌骨筋も，X 線 CT ならびに MRI では普遍的な指標となり得ないため，輪状軟骨の上縁を指標とし(破線 B)，中内深頸リンパ節群ならびに下内深頸リンパ節群を分類する．

　副神経リンパ節群 spinal accesory chain (6)は胸鎖乳突筋後縁，僧帽筋前縁ならびに肩甲舌骨筋を3辺とする後頭三角に存在する．

　鎖骨上リンパ節群 supraclavicular chain (7)は内頸静脈リンパ節群と副神経リンパ節群の下端を結ぶ領域，すなわち，鎖骨上縁，胸鎖乳突筋外縁ならびに肩甲舌骨筋に囲まれた鎖骨上窩に存在する．

Memo

各論

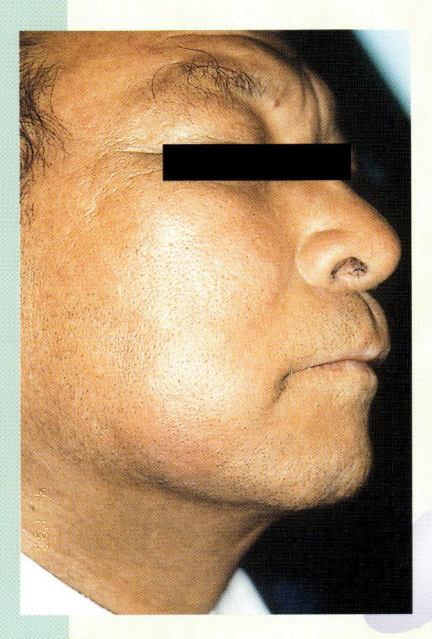

口絵1 ● 顎口腔領域軟組織の慢性炎症 ●
（本文 51 ページ）

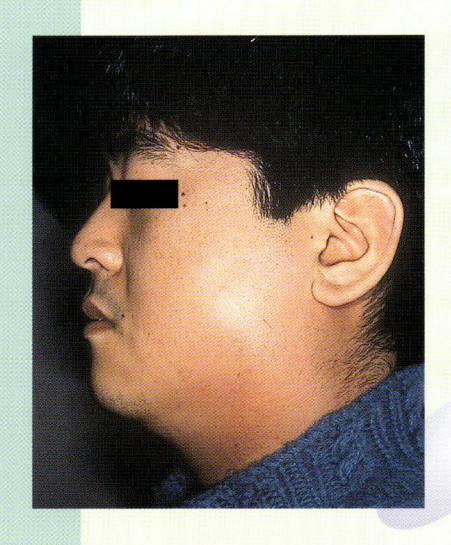

口絵2 ● 急性化膿性炎 ―咀嚼筋間隙膿瘍― ●
（本文 54 ページ）

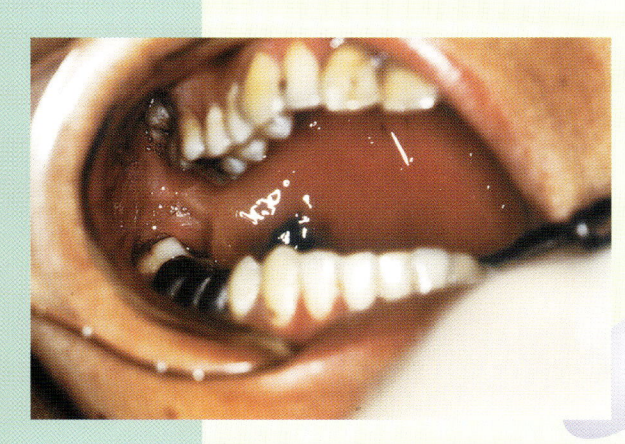

口絵3 ● 扁桃周囲膿瘍 ●
（本文 62 ページ）

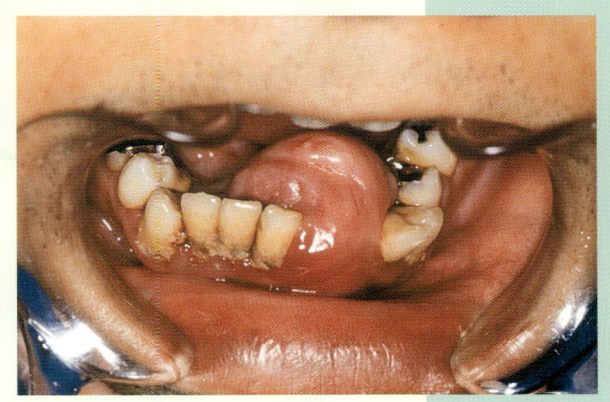

口絵 4 ●歯原性粘液腫●
（本文 76 ページ）

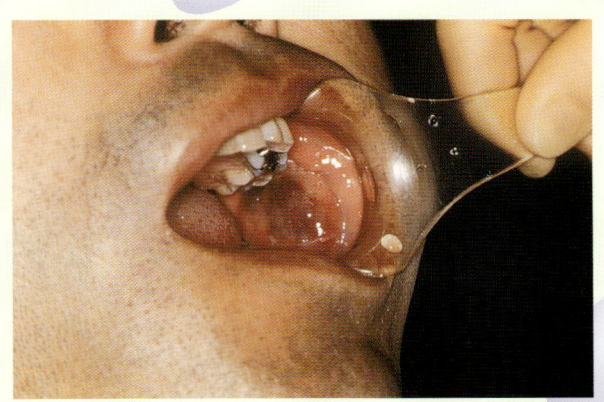

口絵 5 ●血管腫●
（本文 82 ページ）

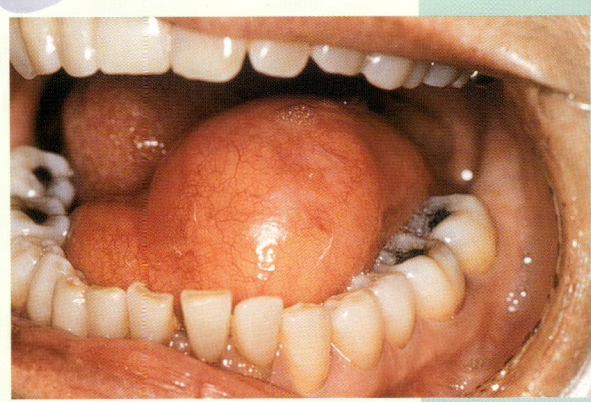

口絵 6 ●脂肪腫●
（本文 88 ページ）

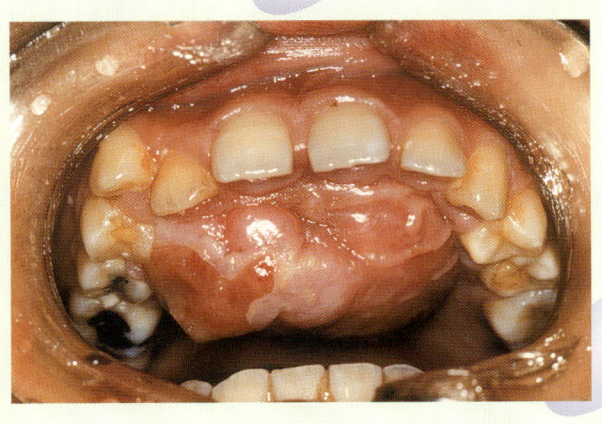

口絵 7 ●中心性巨細胞（修復性）肉芽腫●
（本文 90 ページ）

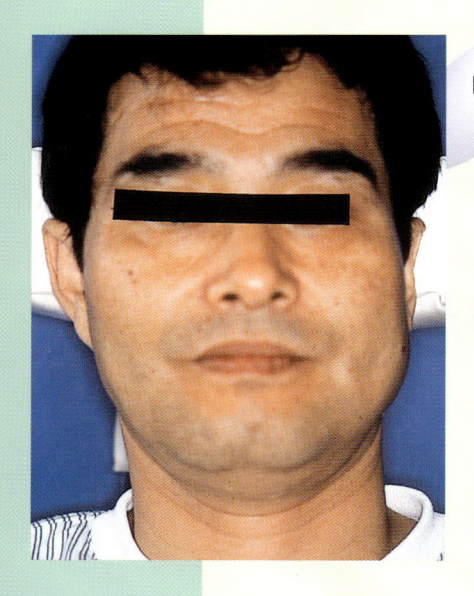

口絵8 ●歯原性明細胞癌●
（本文 92 ページ）

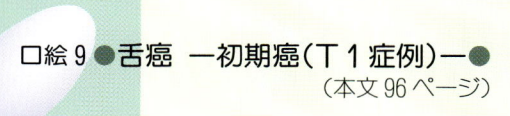

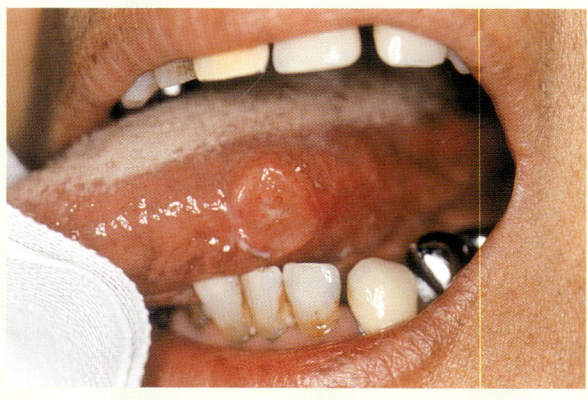

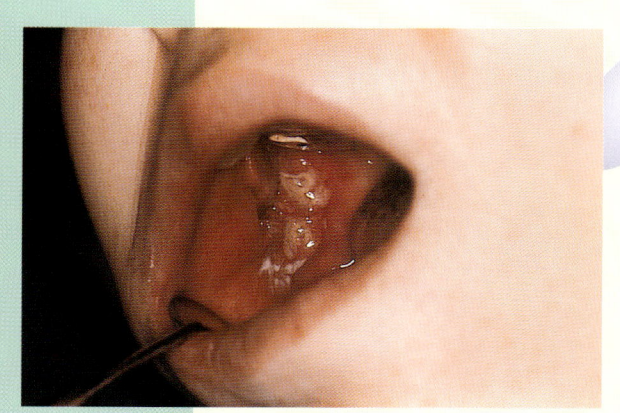

口絵9 ●舌癌 ―初期癌（T1症例）―●
（本文 96 ページ）

口絵10 ●頰粘膜癌●
（本文 102 ページ）

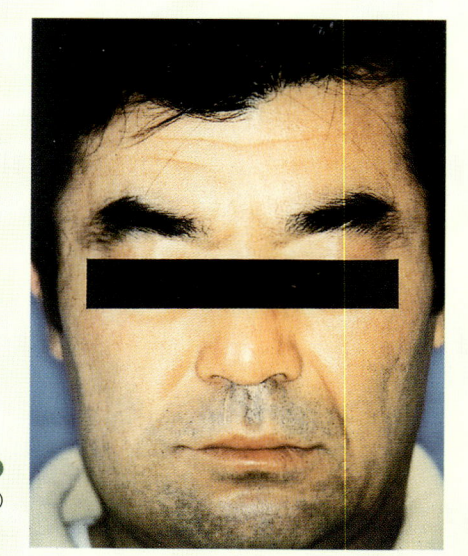

口絵11 ●下顎悪性線維性組織球腫●
（本文 122 ページ）

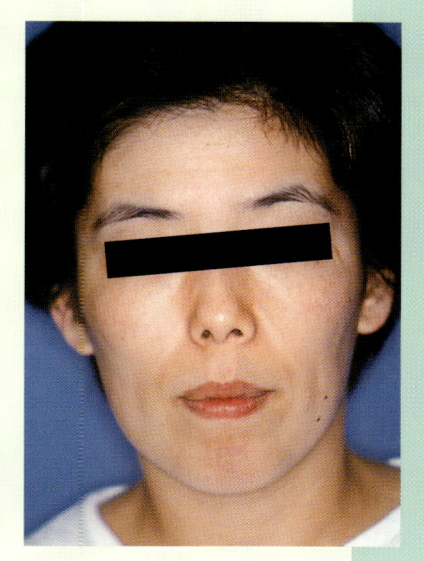

口絵 12 ●歯原性角化嚢胞●
（本文 136 ページ）

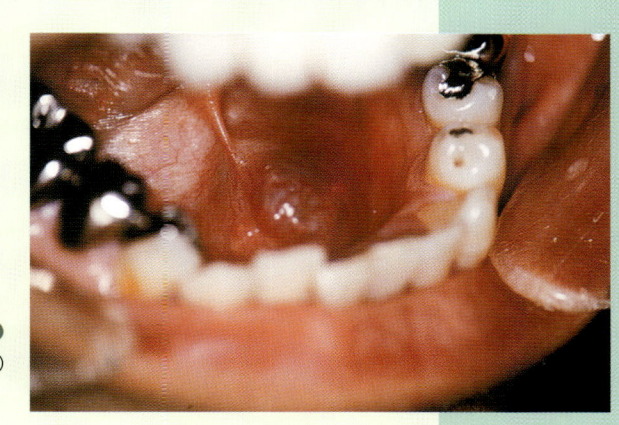

口絵 13 ●ガマ腫●
（本文 142 ページ）

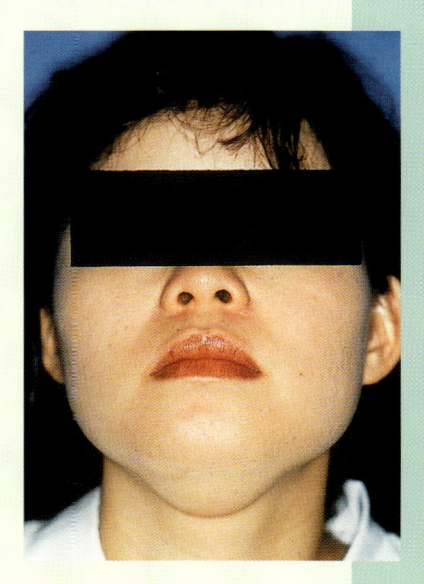

口絵 14 ●類皮嚢胞●
（本文 145 ページ）

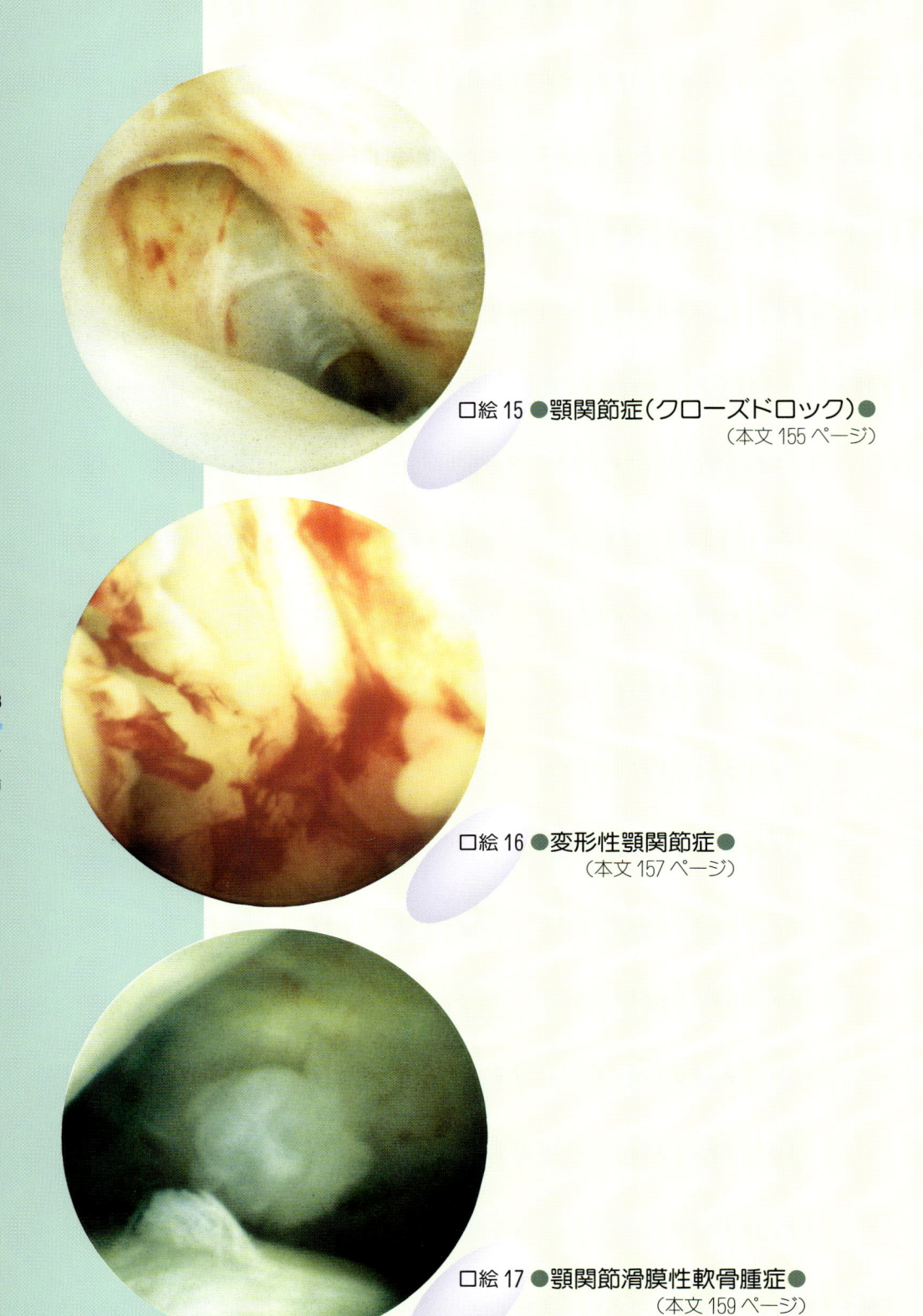

口絵 15 ●顎関節症（クローズドロック）●
（本文 155 ページ）

口絵 16 ●変形性顎関節症●
（本文 157 ページ）

口絵 17 ●顎関節滑膜性軟骨腫症●
（本文 159 ページ）

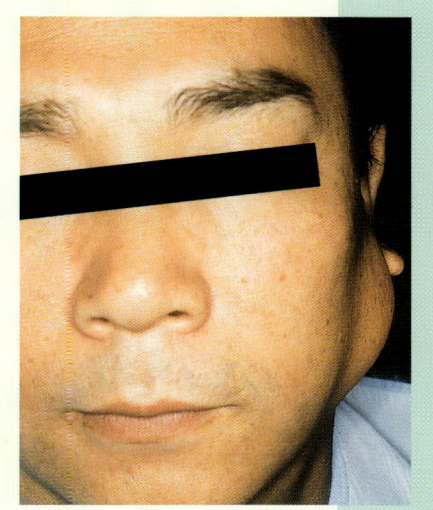

口絵 18 ●多形性腺腫●
（本文 166 ページ）

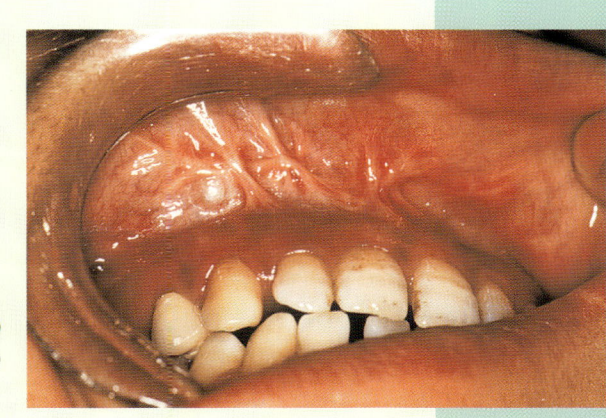

口絵 19 ●異　物●
（本文 178 ページ）

1 炎症性疾患

炎症性疾患における MRI 診断法

　顎口腔領域における非特異性炎の大半は歯性感染症である．歯性感染症では原因歯の同定が必須であるが，そのためには臨床検査(腫脹部位の診査，電気歯髄診断，打診など)に加え，口内法X線写真，パノラマX線写真をはじめとする従来からの画像診断が有用である．しかしながら，軟組織へと炎症が波及した場合には従来の単純X線検査では炎症範囲を描出することはできない．そこで，X線CTならびにMRIの撮像を追加することによって客観的に炎症範囲を確認することができる．とくに，MRIにおいては頭尾方向への炎症波及経路の観察が容易である．

　一方，顎骨骨髄炎においてもパノラマX線写真，口内法X線写真による原因歯の特定は必須であるが，炎症範囲をとらえる場合にはX線CTならびにMRIが有用である．とくに，MRIのT1強調像では成人の健常骨髄は高信号を，炎症部位は低信号を示し，容易に観察することができる．しかしながら，MRIでは実際の炎症範囲よりも広範囲の部位が病的に描出される傾向があり，注意が必要である．

　上顎洞領域の炎症，すなわち，歯性上顎洞炎が疑われる場合には原因歯を確定の後，X線CTならびにMRIによって洞内の炎症の状態の観察を行う．症例によっては悪性腫瘍との鑑別診断に苦慮することがある．このような症例ではMRIによる腫瘤性病変の存在の有無が重要な点となる．

　一般的に，MRIによる急性炎症巣の信号強度パターンは，T1強調像で低信号，T2強調像で高信号を示し，非特異的である．また，筋膜隙に沿っての炎症波及経路が描出される．膿瘍形成の有無は，造影像が有益な情報を与える．すなわち，膿瘍腔内には造影効果は認められず，周囲組織が造影効果を受ける．急性炎症巣の場合には筋組織などが解剖学的構築を比較的保っている場合が多い．

　一方，慢性炎症巣においては，急性炎症巣と異なり，T2強調像での信号強度はそれほど高くない．

　厳密には炎症と悪性腫瘍の鑑別がきわめて困難な症例が存在する．すなわち，慢性炎症における肉芽性瘢痕組織が腫瘤性病変として描出された場合や，急性炎症において，広範囲な隙にT1強調像，T2強調像にかかわらず異常信号強度を示す領域が認められた場合には悪性腫瘍との鑑別が困難である．肉芽性瘢痕組織と腫瘍の鑑別では造影像，とくに，経時的造影効果の把握が可能なdynamic MRIが有益な情報を与える．すなわち，肉芽性瘢痕組織では緩徐な造影効果を示すのに対し，腫瘍ではすみやかな造影効果が認められる．また，T2強調像で著しい高信号を示した場合には急性炎症を強く疑わせるが，潜在する腫瘍の存在を否定するのはきわめて困難である．

顎口腔領域軟組織の慢性炎症
Chronic inflammation of soft tissue of oral and maxillofacial region

慢性炎症として発症する場合と急性炎症から移行する場合とがある．組織学的には滲出は弱く，結合織の増殖が著明になり瘢痕化，肉芽腫形成を伴ってくる．臨床的には，腫瘤形成や腫脹を除く自覚症状に乏しく，腫瘍性疾患との鑑別が問題になる場合がある．

症例　59歳，男性
〈主　訴〉右側頰部の腫瘤形成．
〈臨床症状〉同腫瘤は約1か月前に自覚．軽度の圧痛を伴い，弾性硬であった．

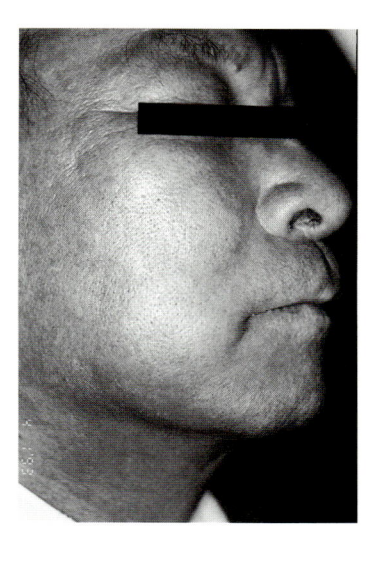

（カラー口絵1参照）

単純X線所見　右側上顎第一大臼歯に根尖病変を認めるが，その他明かな骨破壊像などの異常所見は認められない．

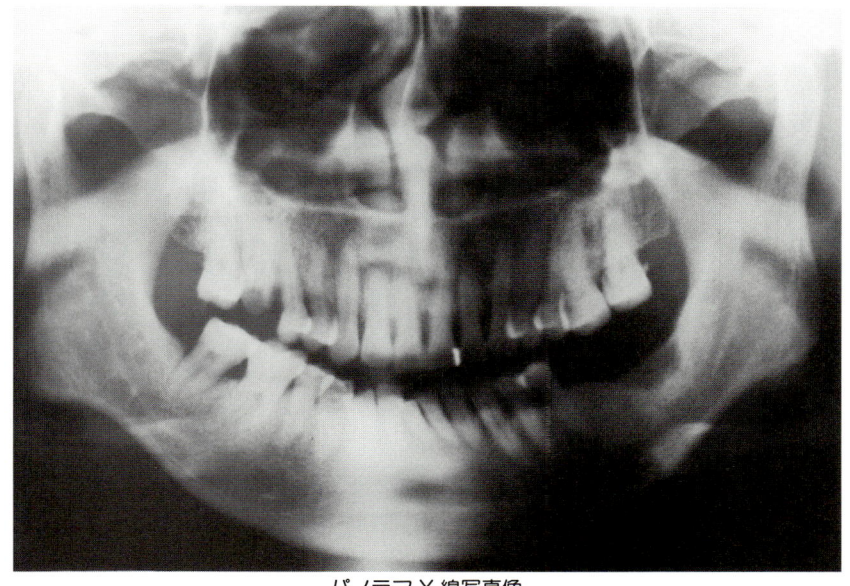

パノラマX線写真像

MRI 診断　右側頬部間隙 buccal space に，T1強調像で低信号，T2強調像で高信号を示す腫瘤性病変が認められる（矢印）．内部性状はT1強調像では均一であるが，T2強調像では不均一である．周囲との境界はやや不明瞭であるが，組織間隙の構造は比較的保たれている．造影像では，不均一な造影効果を受けている．dynamic MRI では腫瘤性病変は比較的早期から不均一な造影効果を受けており，周囲組織との境界は明瞭で，辺縁域に一層造影されない部分が存在している．

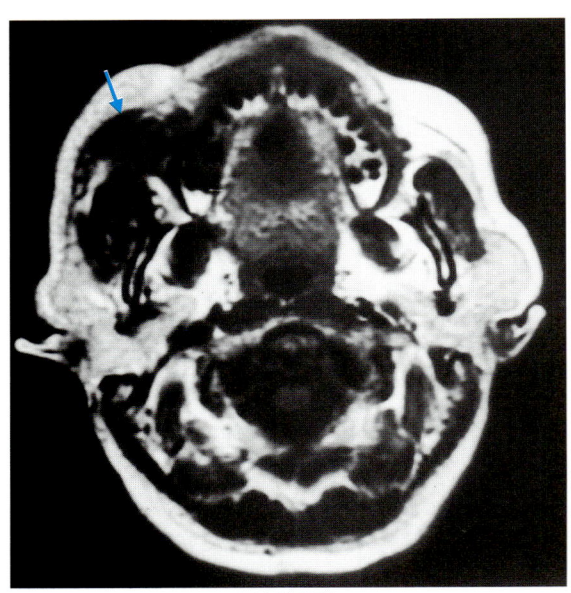

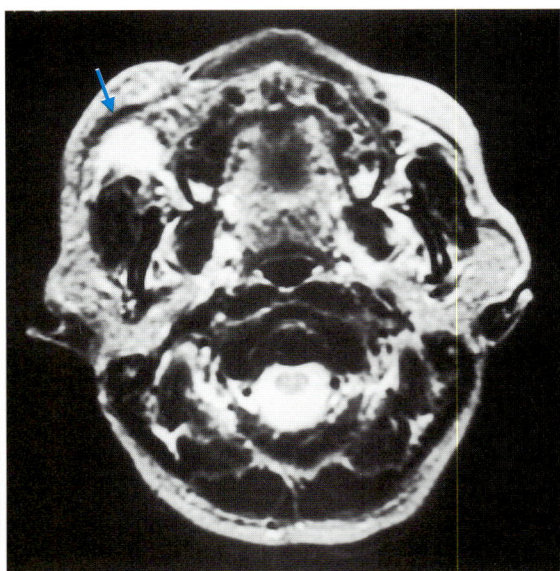

T1強調像

T2強調像

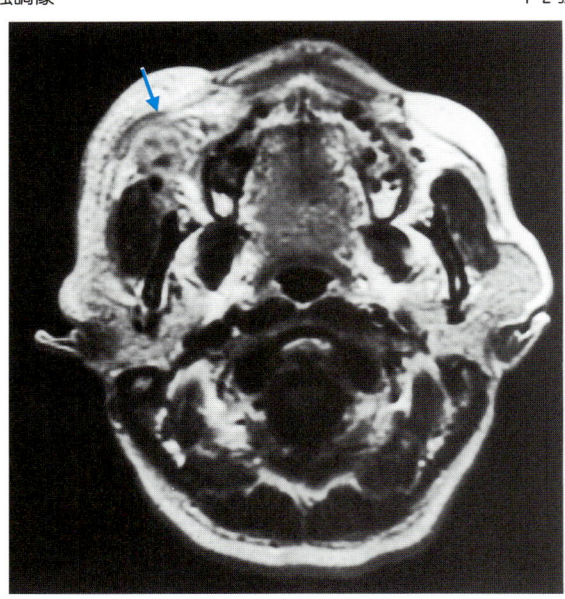

造影像

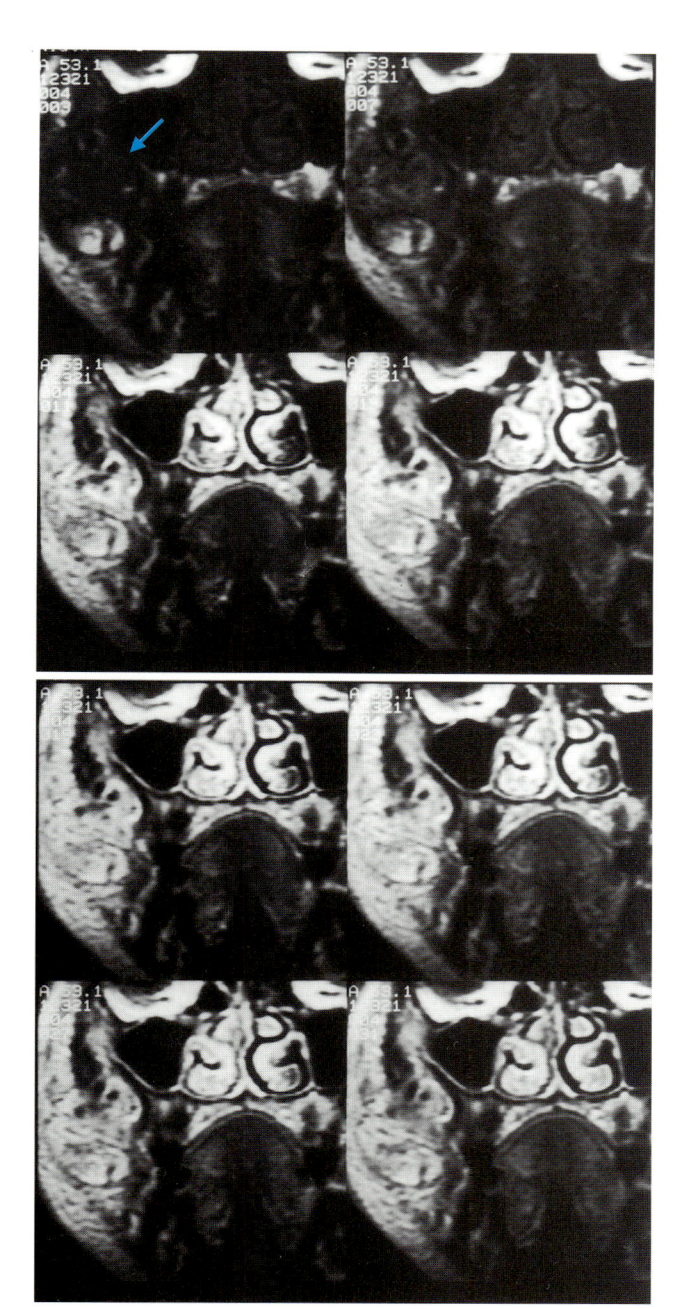

dynamic MRI（冠状断）

> **MRI 診断のポイント**
>
> 1. 炎症性肉芽組織が形成された場合，MRI では腫瘤性病変として描出される．
> 2. 信号強度パターンは非特異的であり，炎症の再燃によって急性炎症と同様の所見を示すようになる．
> 3. 組織間隙を越えての腫瘤形成はまれであり，組織間隙の構造は保たれていることが多い．
> 4. 膿瘍形成の有無の判定には造影像が有用である．
> 5. 画像上では，悪性腫瘍との鑑別はきわめて困難な場合がある．

急性化膿性炎 ―咀嚼筋間隙膿瘍―
Acute suppurative inflammation ―Abscess of masticator space―

　顎口腔領域の軟組織における急性感染症は，おもに歯性感染症が顎骨周囲の組織間隙に波及したものである．さらに，組織間隙はおのおのが孤立して存在しているのではなく，互いに交通を有するため，複数の組織間隙に炎症が波及し，広範囲で重篤な化膿性炎，すなわち，蜂窩織炎を引き起こすことがある．MRIでは組織間隙を考慮した炎症波及経路の診断，膿瘍形成の有無について診断する．

症例

25歳，男性
〈主　訴〉左側下顎部の有痛性腫脹ならびに開口障害．
〈現病歴〉初診の約1週間前に某歯科医院で左側下顎智歯の抜歯処置を受けた．抜歯後から左側下顎部の有痛性腫脹ならびに開口障害が発現した．

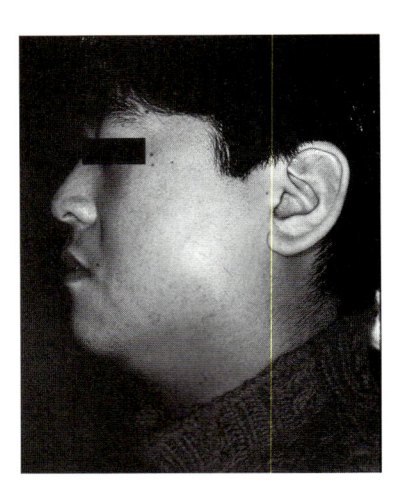

（カラー口絵2参照）

単純X線所見

左側智歯部は抜歯されており，抜歯窩が認められるが，周囲歯槽骨に吸収像や破壊像は認められず，また，骨梁構造にも異常所見は認められなかった．

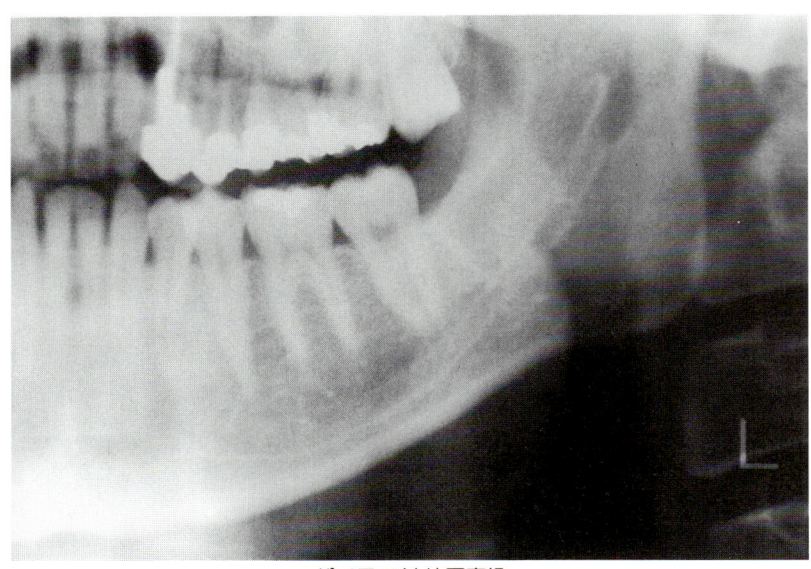

パノラマX線写真

MRI 診断

左側深咀嚼筋間隙(咀嚼筋間隙のうち下顎枝を境にして内側の領域)の筋組織のうち，内側翼突筋は腫大し，T1強調像で低信号，T2強調像できわめて高信号を示している．さらに，口蓋扁桃においても，T2強調像できわめて高信号を示し，中咽頭は左右非対象となっている．内側翼突筋は著しく腫大しているが，その形態，構造は比較的保たれている．智歯相当部の歯槽部はT2強調像で高信号を示し(矢印)，咀嚼筋間隙の高信号領域との連続性が認められる．造影像では，病変は不均一に強い造影効果を示し，病変内に一部造影効果を受けない領域が認められ膿瘍形成を示している(白矢印)．造影後脂肪抑制冠状断像では病変の拡がりが明瞭に描出されている(矢頭)．下顎枝部の骨構造に異常所見は認められない．

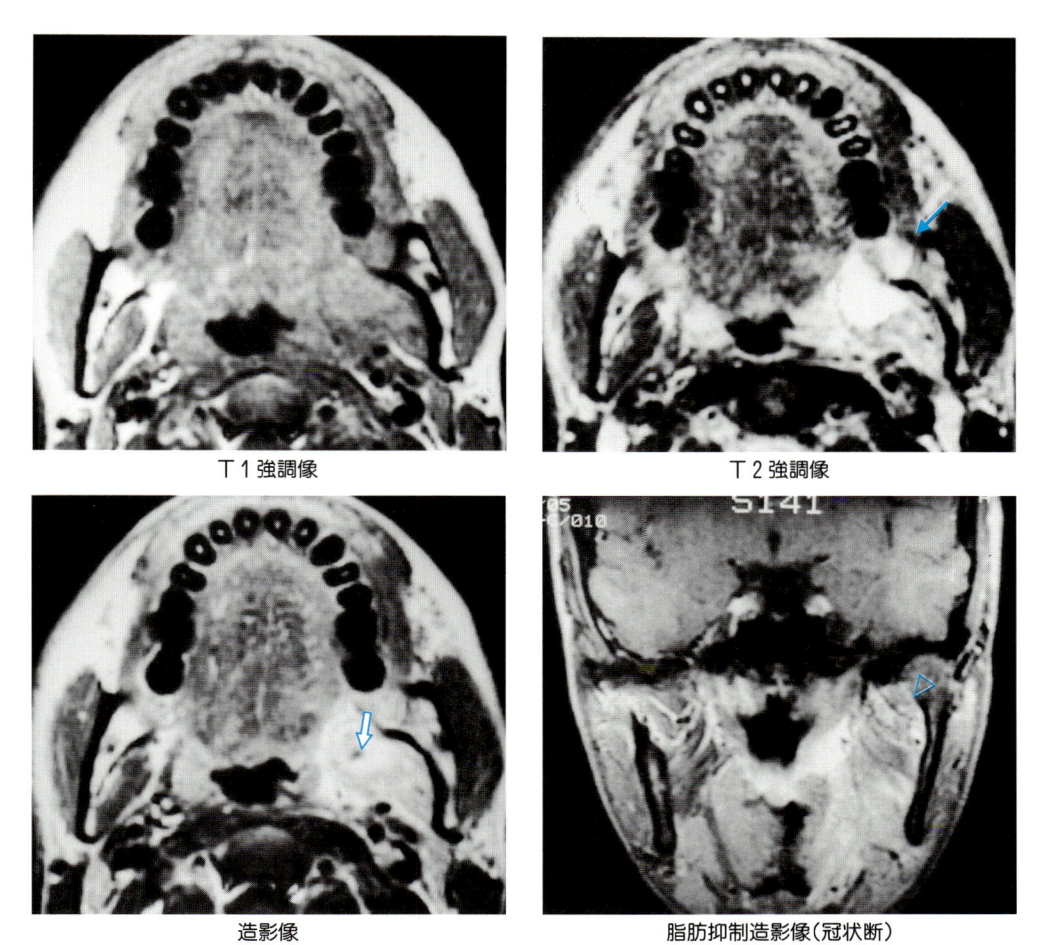

T1強調像

T2強調像

造影像

脂肪抑制造影像(冠状断)

MRI 診断のポイント

1. 解剖学的な組織間隙に沿った異常像として描出される．
2. 病変の信号強度はT1強調像で低信号，T2強調像で高信号を示し，他の疾患と同様に非特異的であるが，急性期にはT2強調像できわめて高信号を示すことが多い．
3. 明らかな充実性病変は認められず，おのおのの解剖学的構造(筋組織)の形態を保っていることが多い．
4. 膿瘍形成の有無の判定には造影像が有用である．
5. 悪性腫瘍との鑑別が困難な場合がある．

ガス壊疽
Gas gangrene

　ガス壊疽は，ガス産生菌によって引き起こされる感染症であり，皮下組織や筋肉の腫脹，壊死，融解を起こし，局所痛，悪臭のある分泌液，ガス産生を呈する．クロストリジウム性と非クロストリジウム性に分類される．治療は罹患した部位の壊死組織を取り去り，局所を清浄化し，大きく開放する．画像診断ではX線CTならびにMRIによって深部間隙に存在するガスの描出，炎症波及範囲の描出を行う．

症例　25歳，男性
〈主　訴〉右側下顎部有痛性腫脹．
〈現病歴〉当科受診2週間ほど前から，右側下顎智歯部に自発痛を伴った腫脹が認められた．腫脹，疼痛が増悪したため，来院した．
〈細菌検査〉クロストリジウムは検出されなかった．

単純X線所見　右側下顎枝部に石ケン泡状の陰影像が認められる（矢印）．

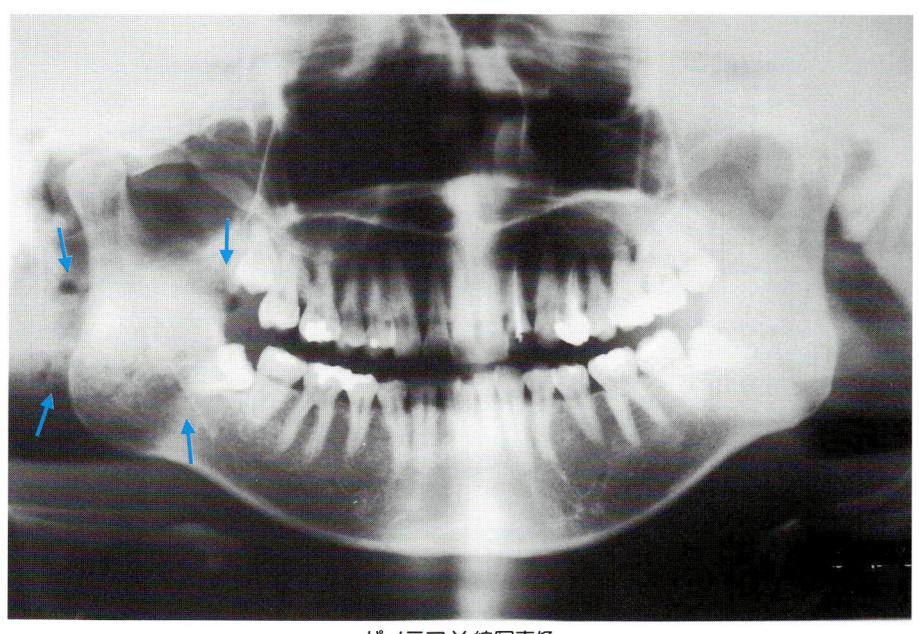

パノラマX線写真

X線CT所見 咬筋，内側翼突筋に腫大が認められるが，その形態は比較的保たれている．内側翼突筋の深層にガスの貯留と思われる領域が認められる（矢印）．なお，下顎骨に破壊像は認められない．

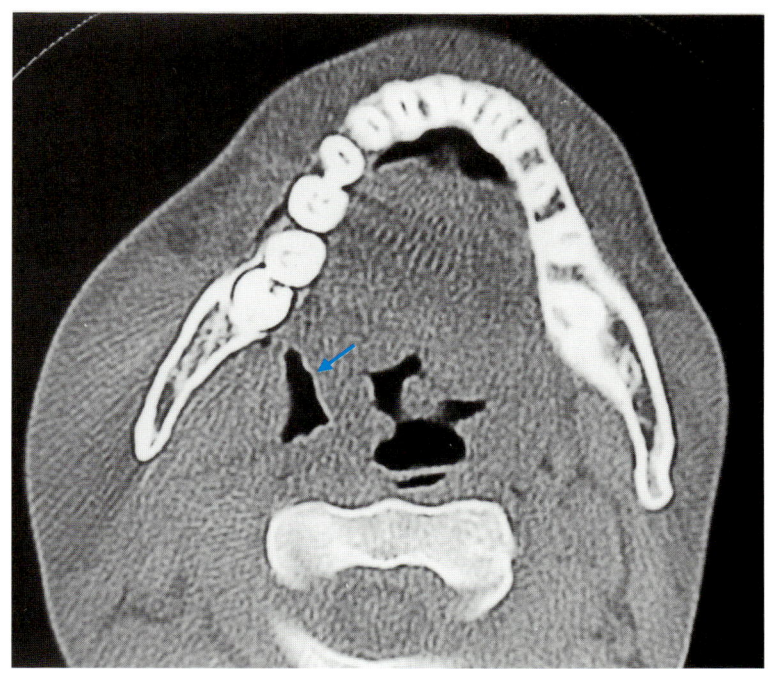

骨レベル

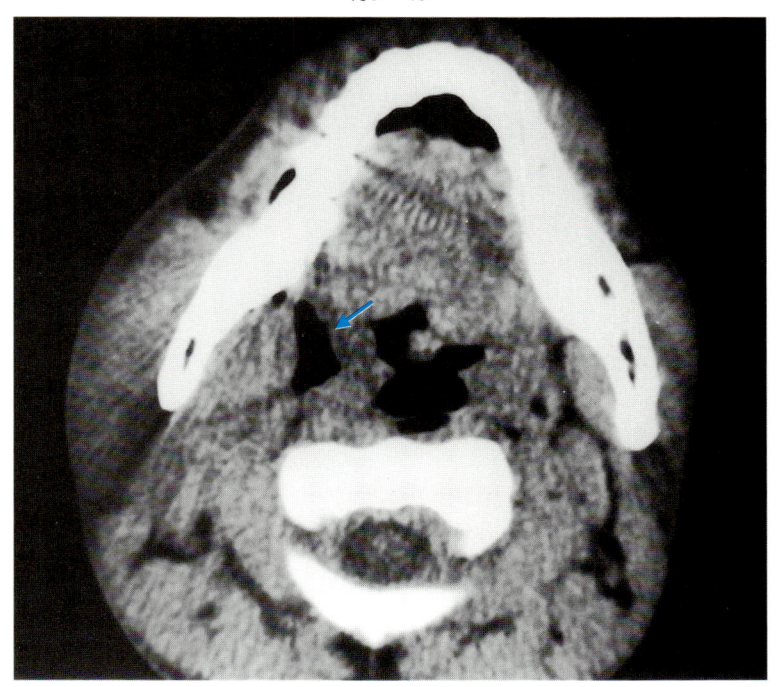

軟組織レベル

MRI 診断

右側咬筋ならびに内側翼突筋は，健常側と比較しやや腫大しており，T2強調像でやや高信号を示している．しかしながら，解剖学的構造は比較的保たれている．内側翼突筋に接してその深層にガスの貯留が認められる（矢印）．なお，内側翼突筋筋膜は肥厚し，T2強調像で高信号を示し，造影像では造影されている（矢頭）．

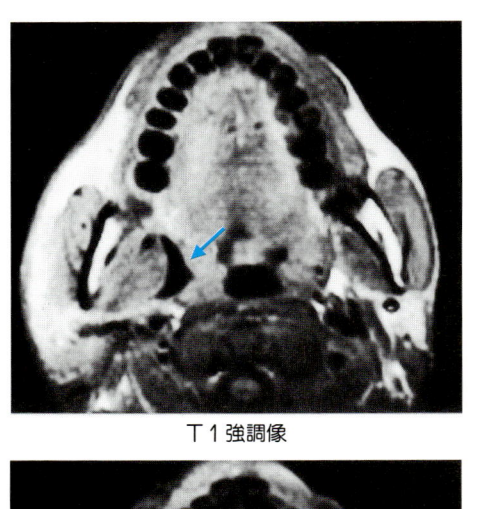

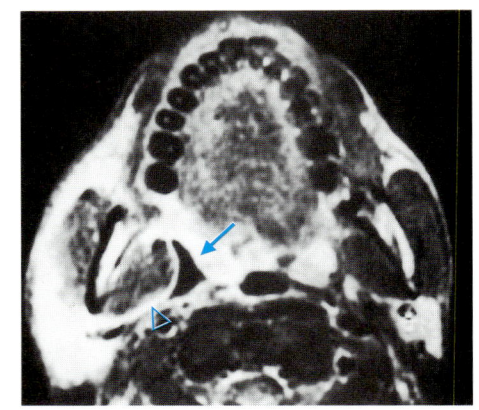

T1強調像

T2強調像

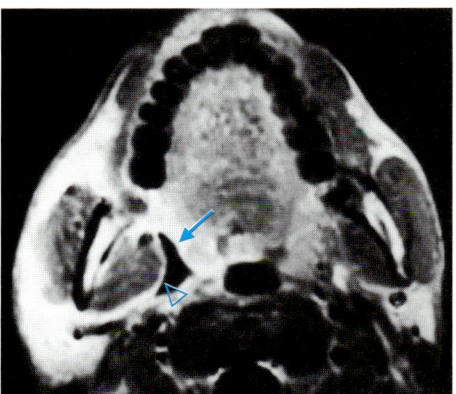

造影像

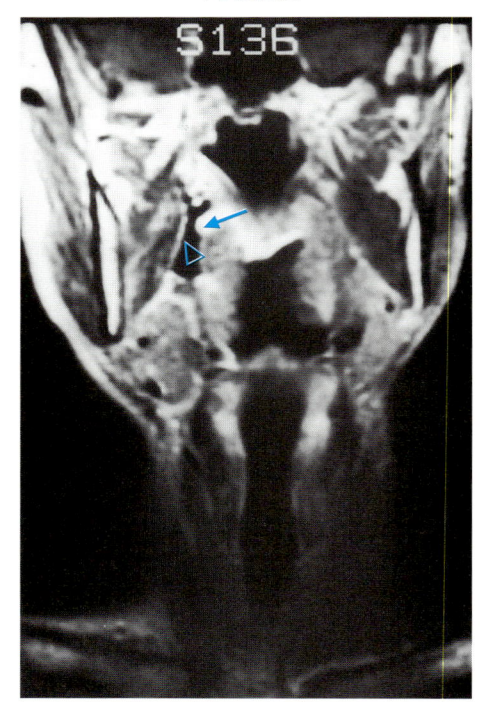

造影像（冠状断）

MRI 診断のポイント

1. ガスの貯留は，T1強調像，T2強調像ともに無信号に描出される．
2. 炎症が波及した筋肉は腫大し，T2強調像で高信号となるが，一般的には解剖学的構造は保たれている．
3. 炎症罹患部位の筋膜が肥厚し，造影効果を受ける．
4. 皮膚の肥厚，血管の拡張などが認められることがある．

Memo

上顎洞炎
Maxillary sinusitis

　上顎洞炎には，鼻炎，上気道感染症に継発する鼻性上顎洞炎と，歯ならびに歯周組織から炎症が波及したと考えられる歯性上顎洞炎がある．一般的には，鼻性上顎洞炎は両側性に，歯性上顎洞炎は片側性に発症することが多いとされている．歯性上顎洞炎では，原因歯の検索が治療を行う際に必須である．原因歯としては，根尖が最も洞底に近接している第一大臼歯が多く，第二大臼歯，第二小臼歯の順に多い．画像診断の役割としては，パノラマX線写真や口内法X線写真による原因歯の同定，ならびにX線CT，MRIによる腫瘍性疾患との鑑別，炎症波及範囲の観察を行う．

症例1　73歳，女性
〈主　訴〉左側上顎領域の違和感．

MRI診断　左側上顎洞はT1強調像で筋組織とほぼ等信号の低信号，T2強調像で周囲の一層が高信号を示し，内部は中間信号を示している．内部性状はT1強調像，T2強調像ともに比較的不均一である．造影像で周囲の一層が強い造影効果を受け（矢印），内部に造影効果は認められない（*）．

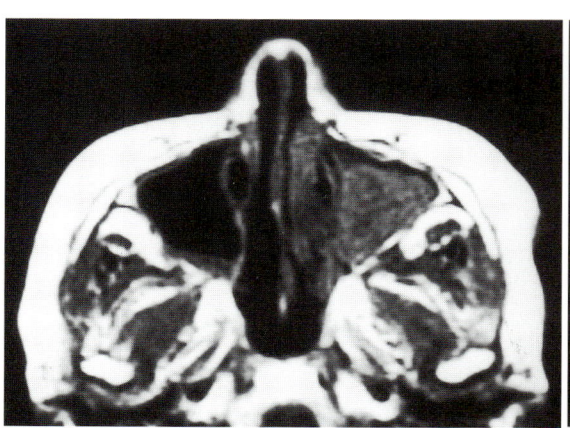

T1強調像 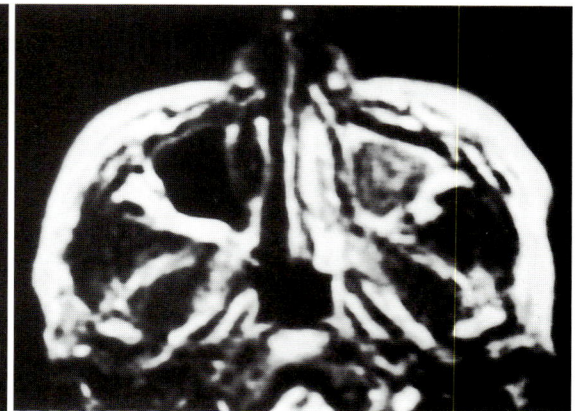　　　　T2強調像

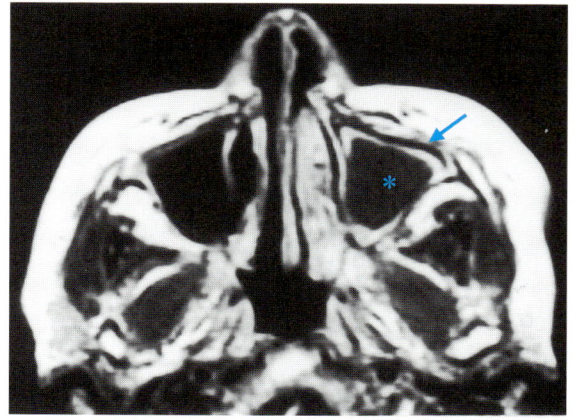

造影像

症例2　30歳，男性
〈主　訴〉右側上顎臼歯部違和感
〈現病歴〉某歯科医院で根尖性歯周炎と診断され，左側第一大臼歯の抜歯処置を受けた際，上顎洞への穿孔を認め受診した．

MRI 診断　両側上顎洞ともに，洞粘膜の肥厚が認められる．洞粘膜はＴ1強調像で低信号，Ｔ2強調像で高信号を示している．とくに，左側上顎洞底部の粘膜には著しい肥厚が認められる（矢印）．両側ともに液状成分の貯留は認められない．

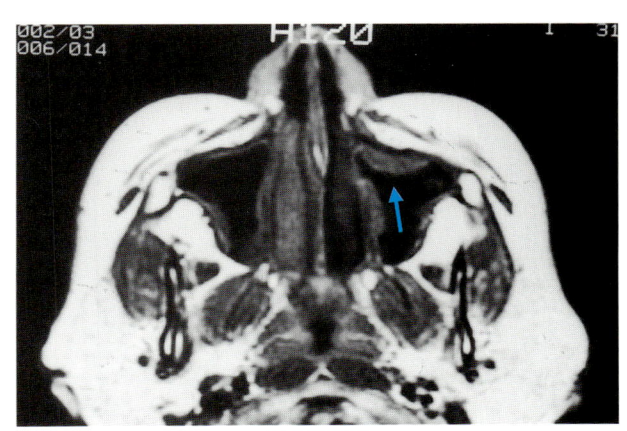

Ｔ1強調像

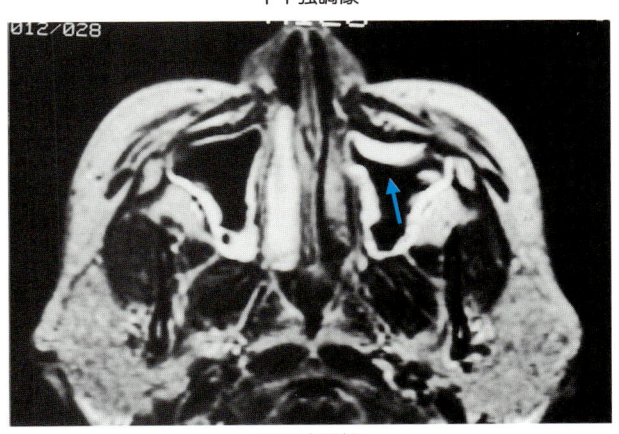

Ｔ1強調像（冠状断）

Ｔ2強調像

MRI 診断のポイント

1. 健常上顎洞粘膜は，Ｔ1強調像，Ｔ2強調像，造影像ともに描出されない．描出される場合には何らかの病的変化が認められる．
2. 炎症性に肥厚した上顎洞粘膜はＴ1強調像で低信号，Ｔ2強調像で高信号，造影像では造影効果が認められる．
3. 内部の液状成分はその性状によって，さまざまな信号強度を示す．
4. 悪性腫瘍が潜在していることがあるので，充実性の腫瘤性病変がないか注意深く観察する．

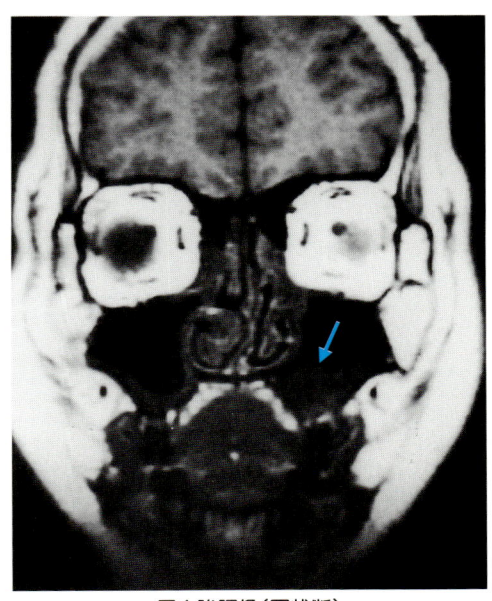

炎症性疾患

扁桃周囲膿瘍
Peritonsillar abscess

扁桃周囲膿瘍は，口蓋扁桃の炎症が扁桃被膜と上咽頭収縮筋の間にある疎性結合組織に波及し膿瘍を形成したものである．開口障害が著しく，詳細な口腔内所見をとるのがむずかしいことがある．多くは耳鼻咽喉科で治療が行われるが，口腔外科臨床においても，咽頭痛，嚥下痛，開口障害などを主訴として来院する場合がある．また，歯性感染症が波及して生じることもある．

症例

34歳，女性
〈主　訴〉嚥下痛ならびに開口障害．
〈現　症〉全身倦怠感，発熱などが認められた．開口障害が認められ，口腔内の精査は困難であった．

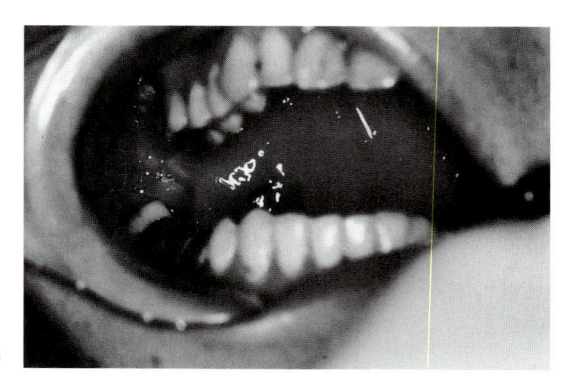

（カラー口絵3参照）

単純X線所見　とくに異常所見は認められなかった．

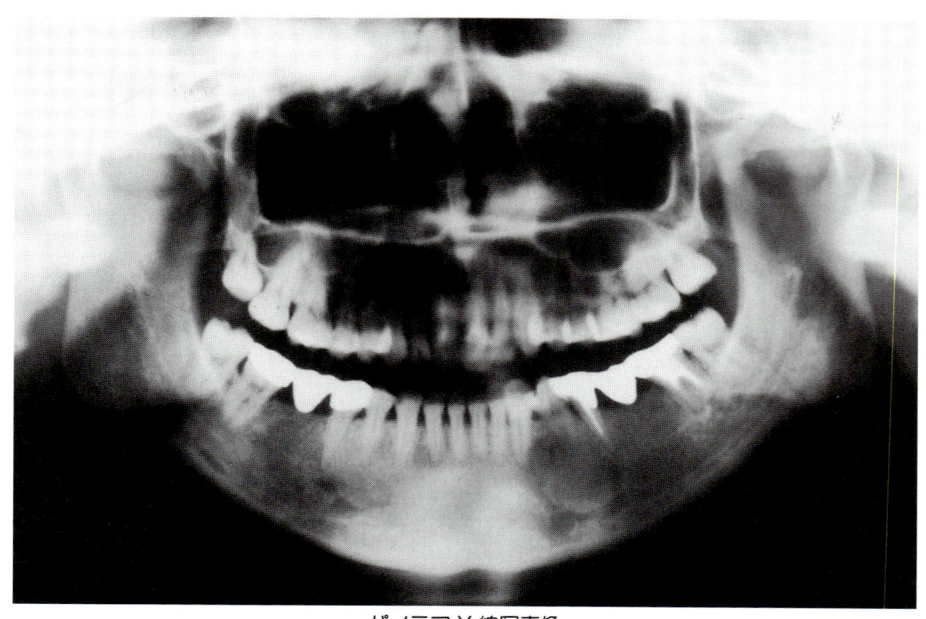

パノラマX線写真像

MRI 診断　右側咽頭側壁に T1 強調像で中間から低信号，T2 強調像で高信号を示し，周囲組織と比較的境界明瞭な病変が認められる．病変中央部は T1 強調像で周辺部と比較し，やや低信号を示しており，膿瘍の形成を示している（矢印）．

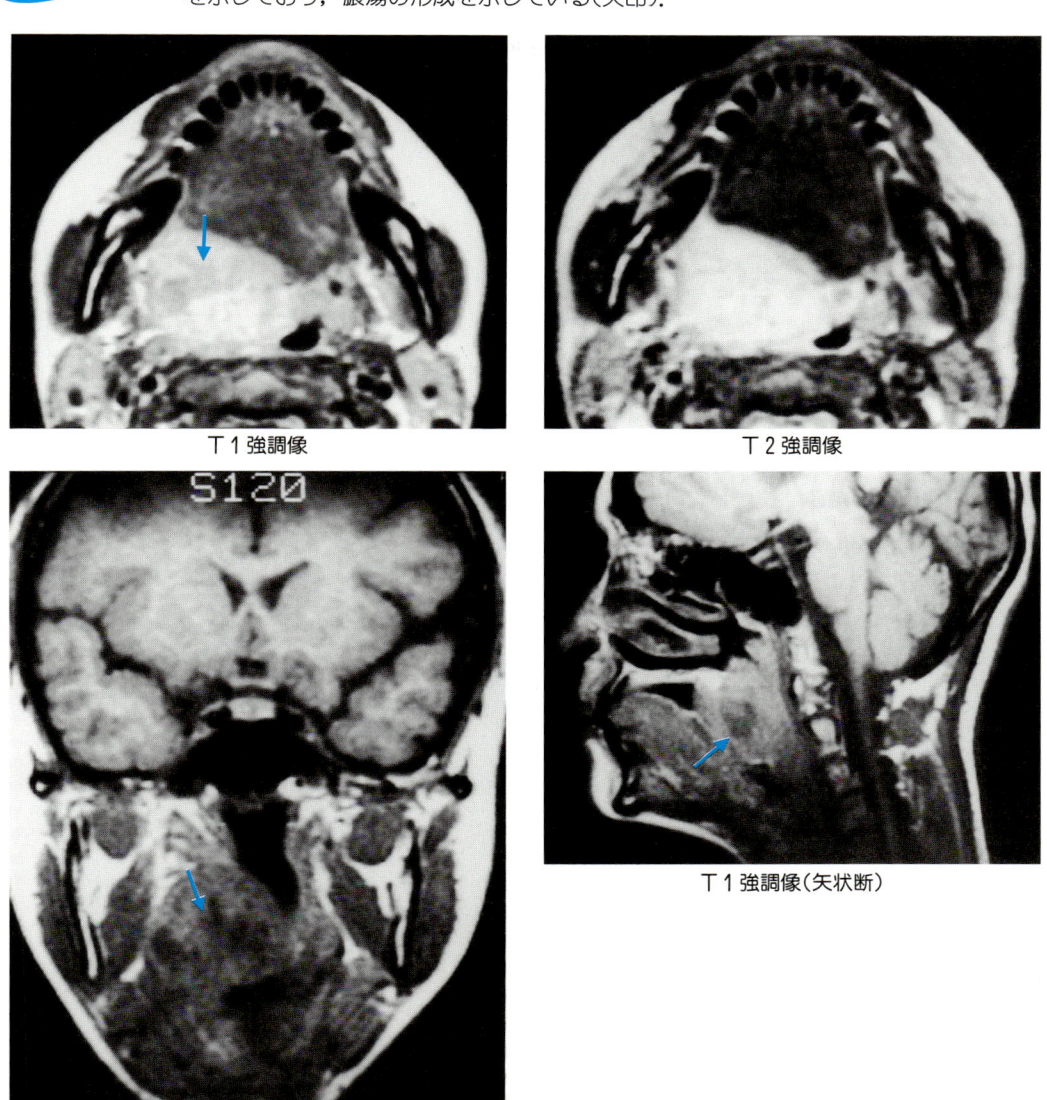

T1 強調像

T2 強調像

T1 強調像（冠状断）

T1 強調像（矢状断）

MRI 診断のポイント

1. 開口障害が著しく，口腔内の観察が困難である場合に MRI はきわめて有益な情報を与える．
2. 一般的に膿瘍の描出は造影 CT が優れるとされているが，MRI では T1 強調像による膿瘍形成の確認が可能である．
3. 筋膜隙の解剖をふまえて観察を行う．
4. とくに，冠状断像，矢状断像の観察によって 3 次元的な病変の拡がりを観察する．

下顎骨骨髄炎
Osteomyelitis of mandible

顎骨骨髄炎は，抗菌剤の開発によって発生頻度は減少したものの，今なお顎口腔領域における難治性疾患の1つであり，多くは下顎骨に発症する．単純X線写真では，その病期により，いわゆる虫喰い状，斑紋状の所見を示す．MRIでは，骨髄内の病変の拡がり，膿瘍形成の有無などが診断のポイントとなる．

症例 63歳，女性
〈主 訴〉左側下顎部の有痛性腫脹．
〈現 症〉数年前から，腫脹ならびに疼痛を繰り返している．なお，オトガイ神経支配領域に知覚異常は認められなかった．

単純X線所見 左側下顎前歯部から骨体部に不規則な骨吸収像を認め，一部に下顎下縁皮質骨の破壊像が認められる（矢印）．

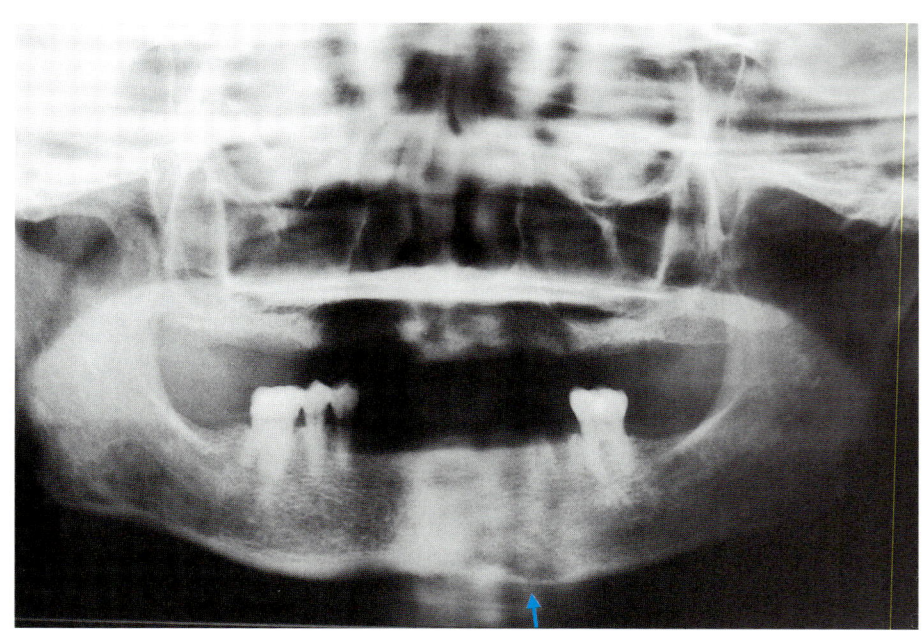

パノラマX線写真像

X線CT所見 左側下顎骨体部の骨梁構造は乱れており，頬側皮質骨の吸収像が認められる．

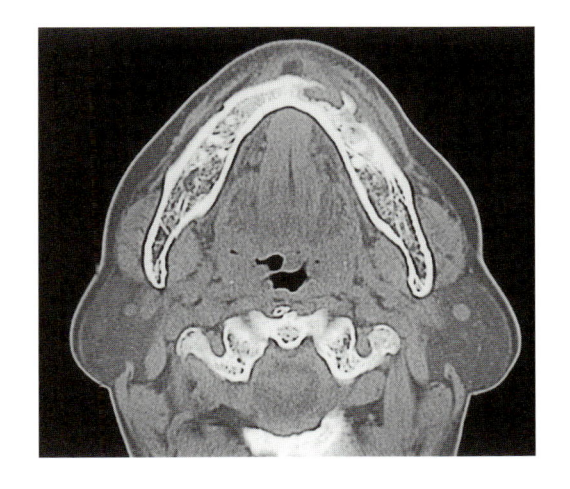

MRI診断 左側下顎骨体部の骨髄はT1強調像で低信号を示し，T2強調像で骨髄と同程度の高信号を示している．病変の進展範囲は，単純X線所見ならびにX線CT所見と比較すると広範囲に描出されている．犬歯相当部には膿瘍形成が認められる（矢頭）．

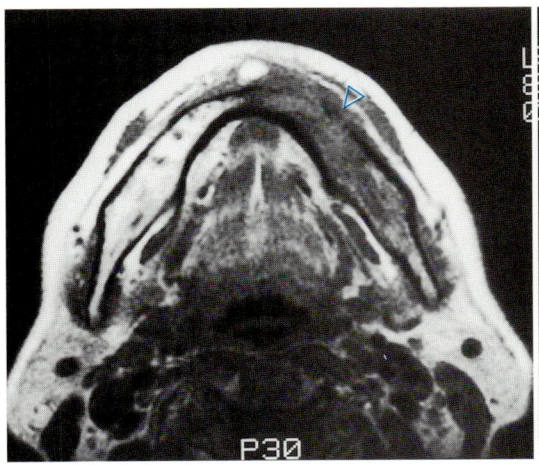

T1強調像 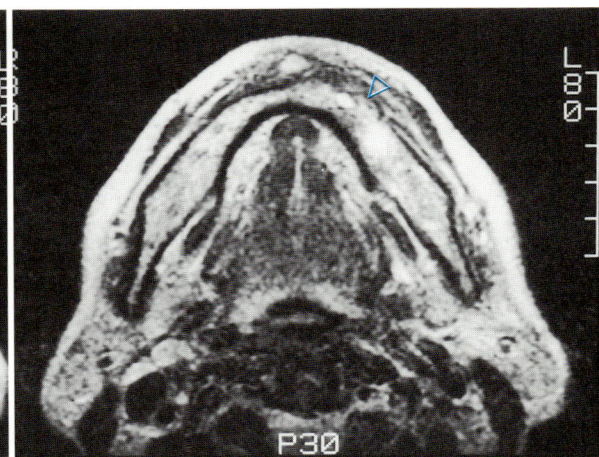　　　　　　　　　　　T2強調像

MRI診断のポイント

1. 成人の骨髄組織はT1強調像，T2強調像ともに高信号を示す．下顎骨，とくに，臼歯部，上行枝部，関節突起部では骨髄の高信号が明瞭に描出される傾向がある．
2. 金属補綴物によるアーチファクトの影響を考慮したうえで診断する必要がある．
3. アーチファクトの影響を考慮したうえで，T1強調像で骨髄組織の信号強度の変化を観察する．すなわち，炎症罹患部位の骨髄は低信号を示すが，実際の罹患部位よりも広範囲に描出される傾向が認められることに注意する．
4. 顎骨内での膿瘍形成は，T1強調像で低信号，T2強調像で高信号，造影像では造影効果が認められない比較的内部が均一な領域として描出される．

Memo

2 腫瘍性疾患

腫瘍性疾患における MRI 診断法

　顎口腔領域において MRI が撮像される疾患の多くは腫瘍性疾患である．良性腫瘍では，顎骨に特有な歯原性腫瘍に加え，さまざまな軟組織原発の腫瘍が生じる．一方，悪性腫瘍の多くは口腔粘膜原発の扁平上皮癌であるが，悪性歯原性腫瘍ならびにさまざまな肉腫の発生もみられる．原発巣の画像診断では，①局在診断，②進展度診断，③良性，悪性の鑑別を含めた質的診断が試みられている．すなわち，①，②に関しては，MRI は 3 次元的な撮像が可能なこともあり，きわめて有用な画像診断法であるとされている．一方，③に関しては，造影像や各種撮像法の組み合わせによってある程度の予測は可能と考えられるが，明確に良性，悪性を鑑別することはできない．

　歯肉ならびに顎骨に関連した腫瘍の画像診断には，パノラマ X 線写真や口内法 X 線写真をはじめとする単純 X 線写真が基本である．さらに，骨の破壊の有無の検査には X 線 CT が有益である．MRI では骨髄の変化に関して T1 強調像がきわめて鋭敏であるが，皮質骨の破壊に関しては X 線 CT に劣る．一方，軟組織原発腫瘍の診断の際には，X 線 CT では腫瘍の描出は可能であるが，軟組織分解能に優れた MRI が第一選択となる．

　腫瘍性疾患が疑われる症例の MRI による原発巣の観察は次の手順で行う．

病変存在部位の観察

　顎骨ならびに上顎洞との関連性，筋膜隙の解剖をふまえての局在診断（軸位断に加え，冠状断，矢状断を併せ観察することによって局在診断ならびに進展度診断が容易となる）．

T1 強調像ならびに T2 強調像による信号強度の観察

　一般的に腫瘍性疾患においては T1 強調像で低信号（筋組織とほぼ等信号），T2 強調像で中間信号から高信号を示す（脂肪腫など一部の特徴的な信号強度を示す疾患を除き特徴的な信号強度を示す疾患はない）．しかしながら，T2 強調像で高信号を示す病変は良性腫瘍である場合が多く，中間信号を示す病変は悪性腫瘍の可能性があり，注意が必要である．

周囲組織との境界性状の観察

　一般的には，境界が明瞭なものや被膜が認められる腫瘍は良性腫瘍である確率が高い．逆に，周囲組織との境界が不明瞭あるいは不鮮明なものは悪性腫瘍である確率が高い．しかしながら，腫瘍周囲の 2 次的炎症，浮腫の存在などによって修飾を受け，境界が不明瞭な良性腫瘍や，悪性腫瘍においても比較的境界が明瞭に描出される症例も多く認められる．

内部性状の観察

　軟組織分解能に優れた MRI が最も有益な情報を与える．病変内部に存在する壊死巣，出血巣，隔壁構造，分葉構造をはじめ，脂肪成分，骨，粘液腫様部分などの存在，小嚢胞ならびに液面形成の有無など，割面で確認できるさまざまな内部構造が画像に反映される．病巣内の壊死巣の存在，出血巣の存在は，一般的には悪性腫瘍において認められることが多いので注意が必要である．

　単純造影像では，基本的に造影前 T 1 強調像ならびに T 2 強調像の観察の手順と同様であるが，充実性病変と嚢胞性病変の鑑別や，内部の均一性（造影効果の病変内分布）について観察を行う．

◆造影後 T 1 強調像の観察◆　　腫瘍性疾患が疑われる場合には経時的な造影効果の観察が可能な dynamic MRI の撮像を追加することが望ましい．dynamic MRI は，腫瘍への血行動態の予測が可能になるとされている．一般的に，急速な造影効果を示すものは悪性腫瘍，緩徐な造影効果を示すものは良性腫瘍であることが多い．

◆ MRI における口腔癌の頸部リンパ節転移の観察◆　　原発巣の観察には，上記のように MRI によって，きわめて有益な情報を得ることができる．一方，リンパ節の診断は，現時点においては MRI と比較し超音波ならびに X 線 CT が優れている．MRI 独自の転移の有無の診断基準はまだ提唱されておらず，X 線 CT の基準を準用しているのが現状である（頸部リンパ節転移，p. 114 参照）．

A. 良性歯原性腫瘍

● エナメル上皮腫 ●
Ameloblastoma

　エナメル上皮腫は，WHO分類では歯原上皮からなり，間葉成分を有していない良性腫瘍に分類されている．実質が歯胚の上皮成分，とくに，エナメル器に類似し，しばしば大小の囊胞を形成することを特徴とする歯原性腫瘍である．20～30歳台に好発し，下顎臼歯部から下顎角部，とくに，智歯部に多い．臨床的には，初期は無症状，発育は緩慢であり，腫瘍の増大に伴い顎骨や頰部の膨隆を起こす．画像診断学的には，境界明瞭な多房性透過像であり，いわゆる石ケン泡状の構造，弧線状あるいはホタテ貝状の辺縁を示す．一般的に，皮質骨の破壊像は認められず，病巣周辺の歯根吸収が認められる場合や埋伏歯を含有していることがある．

症例1

32歳，女性
〈主　訴〉右側下顎部の無痛性腫脹．
〈臨床所見〉右側第一大臼歯遠心の歯槽部に骨膨隆が認められた．オトガイ神経支配領域に知覚異常は認められない．
〈病理組織学的診断〉エナメル上皮腫．

単純X線所見　右側下顎大臼歯相当部に境界明瞭な多房性X線透過像が認められる（矢印）．

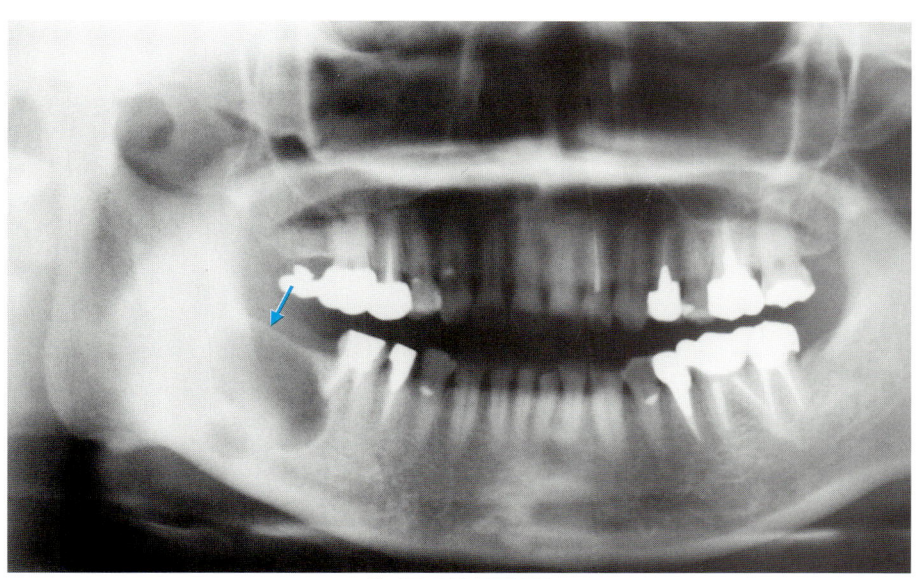

パノラマX線写真像

X線CT所見

右側下顎臼歯部に境界明瞭，多房性の soft tissue density mass が認められる（*）．病変は骨膨脹性の発育様式を示し，とくに，舌側皮質骨の膨隆ならびに菲薄化が認められる．

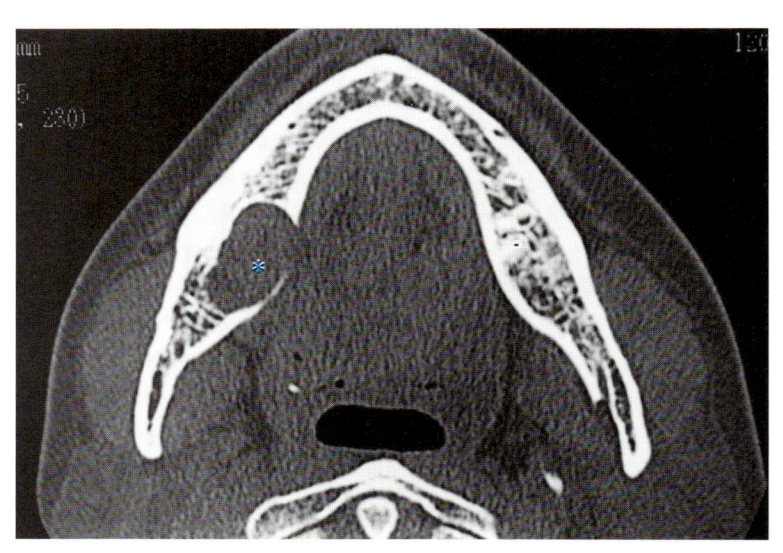

MRI 診断

右側下顎臼歯部に，T1強調像で中間信号，T2強調像で高信号を示す病変が認められる（矢印）．病変と周囲組織との境界は明瞭に描出されている．内部性状は，T1強調像，T2強調像ともに不均一である．dynamic MRI では，腫瘍辺縁域が早期から強い造影効果を受けており，さらに，病変内部にも強い造影効果を受ける領域（矢頭）が存在している．

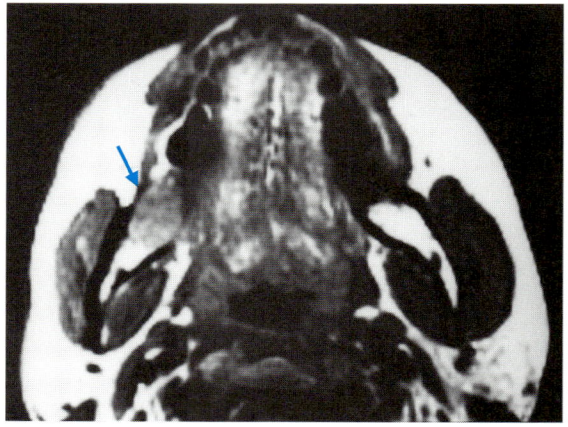

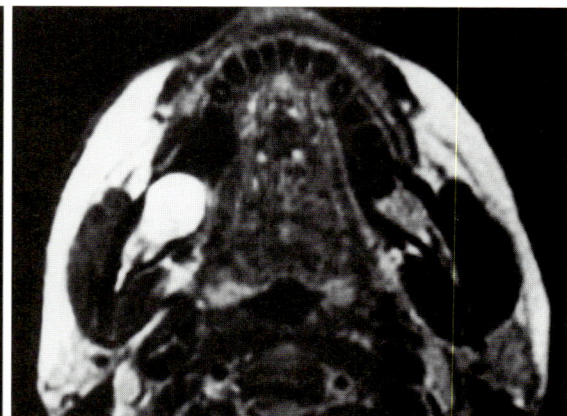

T1強調像　　　　　　　　　　T2強調像

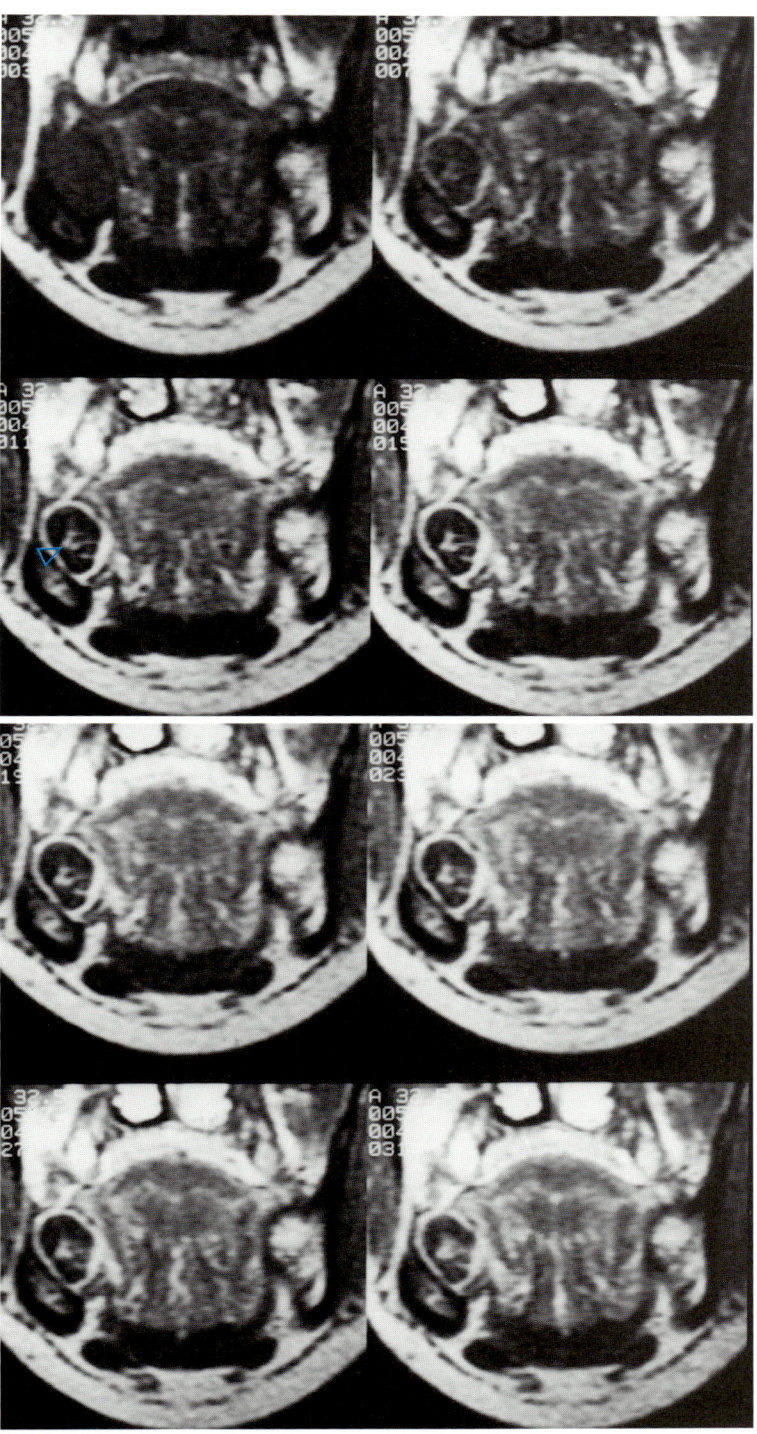

dynamic MRI（冠状断）

症例2　41歳，女性
〈既往歴〉1年6か月前，左側下顎臼歯部腫瘍と診断され腫瘍摘出術が行われた．
〈病理組織学的診断〉エナメル上皮腫．
〈臨床所見〉開口障害を認め，再発が疑われた．

MRI 診断

T1強調像で左側咀嚼筋間隙の筋群（咬筋，翼突筋）に腫大が認められる．また，側頭下窩の脂肪層の消失が認められる．T2強調像では左側咀嚼筋間隙は著しい高信号を示す大小さまざまな類円形の領域が多数描出されている（矢印）．造影像では不均一に造影効果を受け，内部に rim enhancement を示す類楕円形の領域が認められる（矢印）．

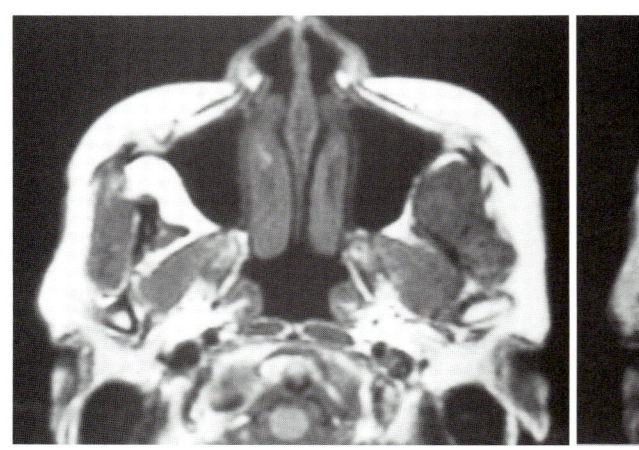

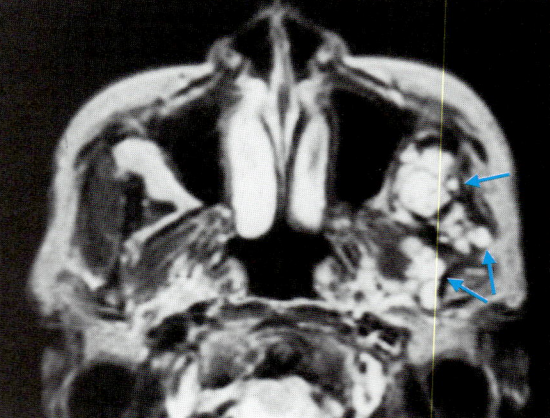

T1強調像

T2強調像

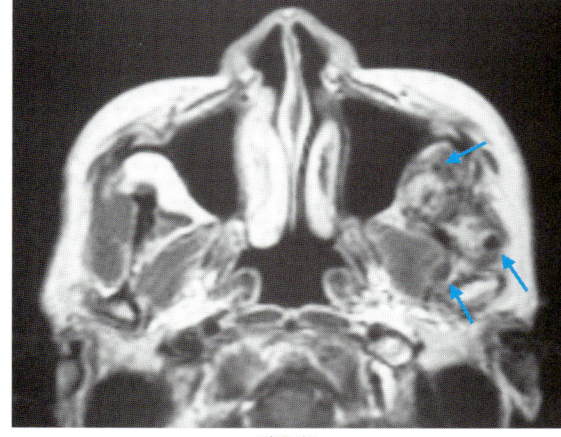

造影像

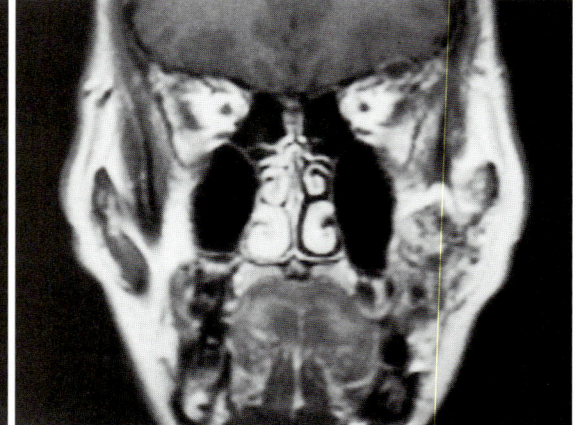

造影像（冠状断）

MRI 診断のポイント

1. 囊胞形成の程度によって，MRI 上では一見囊胞性疾患との鑑別が困難な場合がある．
2. 病変の境界は明瞭である．
3. 皮質骨の変化を MRI によって捉えることは困難である．
4. 小囊胞を形成している症例では，囊胞の液状成分が T2強調像で著しい高信号を示し，点状または類円形の高信号領域が散在して認められる．

石灰化歯原性囊胞
Calcifying odontogenic cyst

　石灰化歯原性囊胞は，WHOの歯原性腫瘍の分類(1992)では，歯原上皮からなり，間葉成分を伴う良性腫瘍に分類されている．本腫瘍のなかには，腫瘍性の浸潤増殖パターンを示し，おもに充実性の病変や，複雑性ならびに集合性歯牙腫を伴うものもある．さらに，まれに再発や同部位に悪性腫瘍が発生した症例が報告されている．画像診断学的には，パノラマX線写真ならびに単純X線写真ではX線透過性と不透過性が混在する境界明瞭な混在性病変として位置づけられている．

症例　23歳，女性
〈主　訴〉左側頰部の無痛性腫脹．
〈臨床所見〉左側頰部にびまん性腫脹を認め，口腔内では，左側上顎前歯部から大臼歯部の頰側ならびに口蓋側に膨隆が認められた．

単純X線所見　左側上顎部に境界明瞭な単房性の囊胞様X線透過像が認められる．また，内部には散在性に砂状の不透過像ならびに埋伏歯が認められる（矢印）．

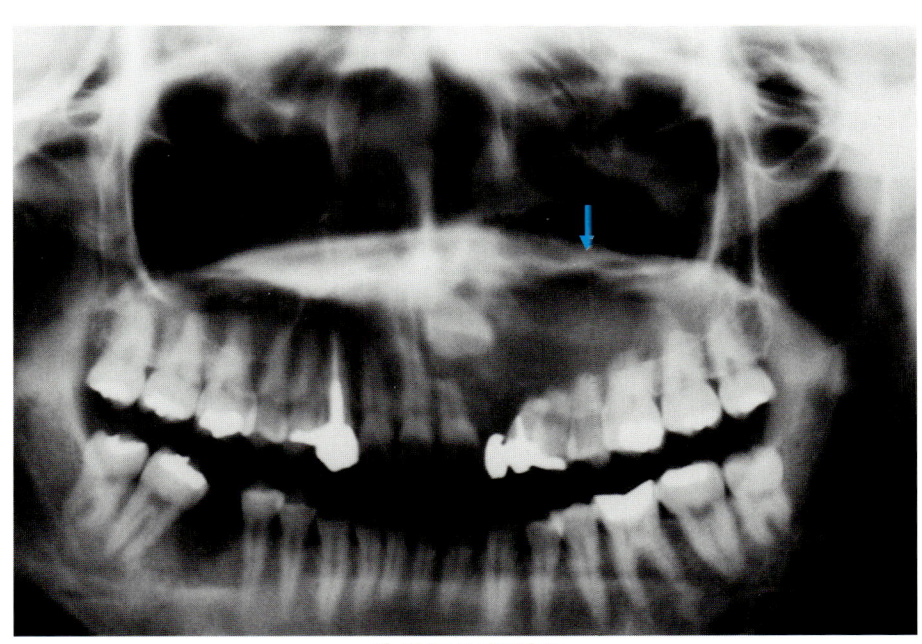

パノラマX線写真像

X線CT所見

左側上顎歯槽突起部から上顎洞領域にかけて境界明瞭，単房性，液面形成を示す病変が認められる（矢印）．さらに，壁内面に沿って小石灰化物が散在している．

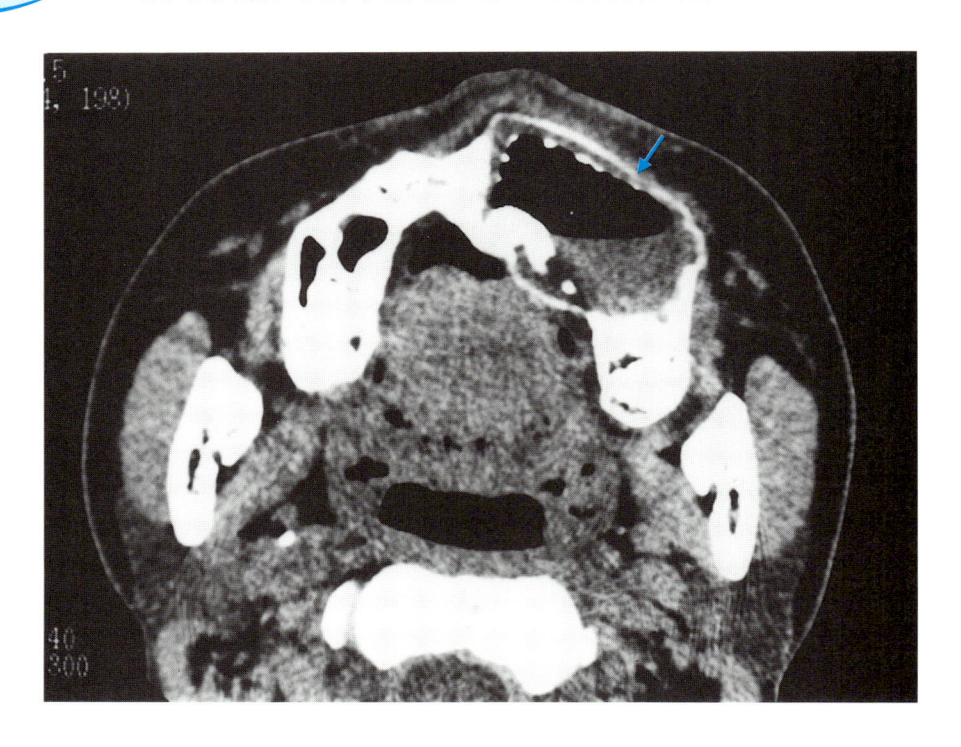

MRI診断

病変は周囲組織と境界明瞭であり，比較的厚い囊胞壁はT1強調像で中間信号，T2強調像で高信号を示している．囊胞内容には液面形成が認められ，T1強調像で囊胞壁よりやや低信号，T2強調像で囊胞壁とほぼ等信号の高信号を示している．パノラマX線写真ならびにX線CTによって認められた小石灰化物は無信号を示し，その存在の確認は可能であるが，ほかのX線写真と比較し不鮮明である．造影後T1強調像では，比較的厚い囊胞壁が比較的強い造影効果を受け，内部に造影効果は認められない（矢印：埋伏歯）．

MRI診断のポイント

1. 内部に液状成分を含む病変であることは液面形成から明らかである．顎口腔領域に生じる囊胞性病変の囊胞内容液はT1強調像で低信号，T2強調像で高信号を示すものが大半である．
2. MRIでは骨によるアーチファクトの影響がないため，X線CTと比較し囊胞内容液は均一に描出される．
3. 石灰化歯原性囊胞の囊胞壁は比較的厚い．
4. 石灰化物はT1強調像，T2強調像ともに無信号を示すが，その検出はX線CTならびに単純X線に劣る．
5. 病変の辺縁域，すなわち，囊胞壁に相当する部位のみが造影効果を受け，病変中心部，すなわち，内容液に相当する領域には造影効果が認められないことから囊胞性疾患であるとの質的診断がある程度可能である．

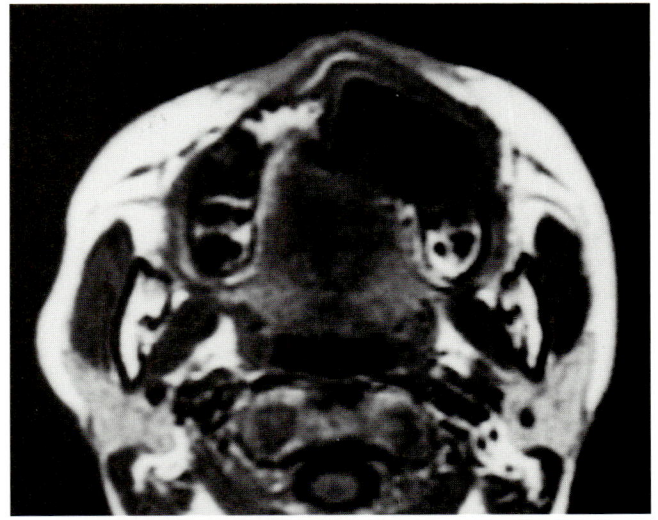

T1強調像

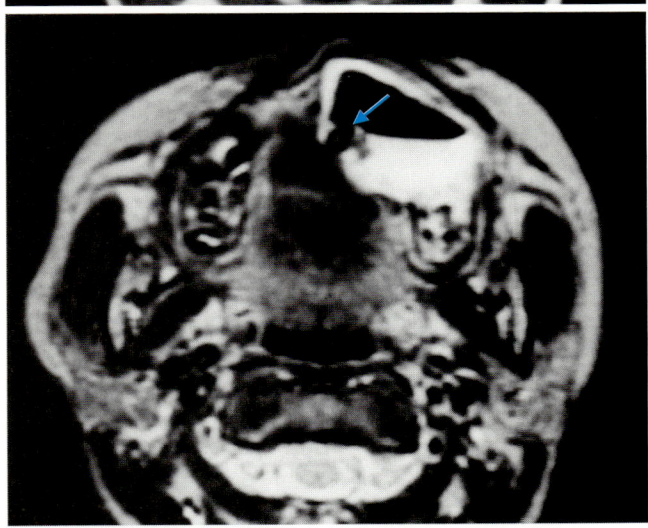

T2強調像

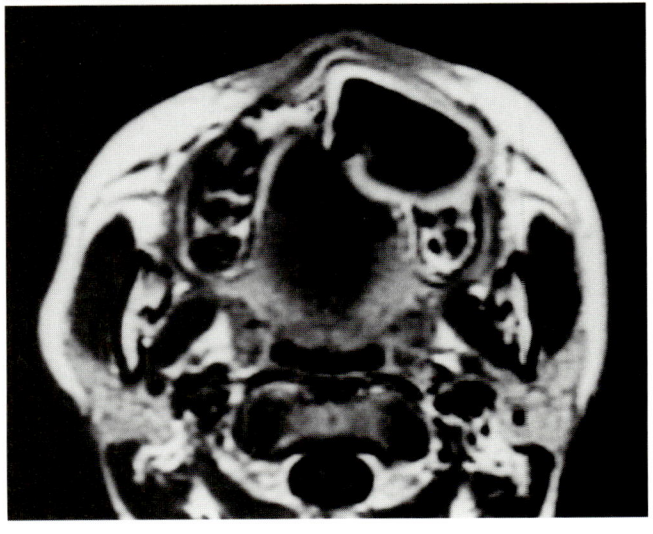

造影像

75

腫瘍性疾患

● 歯原性粘液腫 ●
Odontogenic myxoma

　歯原性粘液腫は，WHO分類では歯原性間葉組織からなる良性腫瘍として分類されている．まれな腫瘍であり，20〜30歳台の下顎臼歯部に好発する．歯の欠損や埋伏歯を伴うことが多い．組織学的には通常みられる粘液腫と変わりはなく，紡錘形および星状の細胞が疎に配列増殖し，間質は粘液水腫性である．画像診断学的には単純X線写真による多房性のX線透過像と，その間に樹枝状の不透過像が認められる（いわゆるテニスラケット様構造）．

症例　27歳，男性
〈主　訴〉下顎前歯部の腫瘤形成．
〈臨床所見〉腫瘤は歯槽部から半球状に認められた．

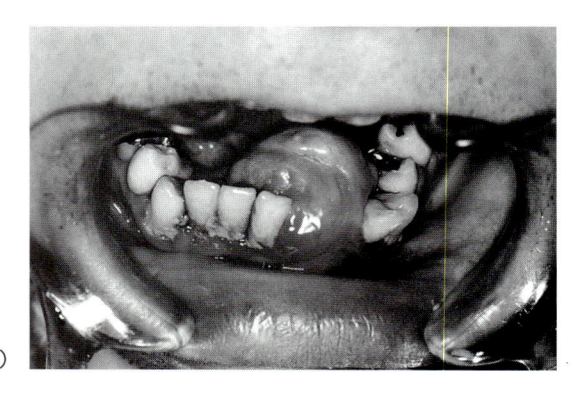

（カラー口絵4参照）

単純X線所見　パノラマX線写真では下顎前歯部にX線透過像が認められる（矢頭）．口内法X線写真ではX線透過性病変内に樹枝状の不透過像が認められる．

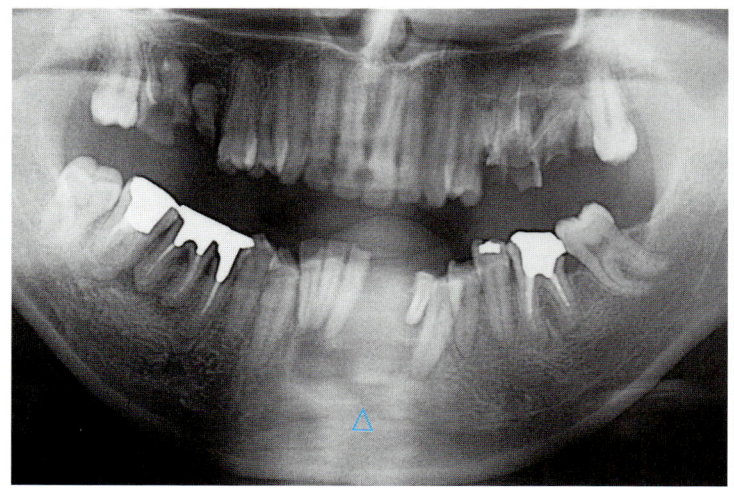

パノラマX線写真像　　　　　口内法X線写真像

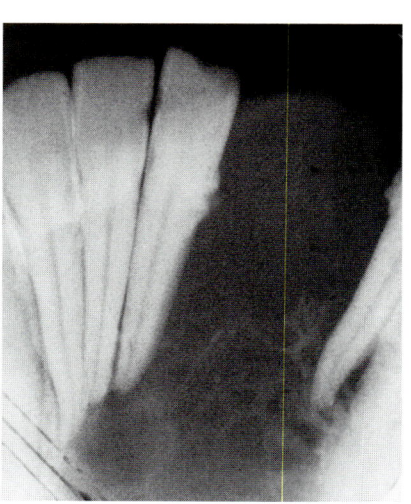

X線CT所見

下顎正中部に比較的境界明瞭，骨膨張性の soft tissue density mass が認められる（矢印）．病変周囲の唇舌側皮質骨は菲薄化している．再構築画像では病変周囲に骨硬化帯が認められるが，病変内部に明らかな隔壁構造は認められない（白矢印）．

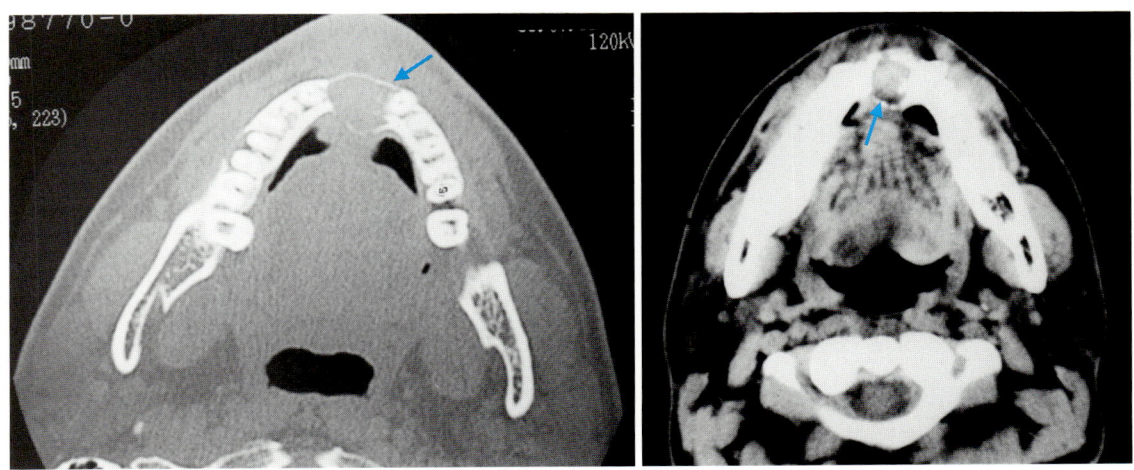

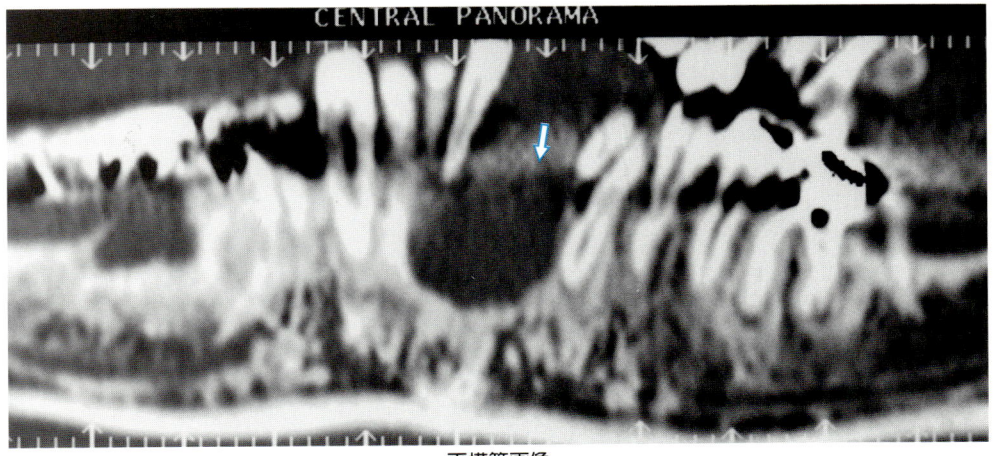

骨レベル 　　　　　　　軟組織レベル

再構築画像

MRI 診断

下顎前歯部に存在する腫瘤はＴ１強調像で筋組織とほぼ等信号の低信号，Ｔ２強調像で皮下脂肪とほぼ等信号の中間信号を示している．内部性状はＴ１強調像で比較的均一，Ｔ２強調像でやや不均一である．周囲との境界は明瞭である（矢印：腫瘍）．

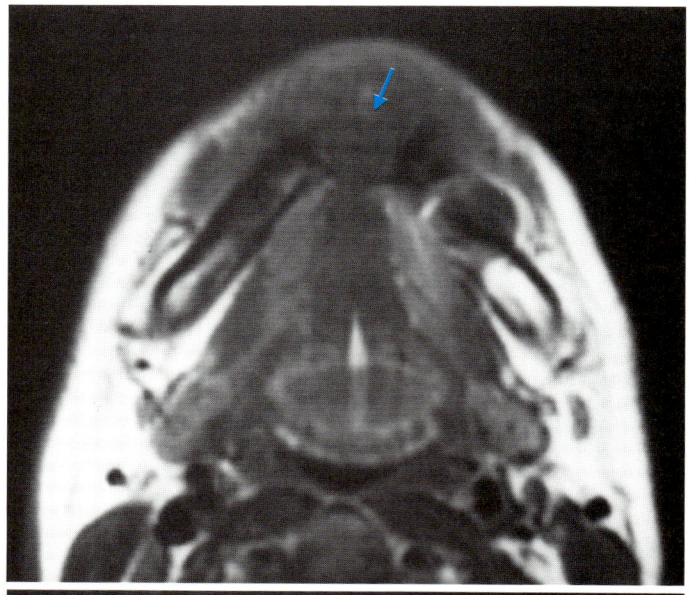

Ｔ１強調像

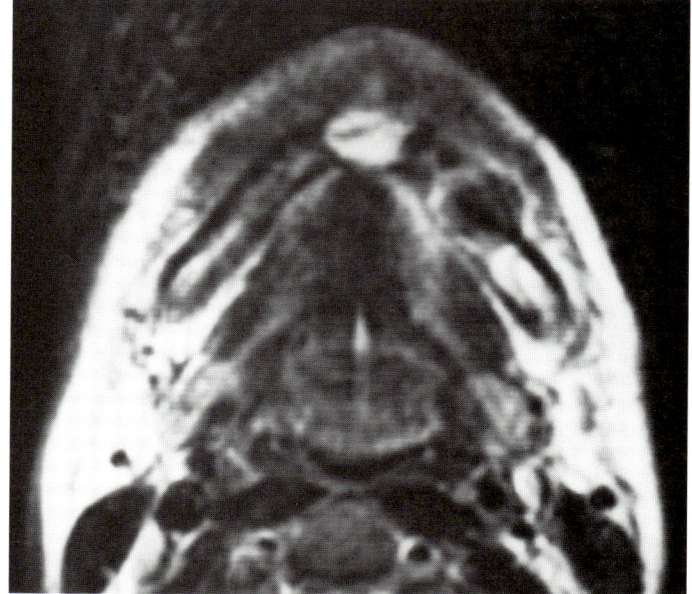

Ｔ２強調像

MRI 診断のポイント

1. 粘液基質は，Ｔ１強調像で著しい低信号，Ｔ２強調像で著しい高信号を示す．
2. 造影像では不均一な造影パターンを示す．
3. 多くの場合，ほかの顎骨内腫瘍との鑑別は MRI では困難である．

B. 良性非歯原性腫瘍

● セメント質骨形成線維腫 ●
Cemento-ossifying fibroma

　WHO 分類(1992)では，従来のセメント質形成線維腫と化骨性線維腫がセメント質骨形成線維腫として骨原性新生物に一括分類されている．また，その亜型として若年性化骨性線維腫 juvenile ossifying fibroma があげられている．単純 X 線による画像診断学的には，境界明瞭な X 線透過性と不透過性が混在する病変とされている．さらに，X 線透過性によって骨融解期，セメント質形成期，成熟期の 3 期に分類されている．

症　例　50歳，女性
〈主　訴〉左側下顎犬歯部頰側歯肉から歯肉唇移行部にかけての無痛性腫脹．
〈臨床所見〉左側下顎犬歯ならびに第一小臼歯は生活歯であった．

単純 X 線所見　左側下顎犬歯ならびに小臼歯部に比較的境界明瞭な類円形の，内部に X 線不透過像を伴う X 線透過像が認められる(矢印)．

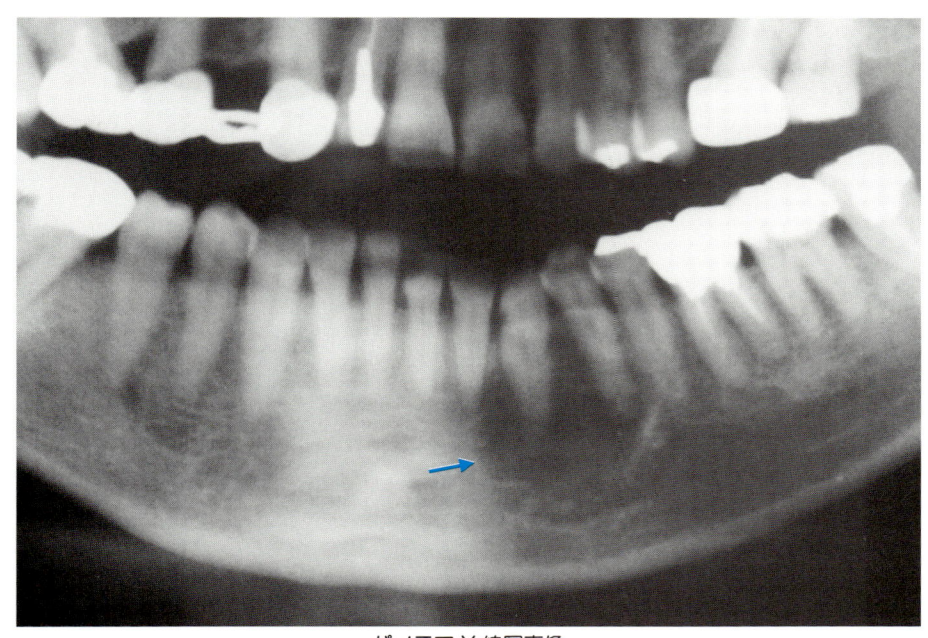

パノラマ X 線写真像

X線CT所見

病変部頬側皮質骨には膨隆性変化が認められ，同部の皮質骨は菲薄化している．一方，舌側皮質骨内面に骨吸収像が認められるが，膨隆性変化は認められない．また，骨内において周囲との境界は明瞭に描出されており，病変は軟組織密度を示しているが，内部に石灰化領域と思われる高密度領域が認められる（矢頭）．

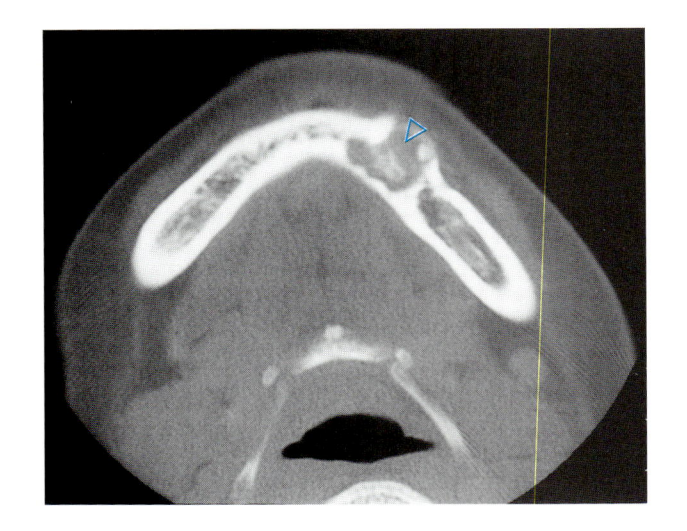

MRI診断

病変はＴ１強調像で筋肉とほぼ等信号の低信号を示し，Ｔ２強調像で高信号を示す領域と低信号から無信号を示す領域（矢印）が混在している．病変と周囲骨髄との境界は明瞭に描出されている．また，下顎骨の舌側皮質骨は無信号を示す帯状の領域として認められ，その連続性は保たれている．

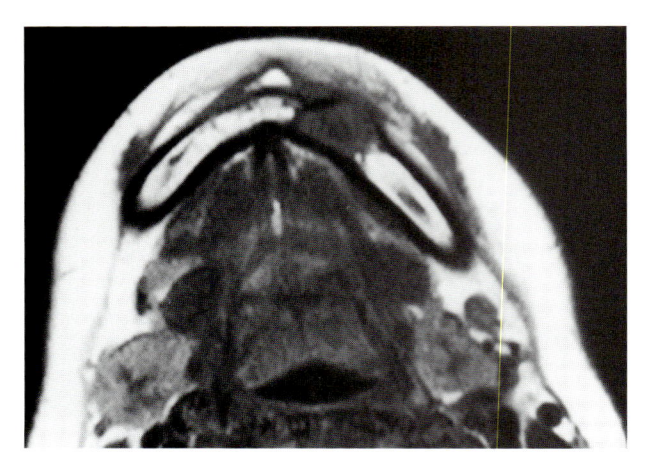

Ｔ１強調像

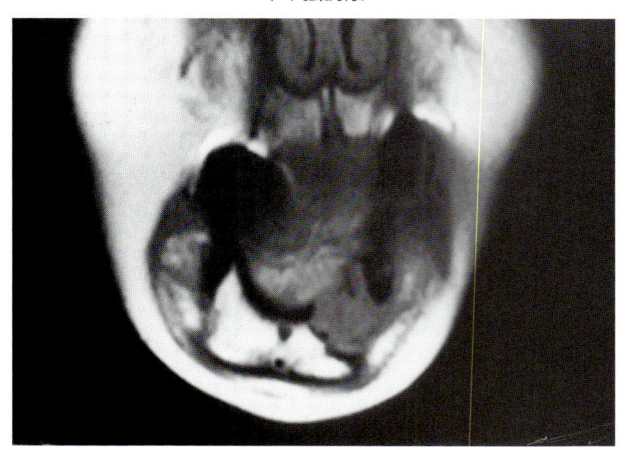

Ｔ１強調像（冠状断）

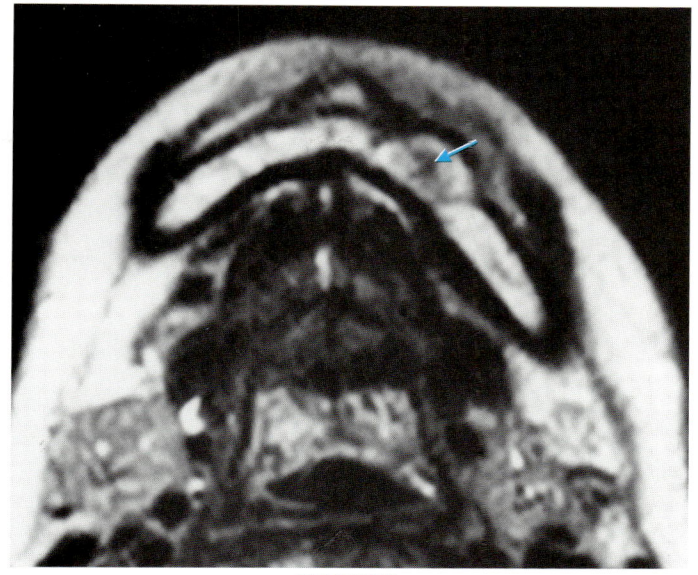

T2強調像

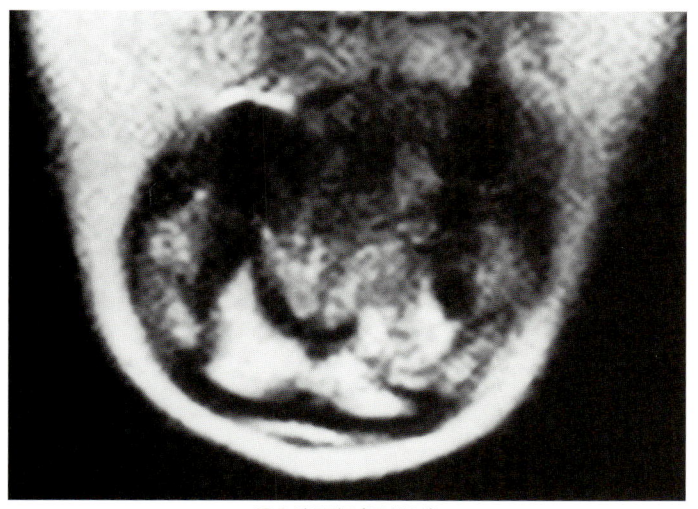

T2強調像(冠状断)

MRI診断のポイント

1. 病変内に存在する石灰化物はT1強調像，T2強調像ともに砂状の無信号域として描出されるが，X線CTと比較すると石灰化物の描出は劣る．
2. 歯槽骨部の骨髄の高信号領域は比較的描出困難であるが，下顎骨体から上行枝部にかけての領域は骨髄による高信号域ならびに皮質骨による無信号域を比較的確認しやすい部位であり，骨髄内における病変の拡がりはT1強調像により比較的容易に観察可能である．
3. 石灰化物含有量により，さまざまな信号強度パターンを示す．

血管腫
Hemangioma

血管腫は良性腫瘍に分類されるが，過誤腫的要素をもつ．口腔内においては，舌，口唇，頬部などが好発部位であり，まれに顎骨中心性に生じる．臨床的には比較的境界明瞭な腫瘤として認められ，弾性軟，圧縮性，勃起性などを示す．静脈石を伴うものもある．病理組織学的には，良性血管内皮腫，毛細血管腫，海綿状血管腫，静脈性血管腫，蔓状血管腫に分類される．

症　例　48歳，男性
〈主　訴〉左側頬粘膜の腫脹．
〈臨床所見〉左側頬粘膜に暗赤色を呈する腫瘤性病変が認められた．
〈病理組織学的診断〉静脈性血管腫．

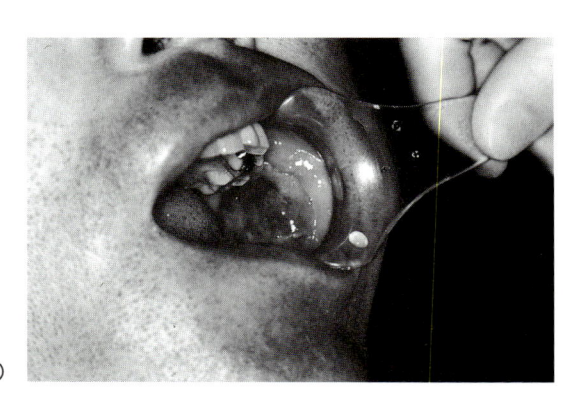

（カラー口絵 5 参照）

MRI 診断　左側頬部間隙にＴ１強調像で低信号，Ｔ２強調像で高信号を示す病変が認められる．内部性状はＴ１強調像で高信号を示す部位が認められ不均一，Ｔ２強調像でも不均一に描出されている．周囲組織との境界は比較的明瞭であり，病変は頬部間隙に限局して認められる．造影像では腫瘍全体が不均一に造影されている．

また，下顎枝前部にＴ２強調像，造影像で無信号を示す部分が認められ（矢印），手術時，同部位に静脈石が認められた．

MRI 診断のポイント

1. 血管腫は各組織型によって MRI 所見が多少異なる．
2. 静脈型血管腫では，遅い流速の蛇行した血管構造が高信号に，蔓状型では速い流速の蛇行した血管構造が無信号に描出される（serpiginous pattern）．
3. 静脈石の描出には単純Ｘ線，Ｘ線 CT のほうが信頼度は高い．
4. 一般的には，dynamic MRI において漸増型で強い造影効果が認められるが，毛細血管型では急速に造影されることが多い．

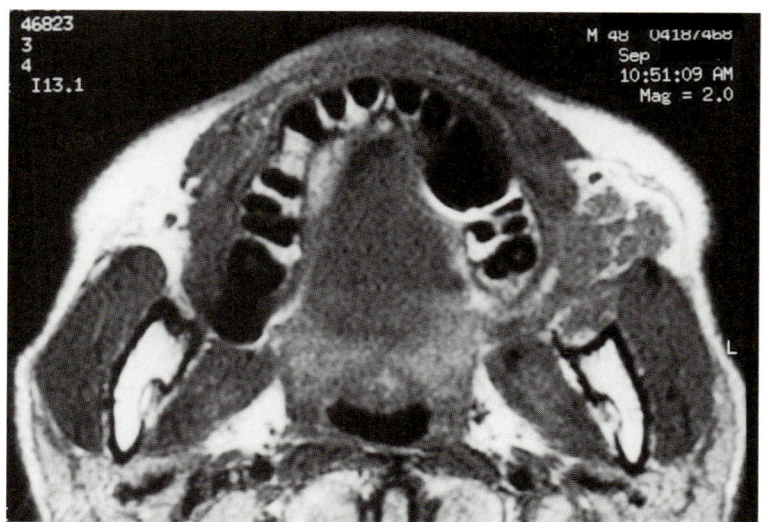

T1強調像

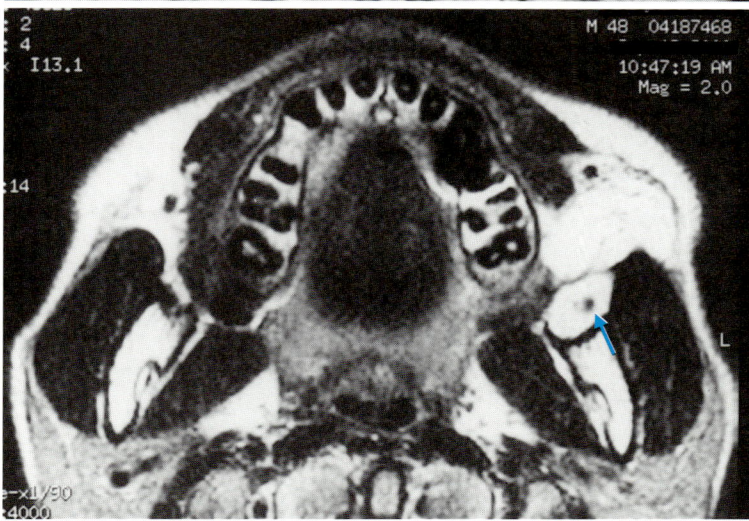

T2強調像

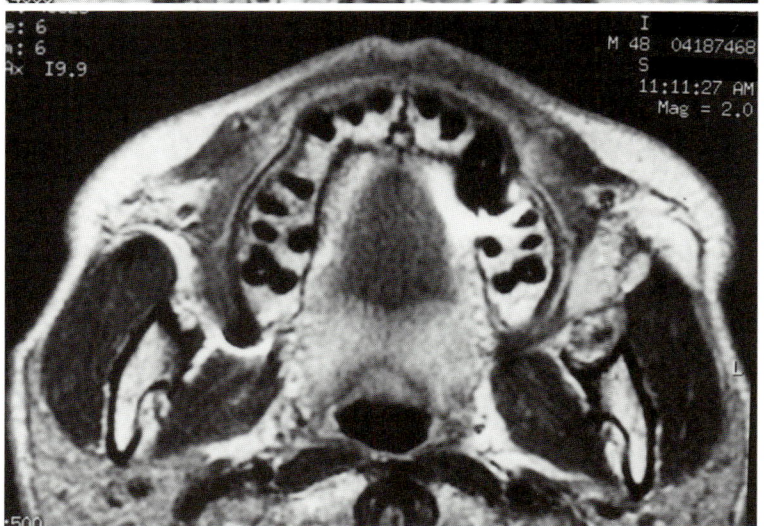

造影像

筋肉内血管腫
Intramuscular hemangioma

血管腫のなかで，横紋筋層内にびまん性に浸潤した増殖を示すものは筋肉内血管腫とよばれ，通常の血管腫と別個の型として取り扱われる．臨床的な特徴として，咬筋内に生じたものは，かみしめ時に勃起性を示す．

症　例　24歳，女性
〈主　訴〉かみしめ時の右側咬筋部の腫瘤形成．

MRI 診断　右側咬筋内にT1強調像で中間信号，T2強調像で著しい高信号を示す不整形の腫瘤性病変を認める（矢印）．T1強調像では，病変は周囲咬筋よりもやや高信号を示しているが，局在はT2強調像でより明瞭である．内部性状はT1強調像で比較的均一であるが，T2強調像で不均一である．dynamic MRI では，比較的早期から強い造影効果が認められる．とくに，病巣中央部で辺縁部と比較し早期に造影効果が認められる（白矢印）．

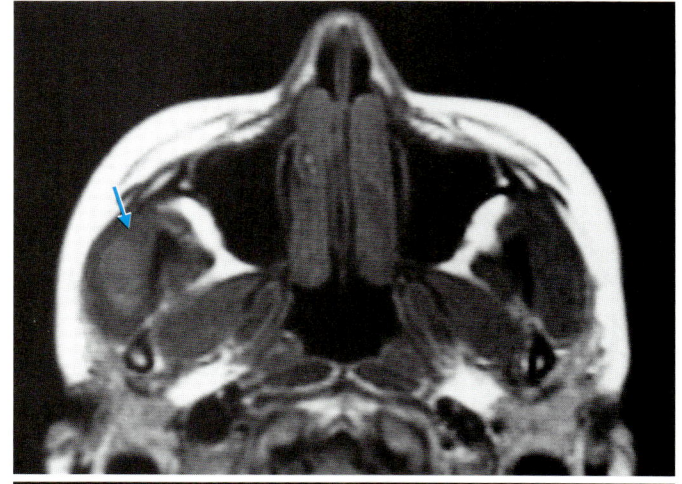

T1強調像

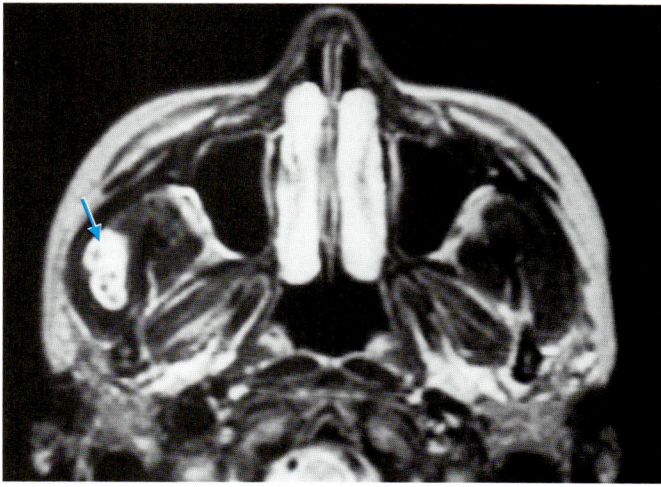

T2強調像

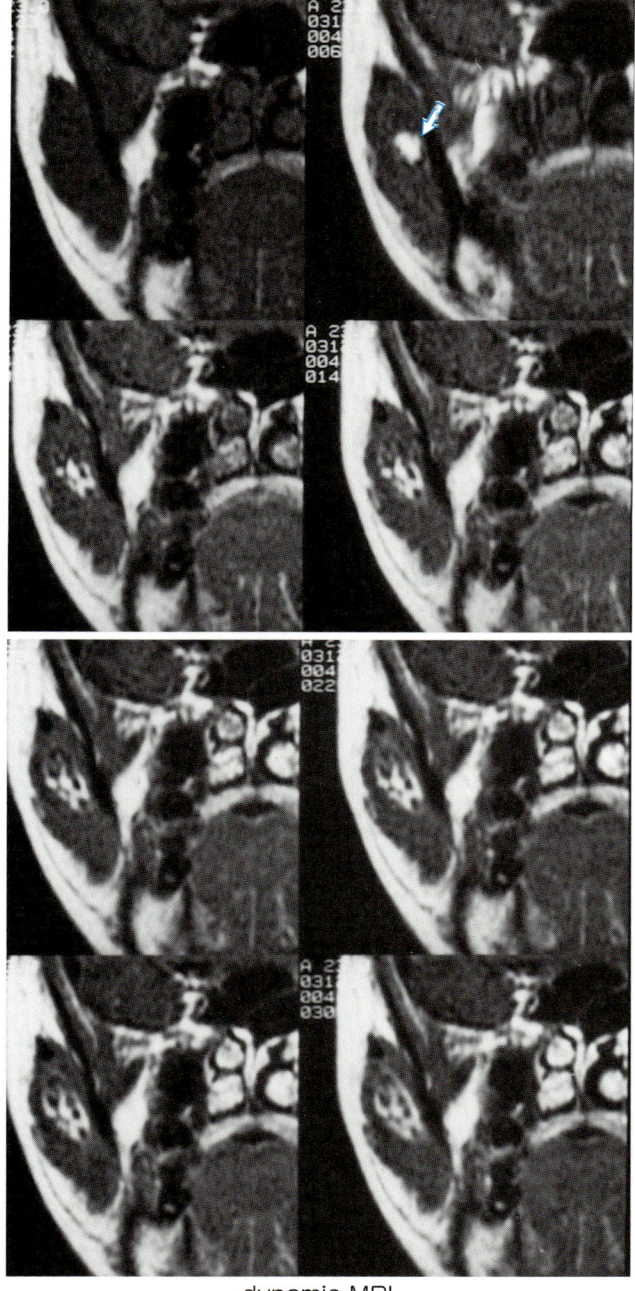

dynamic MRI

> **MRI診断のポイント**
>
> 1．信号強度パターンは基本的に他部位の血管腫と大差はない（Ｔ１強調像で低信号，Ｔ２強調像で高信号）．
> 2．Ｔ１強調像で周囲筋組織とほぼ等信号を示すため，局在の診断にはＴ２強調像，造影像が適する．
> 3．筋肉内血管腫では，Ｔ１強調像で，介在する脂肪組織の影響で高信号を示す部分が認められることがある．

顎骨の線維性骨異形成症
Fibrous dysplasia of jaw bone

　顎骨の線維性骨異形成症は，根尖性セメント質異形成症，開花性セメント質一骨異形成症，ケルビズムとともに良性線維一骨性病変 benign fibro-osseous lesion に分類されている．幼若な骨梁形成を伴う線維性組織によって正常な骨組織が置換される病変である．女性に好発し，単骨性ならびに多骨性がある．顎骨に発生するものはそのほとんどが単骨性である．多骨性線維性骨異形成症で，皮膚のミルクコーヒー斑，女性の性的早熟を伴うものを Albright 症候群という．画像診断学的には，境界がやや不明瞭な X 線透過不透過混合像あるいは不透過像として認められ，すりガラス状，斑紋状を示す．

症例　37歳，男性
〈主　訴〉右側上顎部の違和感．

単純 X 線所見　右側上顎洞領域に境界不明瞭な X 線透過不透過混合像が認められる（矢頭）．上顎骨の外形は保たれている．

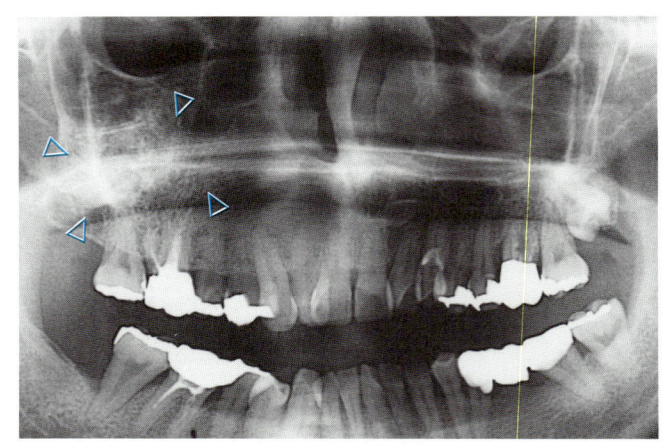

パノラマ X 線写真像

X 線 CT 所見　右側上顎歯槽突起部に明らかな膨隆性変化が認められるが，その外形は保たれており，皮質骨にも菲薄化，欠損ならびに破壊像は認められない．内部は低密度ならびに高密度の部分が混在している．

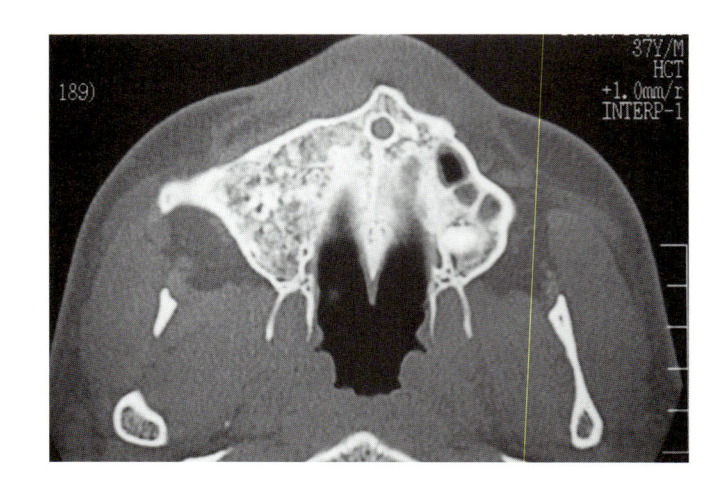

MRI 診断

右側上顎歯槽突起部はＴ1強調像，Ｔ2強調像ともに低信号，高信号が混在している．造影像では辺縁が一層造影されている領域も認められるが，明らかな造影効果は認められない．冠状断造影像では上顎洞は頭側に圧排され，上顎洞底部の粘膜に造影効果が認められ，その連続性は保たれている（矢印）．

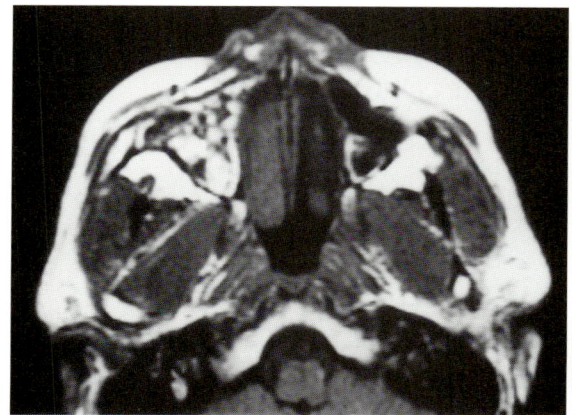

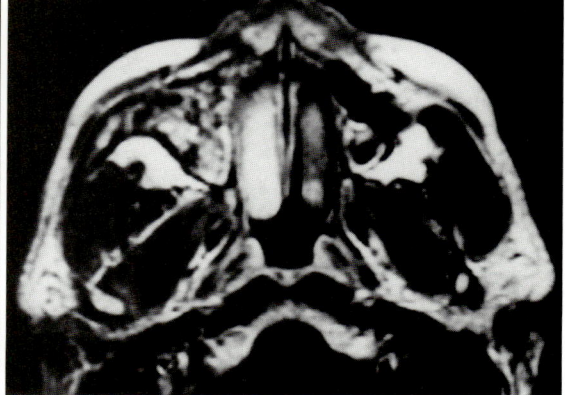

Ｔ1強調像

Ｔ2強調像

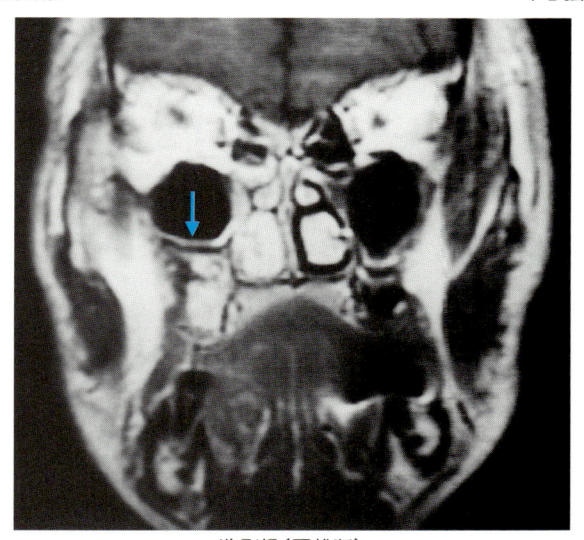

造影像（冠状断）

MRI 診断のポイント

1．石灰化物ならびに線維性組織はＴ1強調像，Ｔ2強調像ともに無信号から低信号を示す．
2．MRIでは，セメント質骨形成線維腫や，ほかの fibro-osseous lesion との鑑別は困難である．
3．骨膨脹性変化，皮質骨の変化ならびに骨の外形の変化の有無を観察するにはＸ線CTが有用である．
4．一般的に，線維性骨異形成症では比較的骨の輪郭が保たれていることが多い．
5．造影像においては，びまん性の造影効果を受ける．

脂肪腫
Lipoma

　成熟脂肪細胞からなる良性腫瘍である．粘膜下組織，とくに，頬部に好発する．表在性のものは粘膜から盛り上がった，あるいは有茎性の腫瘤として，深在性のものは正常粘膜で被覆された弾性軟の境界明瞭な腫瘤として触知される．表在性のものは画像診断の役割は小さいと考えるが，深在性のものは腫瘍全体像の把握や周囲組織との位置関係の把握に用いられる．

症例　60歳，女性
〈主　訴〉口底正中部の無痛性腫脹．
〈臨床所見〉特徴的な視診，触診所見（境界明瞭，弾性軟）から脂肪腫が第一義的に考えられたが，深部組織との関連性の精査のため，画像検査を行った．

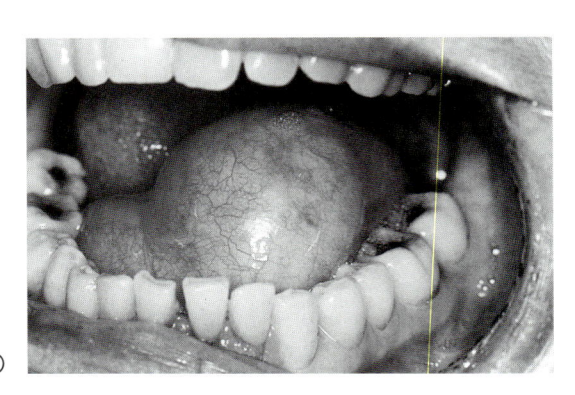

（カラー口絵6参照）

X線CT所見　右側から一部正中を越えて左側に至る下顎骨内側面に接して fat density mass（CT値：－103 HU）が認められる．周囲組織との境界は明瞭であり，内部性状は比較的均一である．正中部ではオトガイ舌骨筋によって同腫瘤にくびれが認められる（矢頭：オトガイ舌骨筋，＊：腫瘍）．

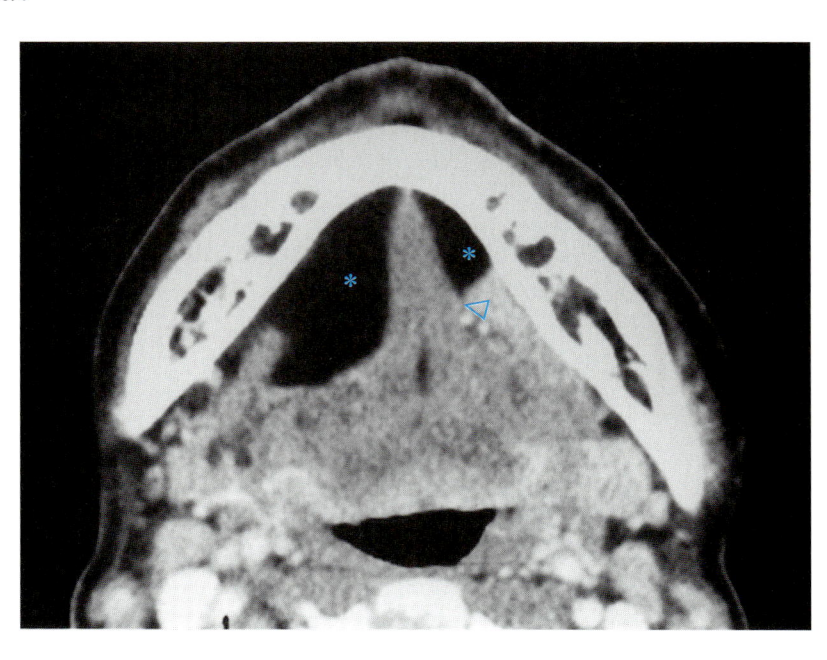

MRI診断　T1強調像，T2強調像ともに高信号を示す境界明瞭な腫瘤性病変が下顎骨内面に接して存在している（矢印）．内部性状はT1強調像，T2強調像ともに比較的均一である．脂肪抑制冠状断像では病変は分葉状を呈し，その信号強度は抑制されている（白矢印）．

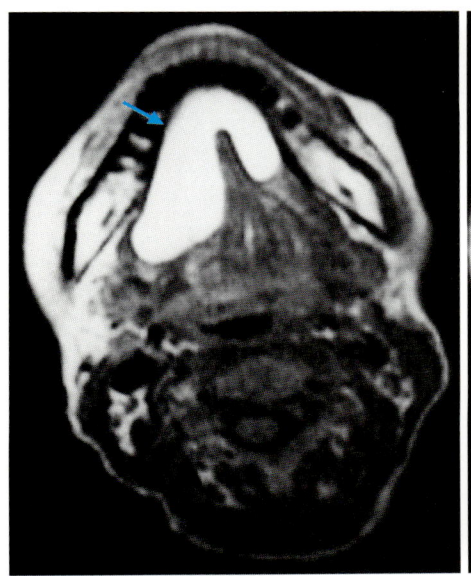

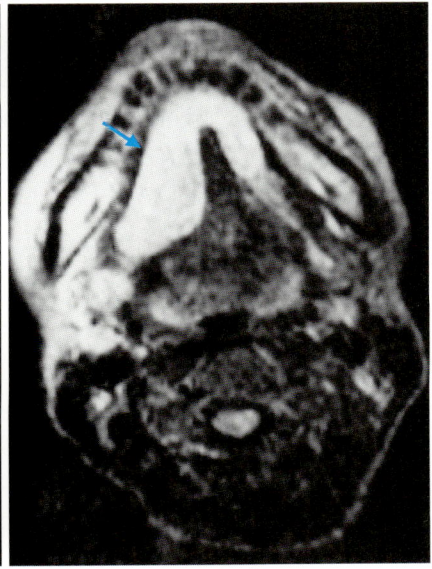

T1強調像

T2強調像

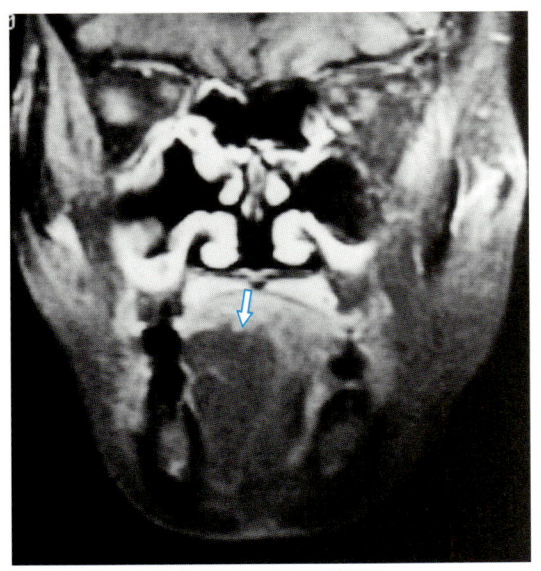

脂肪抑制造影像（冠状像）

MRI診断のポイント

1. 脂肪腫は成熟脂肪組織からなるため，T1強調像，T2強調像ともに高信号（皮下脂肪組織とほぼ等信号）を示す．
2. 病変の境界は明瞭である．
3. 脂肪抑制画像によって病変の信号強度が抑制される．

中心性巨細胞（修復性）肉芽腫
Central giant cell (reparative) granuloma

　巨細胞（修復性）肉芽腫は多数の多核巨細胞を有する肉芽腫であり，外傷，出血などの修復過程で巨細胞を含む骨肉芽が過剰に増殖したものである．顎骨内に生じたものを中心性巨細胞（修復性）肉芽腫，顎骨外のものを周辺性巨細胞（修復性）肉芽腫とよび，とくに，歯肉に生じたものを巨細胞性エプーリスとよぶ．口腔内の巨細胞性病変の大半を占め，30歳台，女性に好発する．画像診断学的には隔壁を有する多房性Ｘ線透過像として認められ，頬舌側への膨隆，歯根吸収を伴うことがある．なお，副甲状腺機能亢進の随伴症状としてみられる骨中心性巨細胞肉芽腫性病変を褐色腫 brown tumor という．

症 例　18歳，女性
〈主　訴〉口蓋正中部の腫瘤形成．
〈既往歴〉慢性糸球体腎炎にて当科初診の5年前から人工透析を行っており，副甲状腺機能亢進症を併発している（副甲状腺機能亢進症におけるMRI所見は副甲状腺機能亢進症，p.182参照）．

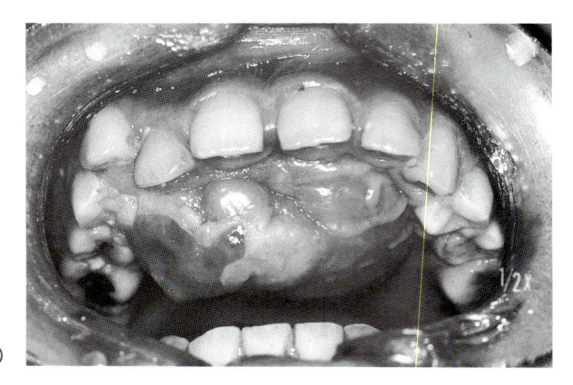

（カラー口絵7参照）

Ｘ線CT所見　口蓋正中部に，骨と連続する，骨よりもやや低密度な腫瘤性病変（矢頭）が認められる．

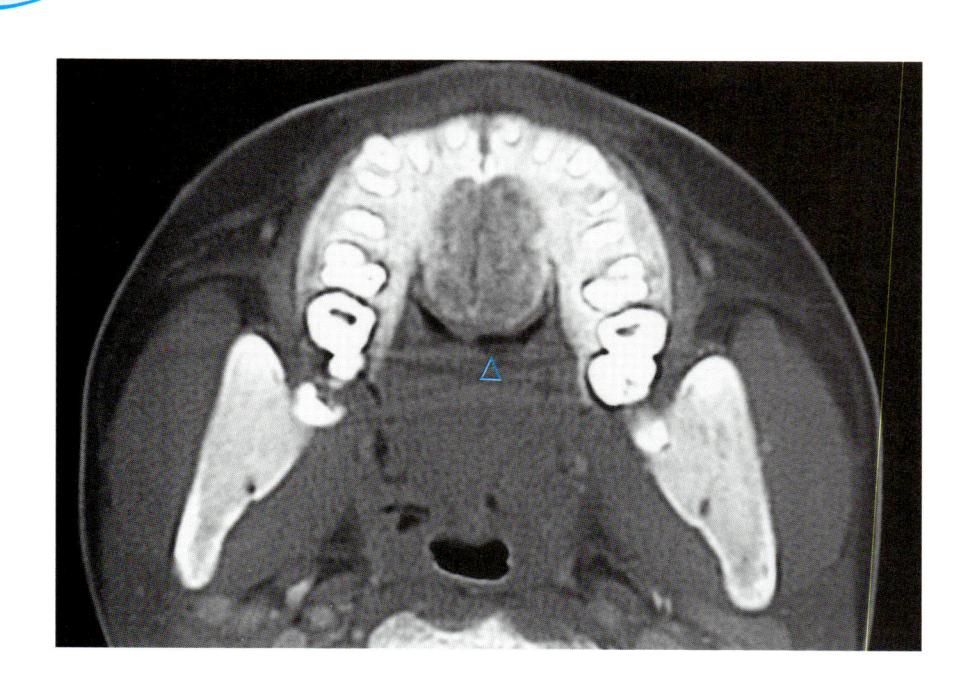

MRI 診断　口蓋正中部の骨内に存在する病変はT1強調像で筋組織よりやや高信号の中間信号，T2強調像で中間信号を示している（矢印）．病変内部はT1強調像では比較的均一であるが，T2強調像では不均一である．造影像では不均一な造影効果を受けている．

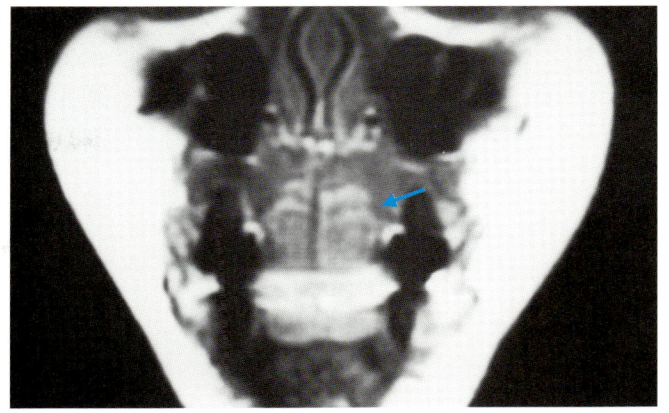

T1強調像（冠状断）

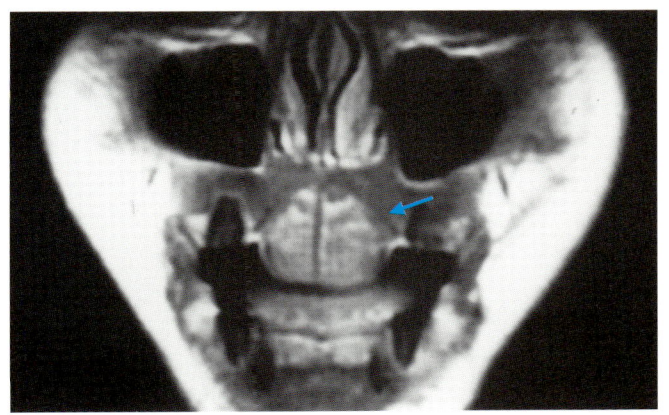

造影像（冠状断）

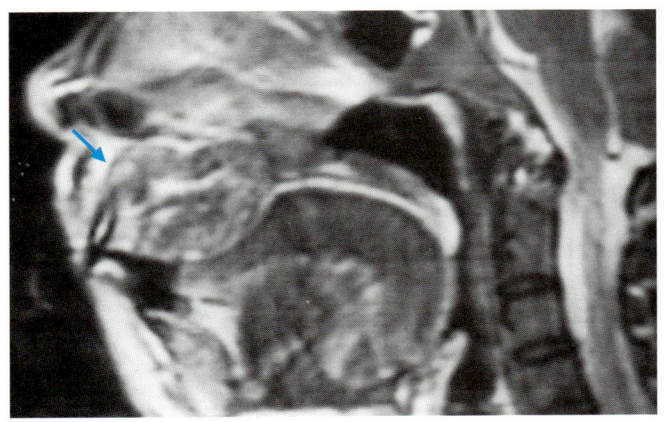

T2強調像（矢状断）

MRI診断のポイント

1. 病変内の線維化，出血巣の存在，類骨形成などによって，さまざまな信号強度パターンを示し，特異的所見に乏しい．
2. 造影像では比較的強い造影効果が認められ，血流が豊富であることがわかる．
3. 不均一ではあるが病変全体が造影効果を受けており，明らかな出血巣，囊胞形成は否定的である．

C. 悪性歯原性腫瘍

歯原性明細胞癌
Clear cell odontogenic carcinoma

歯原性明細胞腫瘍は，WHO分類では良性腫瘍に分類されている．しかしながら，本腫瘍は局所浸襲性が強く，転移例も報告されている．そのため悪性腫瘍に分類される傾向にあり，歯原性明細胞癌とよばれている．

症例 50歳，男性
〈主　訴〉左側下顎歯槽部の無痛性腫脹．
〈経　過〉良性歯原性腫瘍または囊胞の診断のもと，摘出術を行ったが再発した．
〈病理組織学的診断〉歯原性明細胞癌．

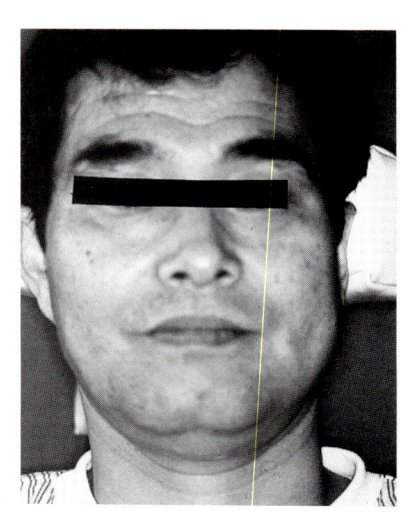

（カラー口絵8参照）

単純X線所見 左側下顎臼歯部に骨破壊性のX線透過像が認められる（矢印）．

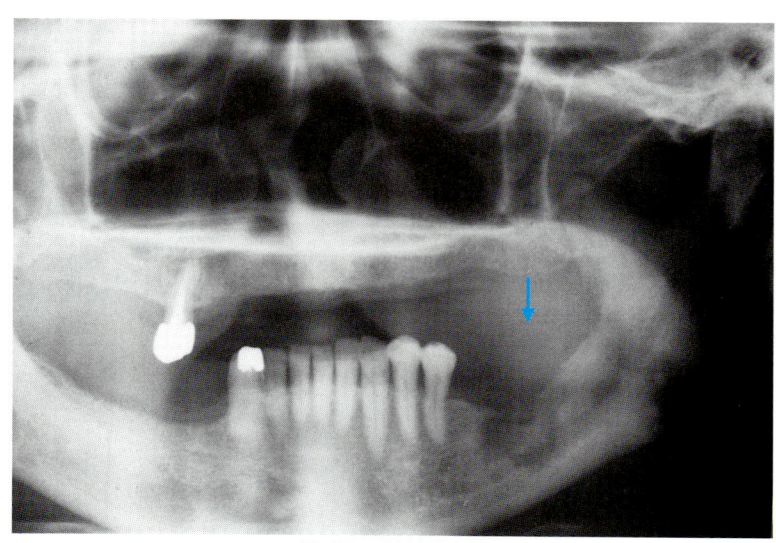

パノラマX線写真像

X線CT所見 骨レベル像では左側下顎臼歯部に膨脹性骨破壊を示す多房性の病変が認められる．軟組織レベル像では左側咬筋と病変との境界は不明瞭であり，咀嚼筋間隙への腫瘍の浸潤が疑われる（矢印）．

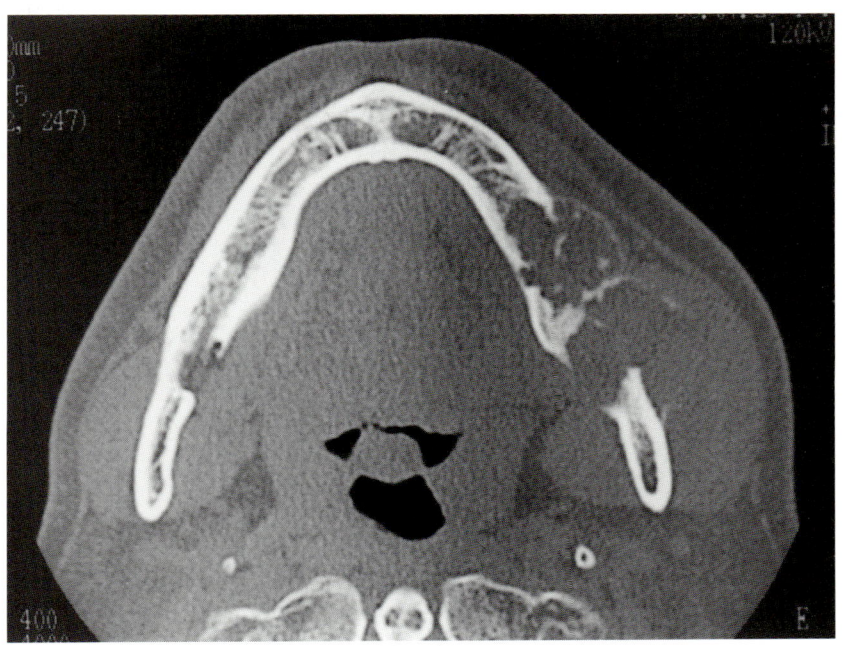

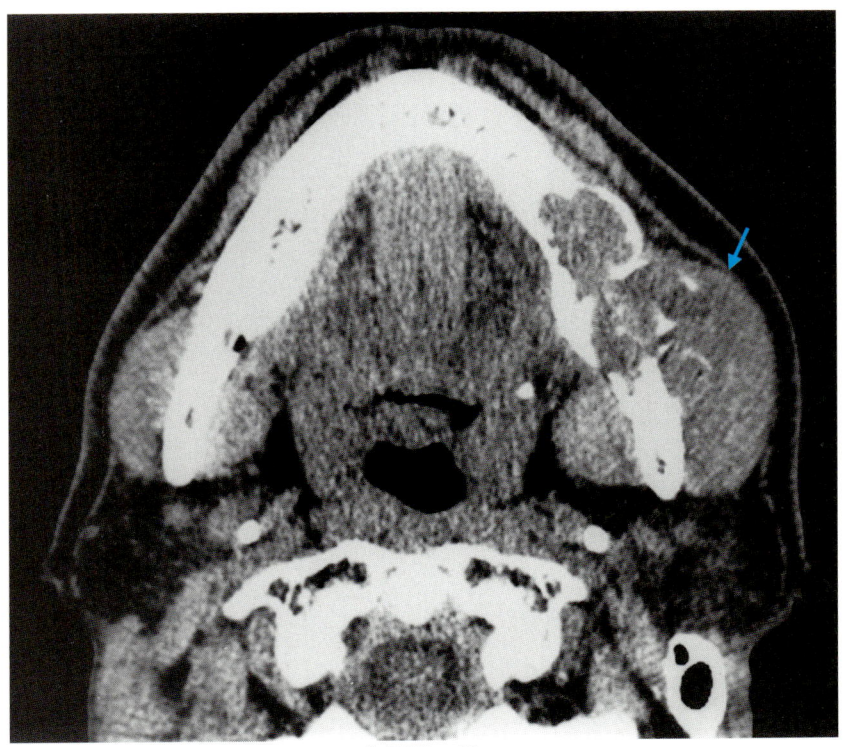

骨レベル

軟組織レベル

MRI診断　左側下顎骨体部から上行枝部にかけてT1強調像で低信号，T2強調像で高信号を示す病変が認められる．内部性状は，T1強調像で不均一，T2強調像では均一である．T1強調像では下顎枝部（関節突起部を除く）の骨髄による高信号領域が消失している（白矢印）．病変は周囲筋組織と境界明瞭で，咬筋を外側に圧排しており，咬筋への明らかな腫瘍浸潤は認められない．dynamic MRIでは病変の辺縁域と中心部の一部（矢頭）が早期から強く造影効果を受けており，ほかの部位には造影効果は認められない．

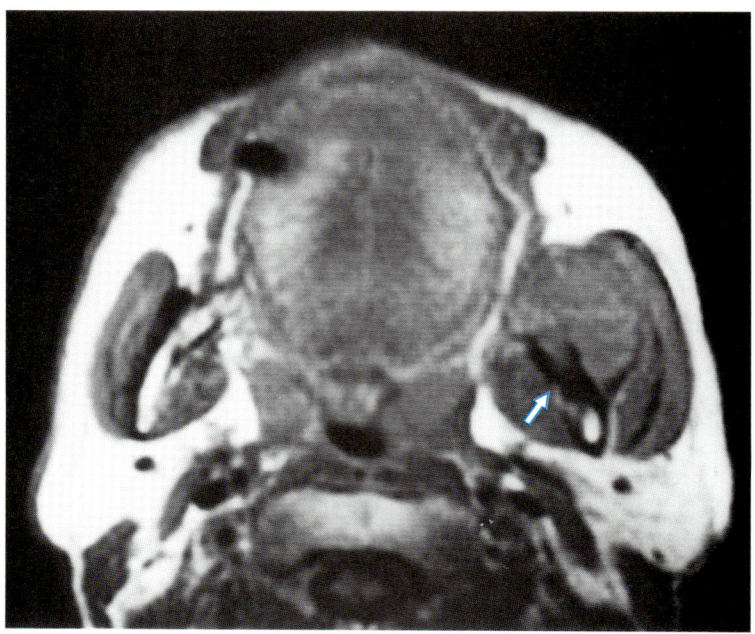

T1強調像

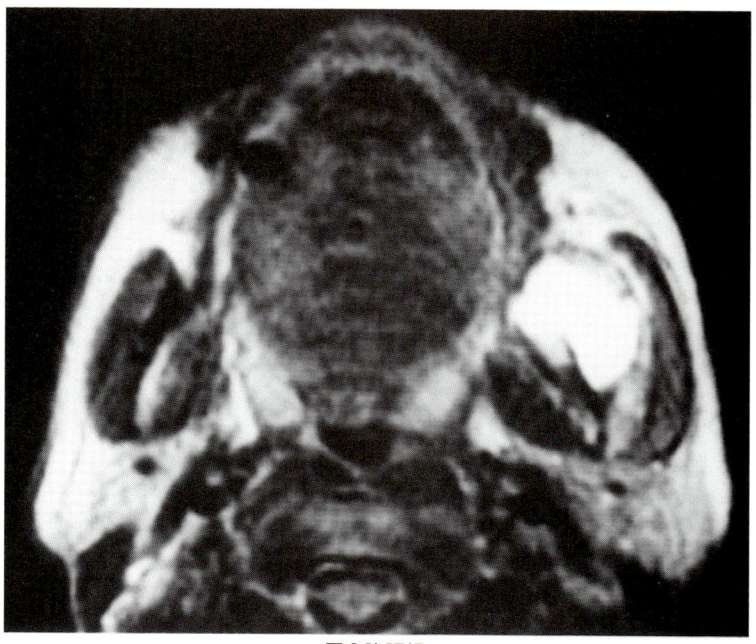

T2強調像

dynamic MRI(冠状断)

MRI 診断のポイント

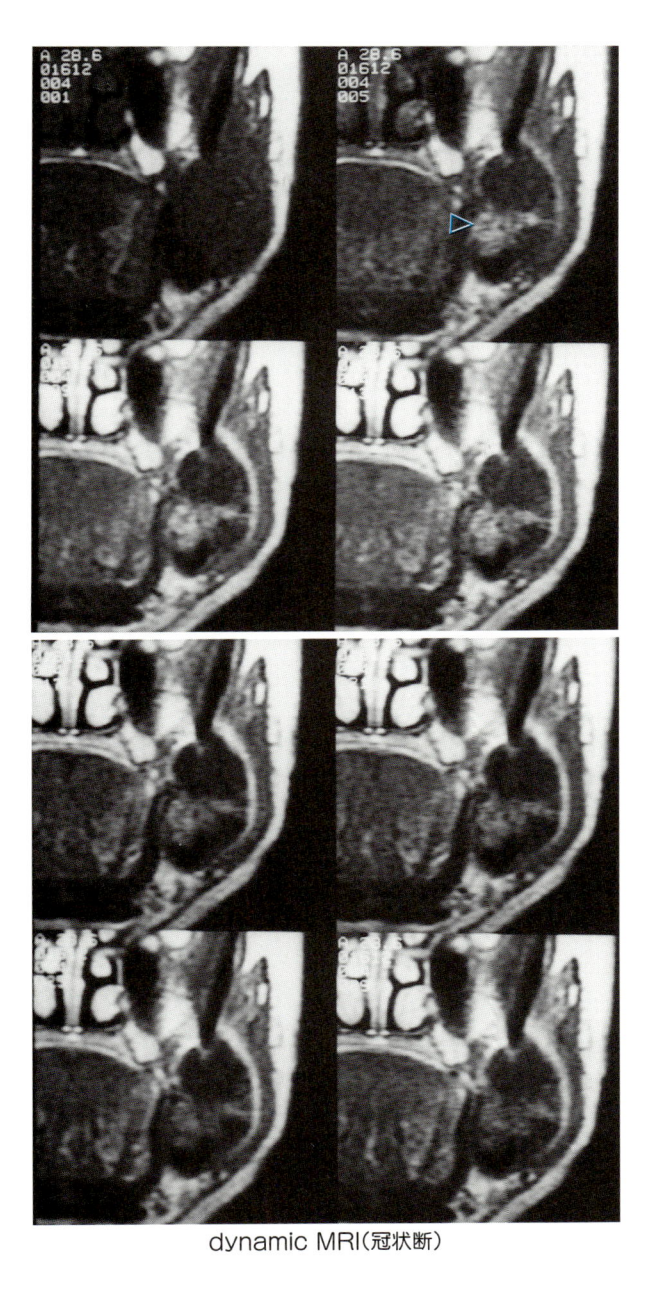

1. 顎骨内腫瘍の局在診断には，T1強調像による骨髄の信号強度の変化に着目する．
2. 咀嚼筋間隙への浸潤の有無の観察は，X線CTよりもMRIが有益である．
3. 上顎洞への進展の有無の評価には，冠状断像，矢状断像が有用である．
4. 骨欠損の有無の判定には，単純X線ならびにX線CTのほうが信頼度は高い．

D. 悪性非歯原性腫瘍◆上皮性腫瘍◆
● 舌　癌 ―初期癌（T 1 症例）―
Carcinoma of tongue

　舌癌は，口腔外科領域で最も頻繁に遭遇する悪性腫瘍であり，大半は扁平上皮癌である．好発部位は舌側縁部である．診断は，視診，触診ならびに病理組織学的所見を併せ考えてなされる．初期舌癌（T 1）症例では切除生検が施行されることもあり，画像診断の主たる役割は深部への浸潤がないことの確認，ならびに所属リンパ節転移の精査である．

症　例

54 歳，女性
〈主　訴〉左側舌縁部の腫瘤形成．
〈臨床所見〉周囲に硬結を伴った潰瘍形成が認められた．
〈病理組織学的診断〉舌扁平上皮癌
（TNM 分類：T 1 N 0 M 0）

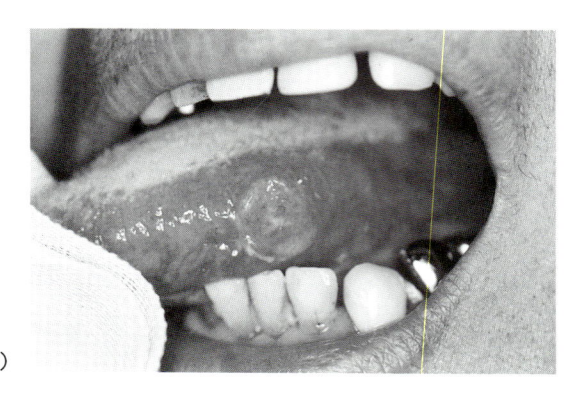

（カラー口絵 9 参照）

MRI 診断

　T 1 強調像，T 2 強調像ともに明らかな異常所見は認められないが，T 2 強調像では左側舌側縁部にやや高信号を示す領域が認められる（矢印）．舌中隔の偏位は認められない．dynamic MRI では左側舌側縁部に不均一に早期から強い造影効果を受ける領域（矢印：腫瘍）が描出されている．

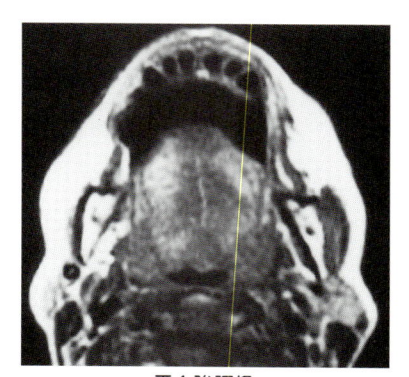

T 1 強調像

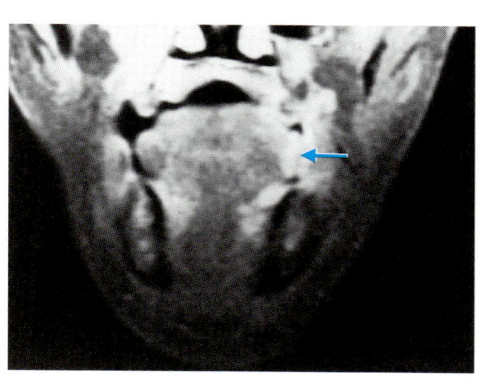

脂肪抑制造影像（冠状断）

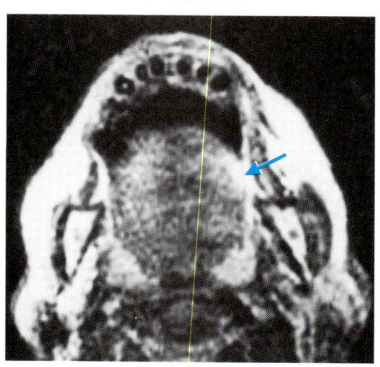

T 2 強調像

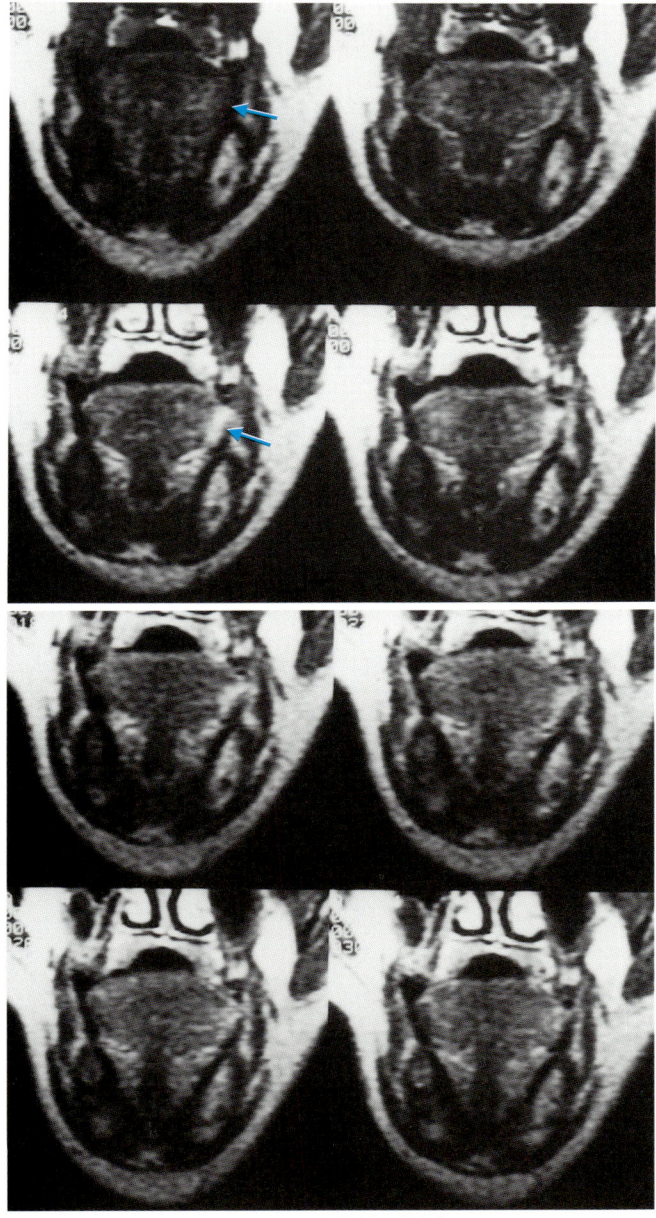

dynamic MRI（冠状断）

> ### MRI 診断のポイント
>
> 1．X線CTと比較すると病巣描出にやや優れているが，初期舌癌（T1）症例では，T1強調像，T2強調像ともに腫瘍の局在部位の指摘が困難な症例が多い．
> 2．造影像，とくに，dynamic MRI により腫瘍の局在が明らかになる症例もある．
> 3．周囲軟組織の2次的炎症や浮腫によって修飾を受ける可能性を考慮する．これらの鑑別にも dynamic MRI が有用な場合がある．
> 4．軸位断像よりも，むしろ冠状断像が有用な場合が多い．

舌　癌 —進展癌（T4症例）—
Carcinoma of tongue

進展舌癌では，浸潤範囲の客観的診断やリンパ節転移の有無にとくに注意して画像診断を行う．とくに，舌根部，健側ならびに下顎骨への浸潤の有無について観察を行う．

症　例　59歳，男性
〈主　訴〉右側舌縁部の腫瘤形成．
〈病理組織学的診断〉舌扁平上皮癌（TNM分類：T4N2bM0）

MRI診断　右側舌縁部から舌根部にかけてT1強調像で低信号，T2強調像で中間信号を示す病変が認められる（矢頭）．周囲舌筋組織との境界は比較的明瞭である．内部性状はT1強調像では比較的均一，T2強調像では不均一である．T1強調像では腫瘍は周囲舌筋組織とほぼ等信号を示しており，腫瘍の局在はやや不鮮明であるが，舌中隔（❶）の健側への偏位が認められ，腫瘤性病変の存在が明らかである．また，上内深頸リンパ節領域に，2.5×2.0cm大の転移リンパ節が認められる（❷）．dynamic MRIでは早期から強い造影効果が認められる．造影後T1強調像では，腫瘍辺縁部が線状に強い造影効果を受け，内部は不均一に造影されている．

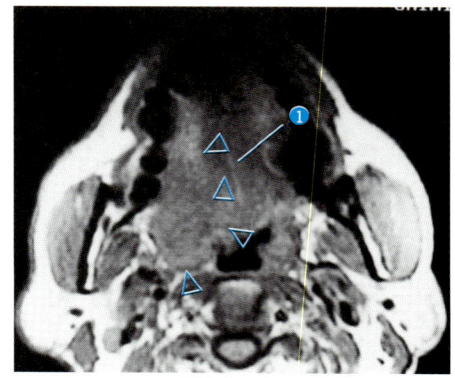

T1強調像

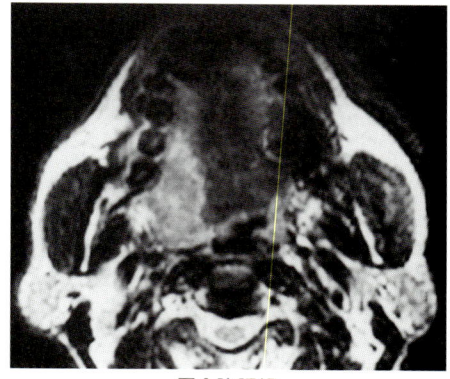

T2強調像

MRI診断のポイント

1. T1強調像では，腫瘍と舌筋組織がほぼ等信号を示し，一見腫瘍の局在が不明瞭な場合があるが，舌中隔の偏位や内部性状の変化により，腫瘍の局在の指摘が可能である．T2強調像では，腫瘍は中間信号を示し局在が明らかとなる．
2. 造影像では，腫瘍の増大とともに辺縁域が内部よりも強い造影効果を受ける傾向がある．
3. 進展症例では，とくに，リンパ節の慎重な観察が必要である．
4. 下顎骨への浸潤の有無に関して，皮質骨の変化の描出はX線CTが優れている．一方，骨髄内へと進展した症例では，骨髄内の変化の描出にはMRIが有用である．
5. 舌根部に浸潤した症例では，舌扁桃と腫瘍浸潤の鑑別が困難な場合がある．

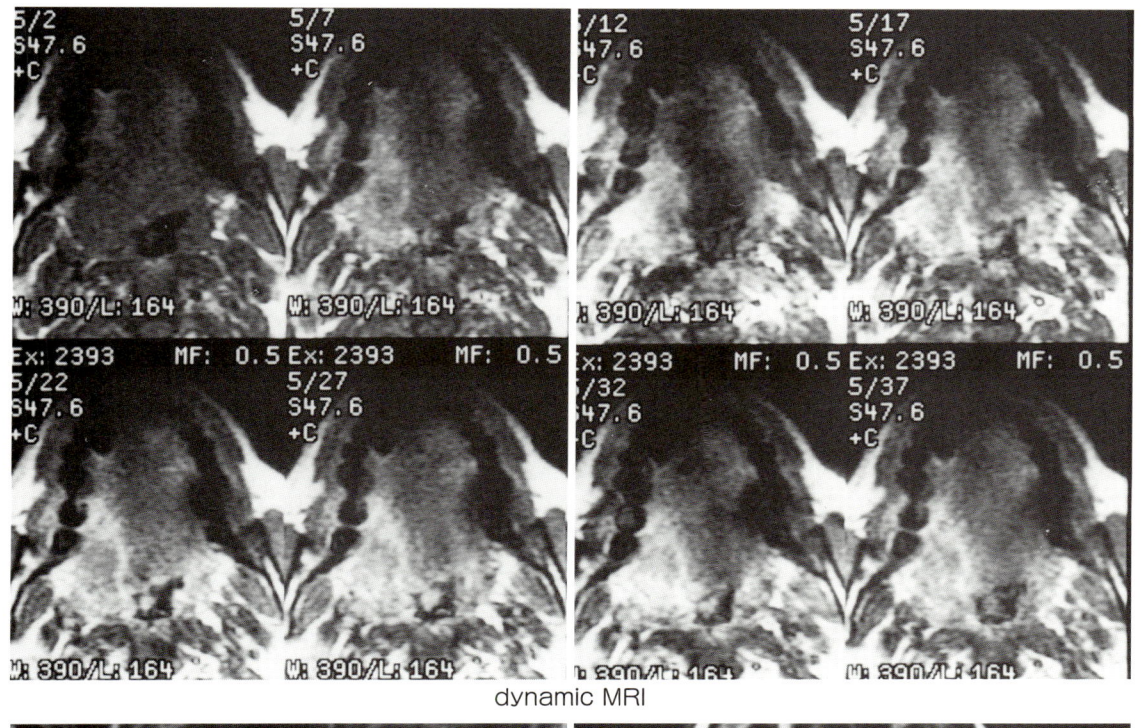

dynamic MRI

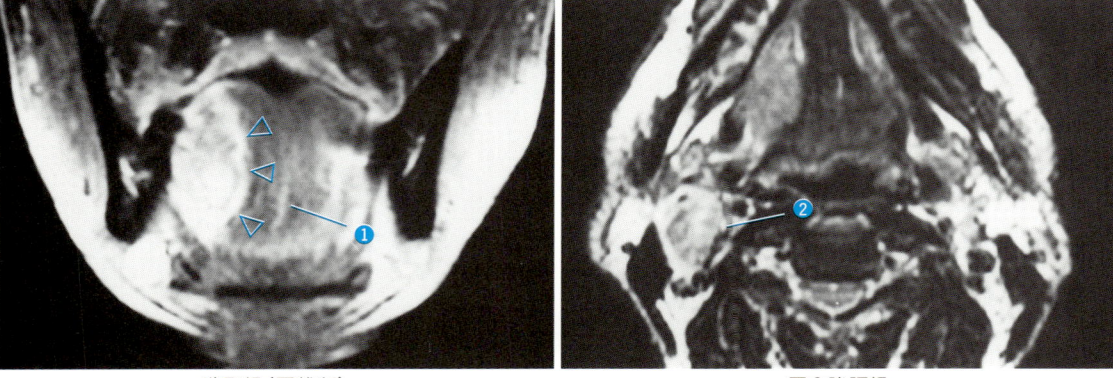

造影像（冠状断）

T2強調像

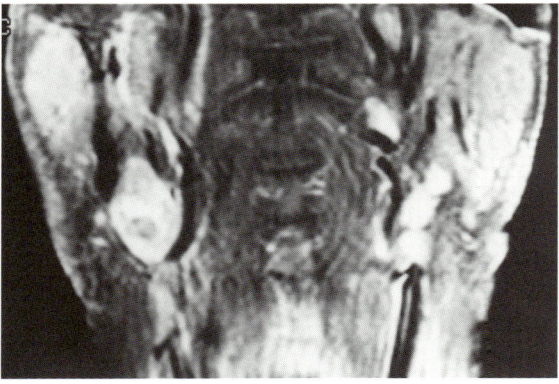

造影像（冠状断）

腫瘍性疾患

口底癌
Carcinoma of floor of mouth

　比較的まれで，口腔粘膜癌の約7％を占めるとされている．肉眼的に初期のものでは潰瘍を伴う硬結として認められることが多い．比較的すみやかに舌，下顎歯肉へと浸潤する．さらに，比較的早期に顎下リンパ節，深頸リンパ節へと転移していることが多く，画像診断では，原発巣とともにリンパ節の所見についても注意して観察する必要がある．大半が扁平上皮癌であるが，小唾液腺を発生母地とする腺様嚢胞癌もある．

症例 59歳，男性
〈主　訴〉左側口底部の肉芽状腫瘤形成．
〈病理組織学的診断〉口底扁平上皮癌（TNM分類：T4N0M0）．

MRI診断　左側舌下隙にT1強調像で筋肉とほぼ等信号の中間信号，T2強調像で脂肪よりもやや低信号の中間信号を示す病変が認められる．内部はT1強調像，T2強調像ともに不均一に描出されている（矢印）．周囲組織との境界はT1強調像では不鮮明であるが，T2強調像では明瞭に描出されている．造影像では腫瘍は軽度の造影効果を受け，内部性状は不均一である．また，腫瘍辺縁部にT1強調像で低信号，T2強調像で高信号，造影像で造影効果を受けない領域が認められ，腫瘍による顎下腺導管（ワルトン管）の閉塞による唾液の貯留が認められる（白矢印）．冠状断脂肪抑制造影像では左側舌下隙を中心とした造影効果を受ける腫瘍が認められ，導管閉塞による唾液の貯留が明瞭に描出されている．下顎骨皮質骨による無信号帯の断裂が認められ（矢頭），さらに，骨髄に造影効果が認められることから下顎骨への腫瘍の浸潤があることがわかる．

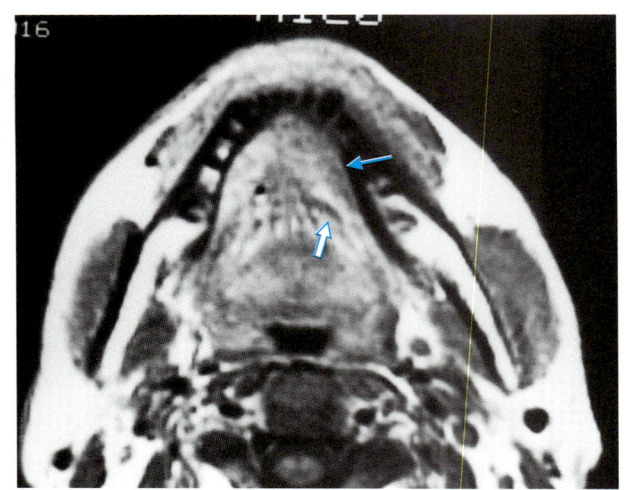

T1強調像

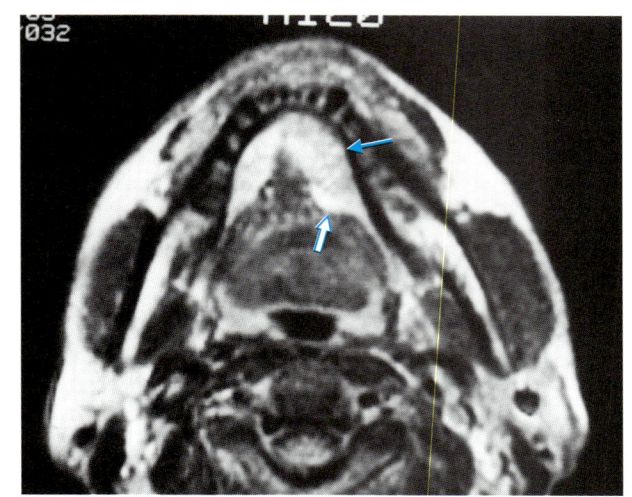

T2強調像

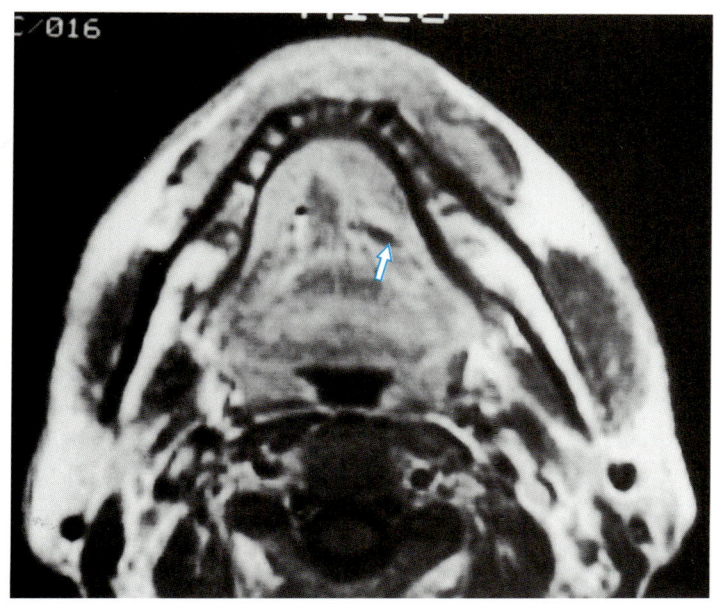

造影像

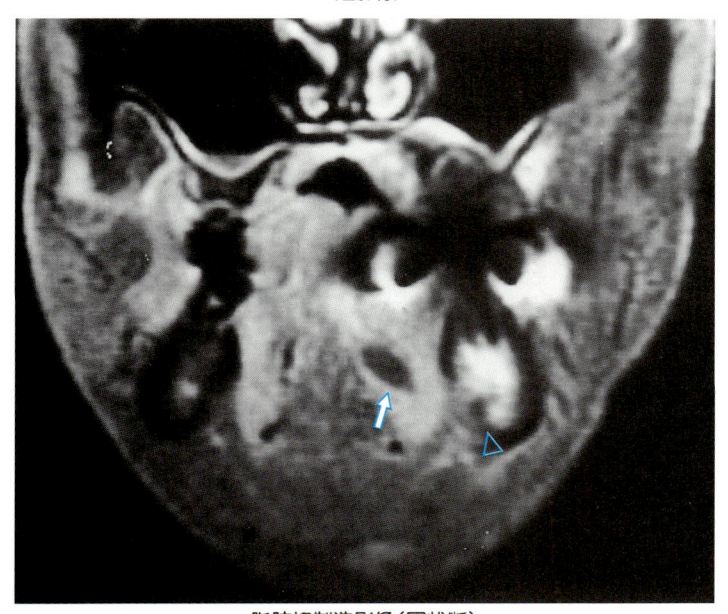

脂肪抑制造影像(冠状断)

MRI 診断のポイント

1. 口底部の病変の描出には冠状断像が有用である.
2. 健常なワルトン管の描出はできないが,閉塞などによって拡張した場合,内部に液状成分を含む領域として確認される.
3. 腫瘍の下顎骨への浸潤の有無の観察にはX線CTが有用であるが,明らかに浸潤したものはMRIによる確認が可能である.とくに,骨髄へ浸潤したものはT1強調像ならびに脂肪抑制造影像が有用である.

頰粘膜癌
Carcinoma of buccal mucosa

頰粘膜癌の発現頻度は，わが国では低い（口腔癌の約7％）が，インドなど東南アジアにおいてはきわめて高い．ほかの口腔癌と同様に臨床的には多彩な像を示す．好発部位は大臼歯に相当する領域である．なお，臼後部はUICC分類では頰粘膜に，AJCC分類では歯肉に分類される．前方へは口唇，口角皮膚へ，上下的には歯槽，歯肉へ，後方へは翼口蓋窩，頭蓋底，軟口蓋へ，外側へは，頰部皮膚へと進展するため，画像診断では，これらの組織への進展の有無に関して観察する．

症例
65歳，女性
〈主 訴〉右側頰部の腫瘤形成．
〈臨床視診型〉膨隆型．
〈病理組織学的診断〉頰粘膜高分化型扁平上皮癌（TNM分類：T2N2bM0）

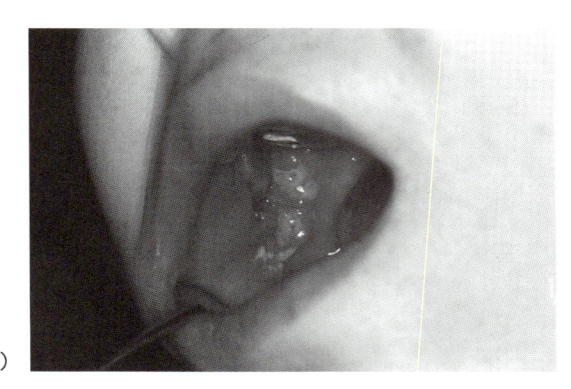

（カラー口絵10参照）

X線CT所見
右側頰部間隙に不整形を呈する腫瘤性病変が認められる（矢印）．腫瘤内部は不均一に描出されている．腫瘤内部と比較し辺縁部は強い造影効果を受けている（本症例のX線CTでは著しい金属アーチファクトが認められる．原則的には撮像前に金属冠などを除去するべきである）．

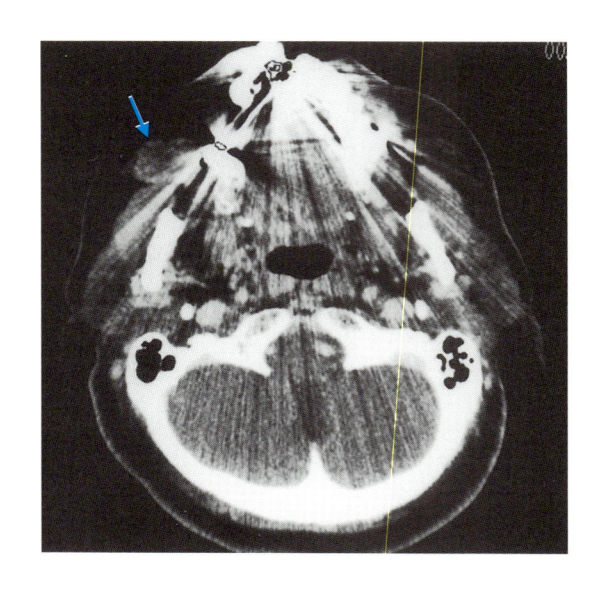

MRI診断
T1強調像で低信号，T2強調像で高信号を示す病変が，右側頰部間隙に認められる．腫瘍の咀嚼筋間隙への浸潤は否定的であるが，後方へと粘膜面に沿っての進展が認められる（矢頭）．脂肪抑制造影像では腫瘍の皮下脂肪組織への浸潤が疑われる（矢印）．dynamic MRIでは早期から強い造影効果を受け，明らかなwash outが認められる（矢印：腫瘍）．

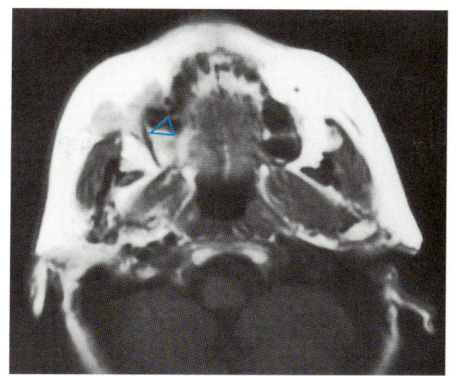

T 1 強調像

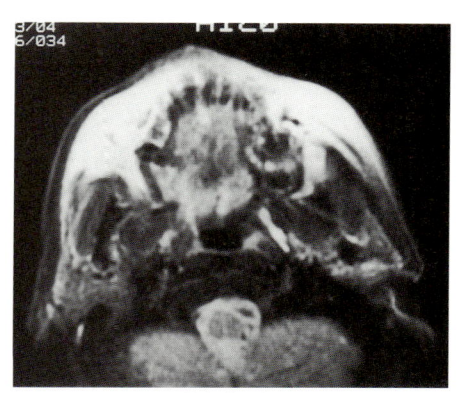

T 2 強調像

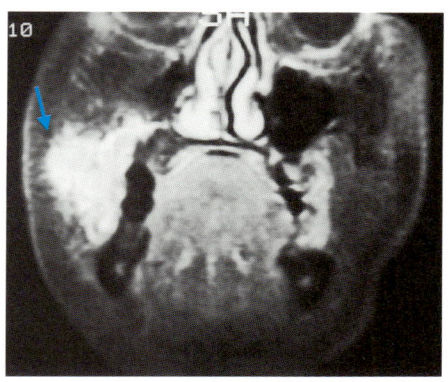

脂肪抑制造影像（冠状断）

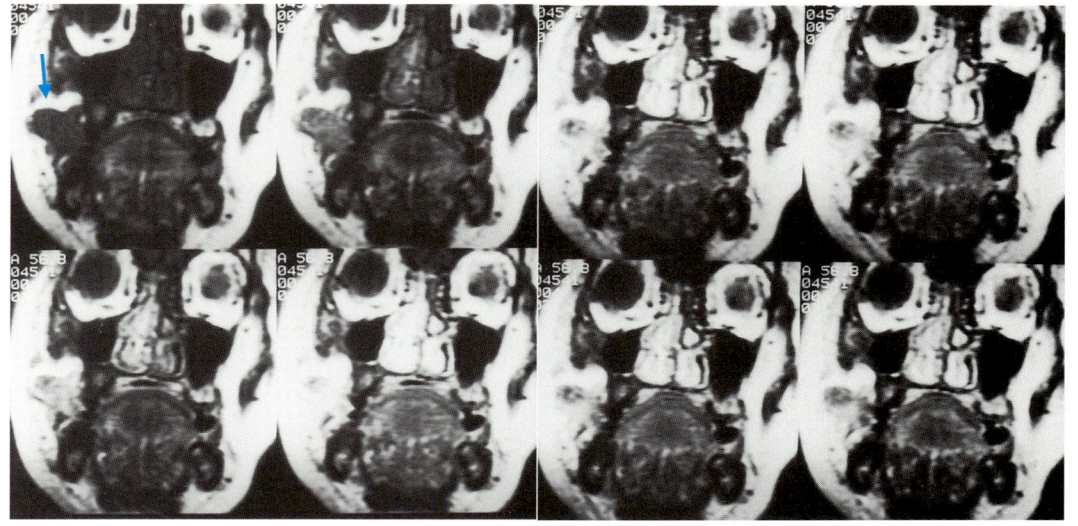

dynamic MRI（冠状断）

MRI 診断のポイント

1. 組織間隙の解剖学的構造を考慮し，腫瘍進展様式を把握する．
2. 顎骨への浸潤の有無の描出は X 線 CT が優れる．
3. 造影後脂肪抑制画像の撮像により皮下脂肪組織と腫瘍との関係が容易に把握できる．

上顎歯肉癌 ―進展症例―
Maxillary gingival carcinoma

　上顎歯肉癌の進展症例で明らかに上顎洞に浸潤が認められた場合，歯肉粘膜原発であるか上顎洞粘膜原発であるかの鑑別は著しく困難となる．上顎洞へと浸潤した歯肉扁平上皮癌の診断には上顎洞癌症例と同様に，上壁，後壁，側壁，鼻腔側壁の破壊の有無が治療法選択ならびに予後予測に必須である．画像診断ではこれら洞壁の破壊の有無について，破壊が認められた場合には周囲軟組織への浸潤の程度ならびに腫瘍内部性状について観察する．

症例
62歳，男性
〈主　訴〉左側上顎臼歯部歯肉の腫瘤形成．
〈臨床所見〉肉眼的に肉芽状を示す腫瘍が認められた．眼球運動障害は認められなかった．
〈臨床視診型〉肉芽型．
〈病理組織学的診断〉高分化型扁平上皮癌（TNM分類：T4N0M0）．

単純X線所見
左側上顎小臼歯部から大臼歯部にかけての歯槽骨に破壊像が認められ，上顎洞底線は破壊されている（矢頭）．後壁（❶），上壁（❷），鼻腔側壁（❸）ならびにパノラマ無名線（❹）の破壊像は認められない．

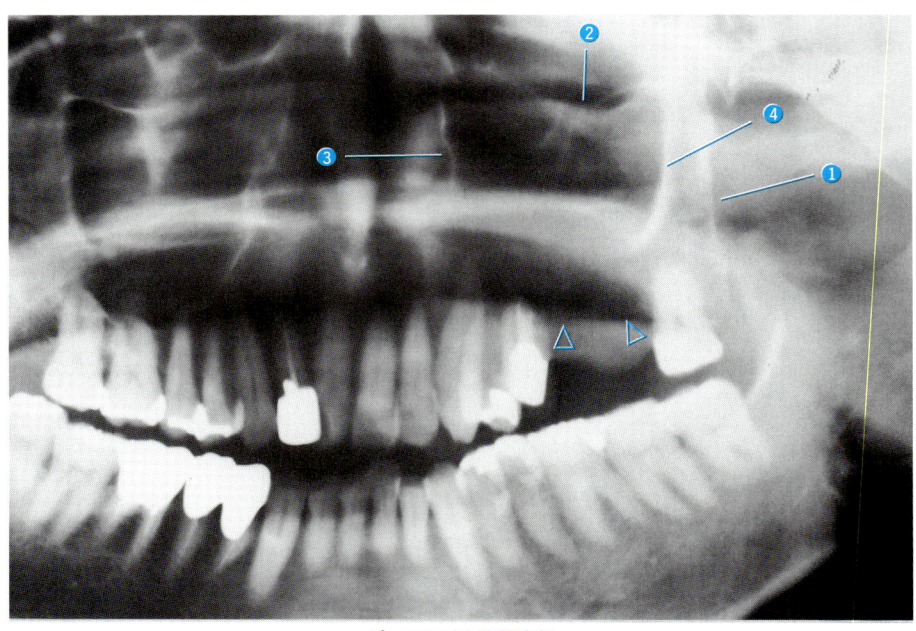

パノラマX線写真像

X線CT所見 骨レベル像で左側下顎臼歯部に骨破壊性の腫瘤性病変が認められ，頬舌側ともに皮質骨は破壊されている．上顎洞内は腫瘍で占有されているが，後壁，前壁に骨破壊は認められず，鼻腔への腫瘍浸潤が疑われる（矢印）．

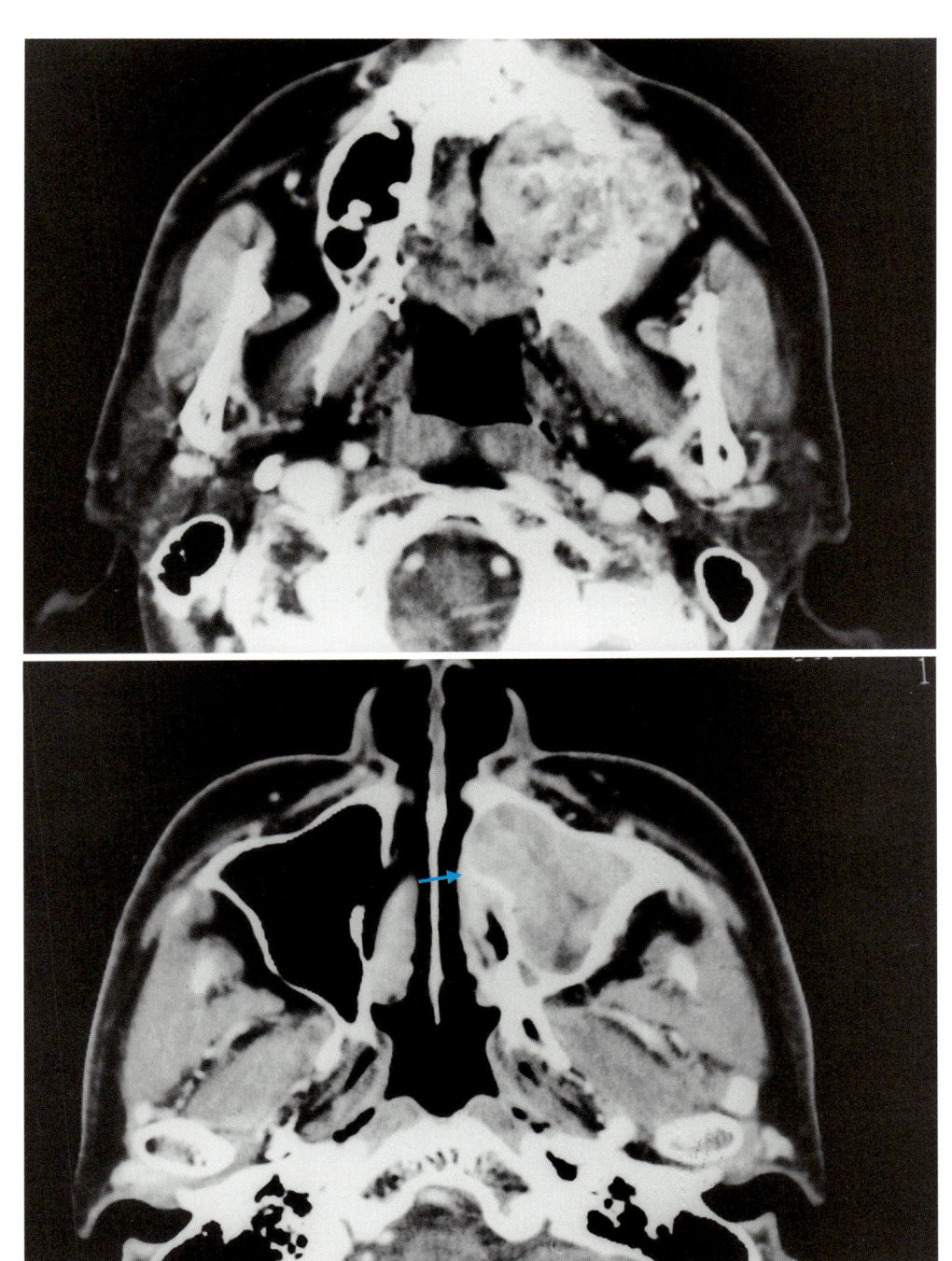

MRI 診断

T1強調像で低信号, T2強調像で皮下脂肪組織よりもやや低信号の中間信号を示す**腫瘤性病変**が認められる. 周囲組織との境界は比較的明瞭に描出されている. 上顎洞壁の直接的観察は困難であるが, 皮下脂肪(矢印), 側頭下窩の脂肪層(白矢印)の形態は保たれており, 前壁, 後壁の骨破壊は否定的である. 内部性状はT1強調像では比較的均一であるが, 一部に高信号を示す領域が認められ, 出血巣と考えられる(矢頭). T2強調像では不均一である. dynamic MRIでは, 早期から造影効果が認められ, 晩期像 delayed image では明らかな造影剤の wash out が認められる. 眼窩内への腫瘍の浸潤は否定的である(＊：腫瘍).

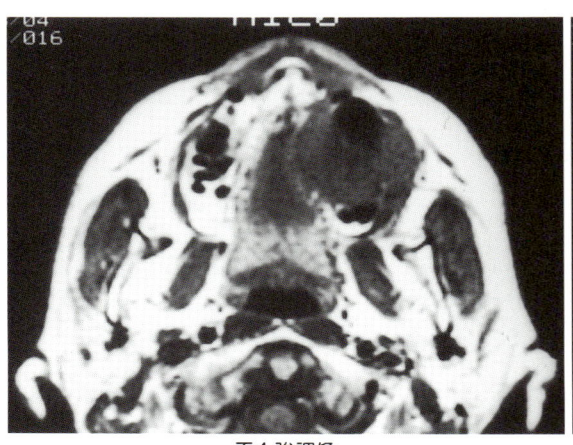

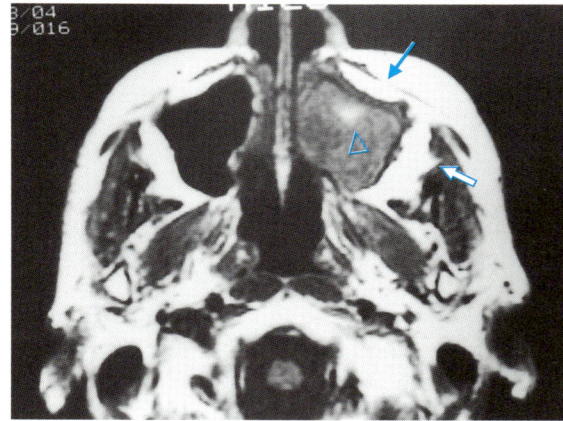

| T1強調像 | T2強調像 |

| T1強調像 | T2強調像 |

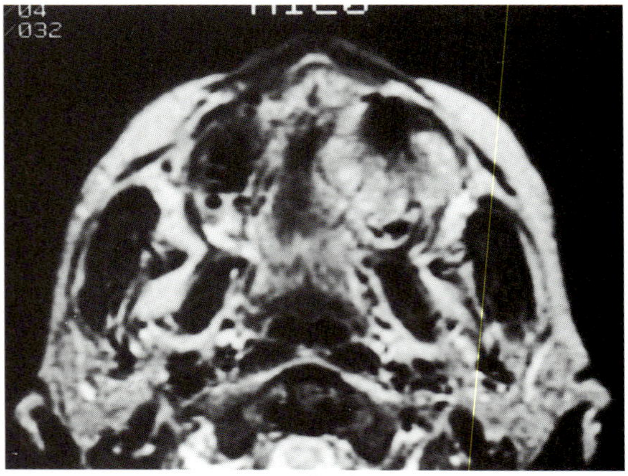

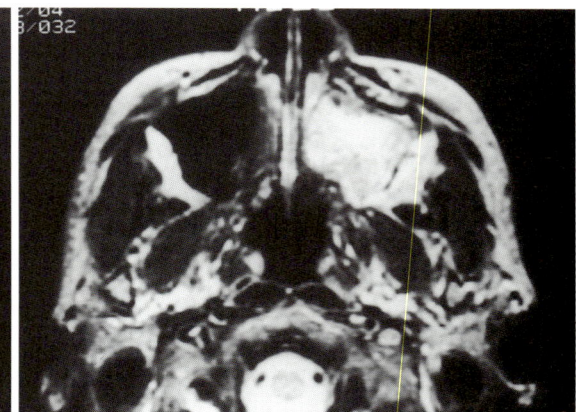

MRI 診断のポイント

1. 臼歯部ならびに上顎結節部では, 皮質骨による無信号帯ならびに上顎結節の脂肪髄による高信号領域が比較的明瞭に描出されるため, 腫瘍浸潤の有無が確認可能であることが多い.
2. 咀嚼筋間隙への浸潤の有無は咀嚼筋の形態を含めた解剖学的構築, ならびに信号強度と造影効果などを併せ考え総合的に評価する.
3. 上顎洞への進展の有無の評価には冠状断像, 矢状断像が有用である.
4. 骨欠損の有無の判定は単純X線ならびにX線CTのほうが信頼度は高い.

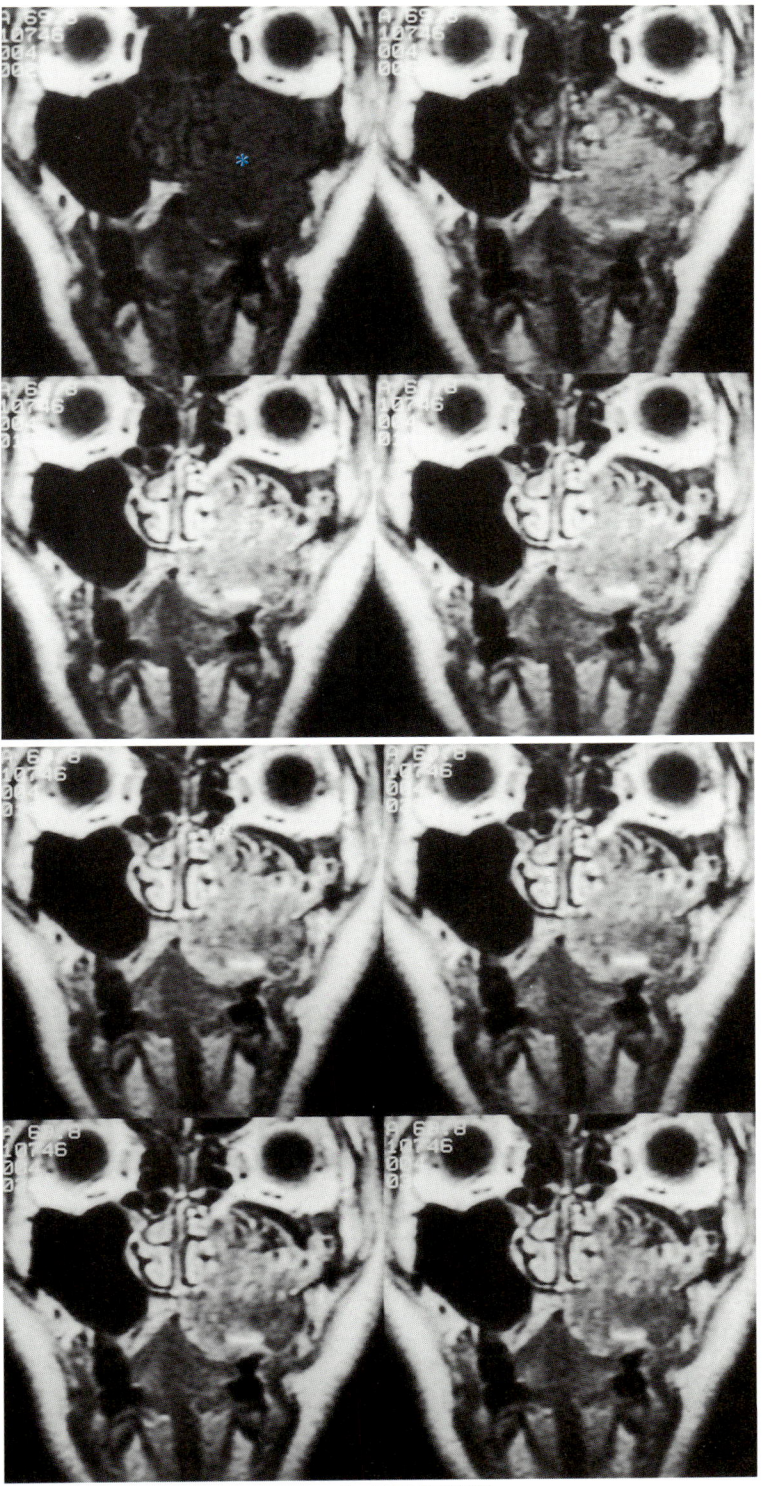

dynamic MRI（冠状断）

上顎洞癌
Carcinoma of maxillary sinus

　上顎洞癌は上顎洞粘膜に原発する癌腫であり，初発部位が洞の下半分である場合，口腔症状が現れ，歯科口腔外科を受診する場合がある．組織学的には扁平上皮癌が多数を占め，未分化癌，腺癌などがみられる．TNM分類においては，口腔癌と異なり，Öhngren線（内眼角と下顎角を通る面）で上部構造と下部構造に分け，浸潤部位によって判定を行う．

症　例　51歳，男性
〈主　訴〉左側頬部の腫脹．
〈病理組織学的診断〉上顎洞原発扁平上皮癌（TNM分類：T4N0M0）．

単純X線所見　左側上顎犬歯部から小臼歯部の上顎洞底線に骨破壊像が認められるが（矢印），歯槽突起部の骨梁構造は保たれている．眼窩下壁でも骨破壊像を認める（矢頭）．上顎結節から上顎洞後壁では骨破壊像は認められない．Waters氏法では，左側上顎洞は不透過性となっており，頬骨下梁に骨破壊は認められないが（白矢印），眼窩下壁に骨破壊像が認められる（矢頭）．

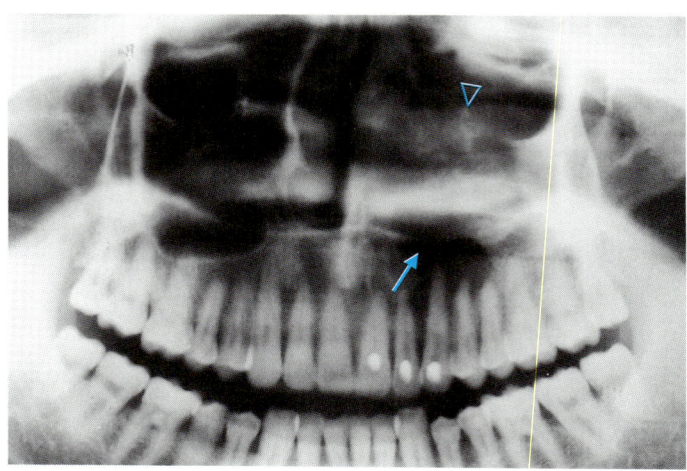

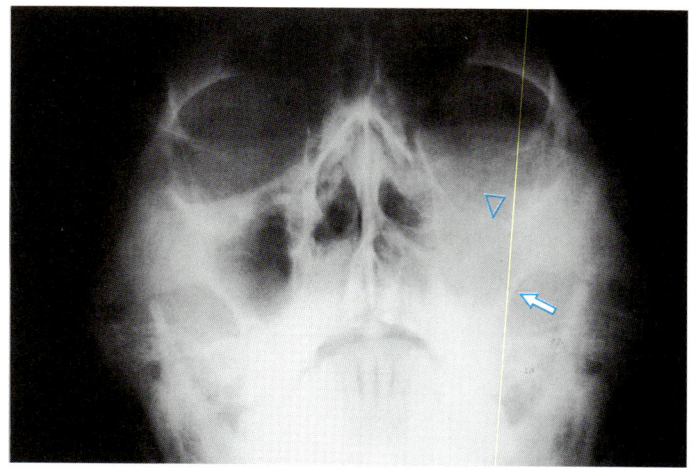

パノラマX線写真像

Waters氏法X線写真像

X線CT所見 左側上顎洞を占有する病変が認められ，上顎洞前壁ならびに鼻腔側壁の骨破壊像が認められる．軸位断のみの撮像のため眼窩下壁の直接的描出は困難であるが，眼窩への腫瘍浸潤が疑われる．また，後壁に接する部位では一部他部位よりも濃度の低い部位が認められる（矢頭）．

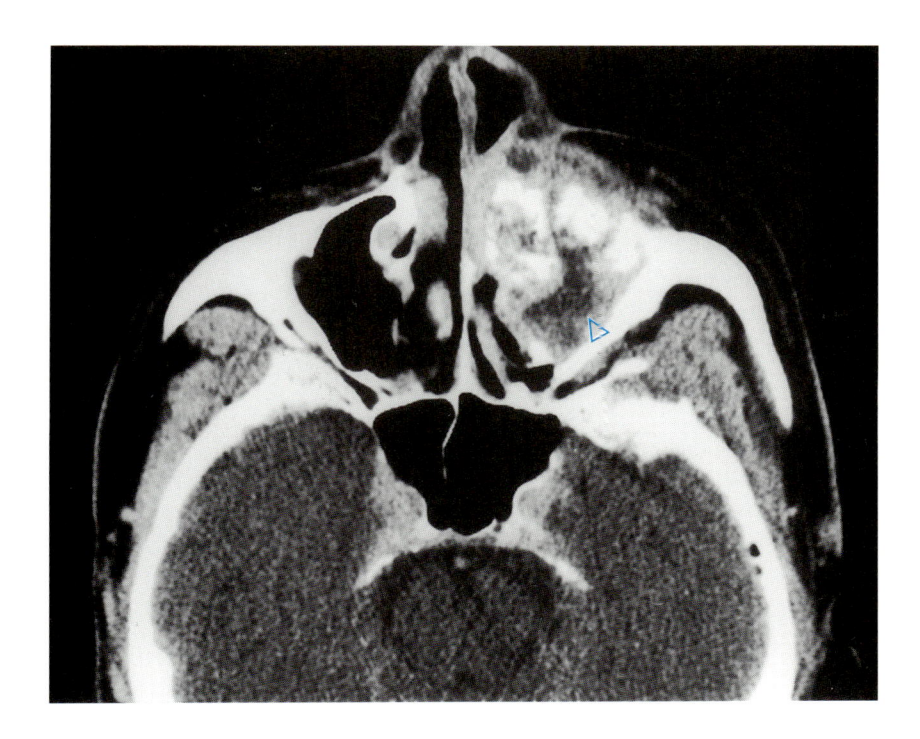

MRI 診断

左側上顎洞を占有する腫瘤性病変はT1強調像で低信号，T2強調像で高信号を示している．上顎洞後壁部においては，T1強調像でほかの部位よりさらに低信号，T2強調像で高信号を示す領域が認められる（自然孔閉鎖による粘液貯留部位，矢頭）．病変と側頭下窩の脂肪層との間には一層の無信号域が認められる（後壁，白矢印）．冠状断像では眼窩への腫瘍浸潤が疑われる．

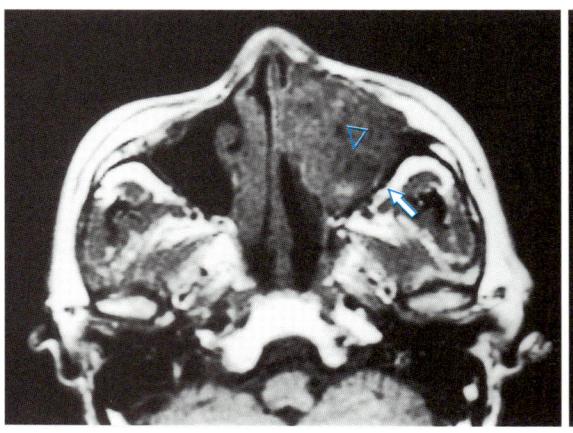

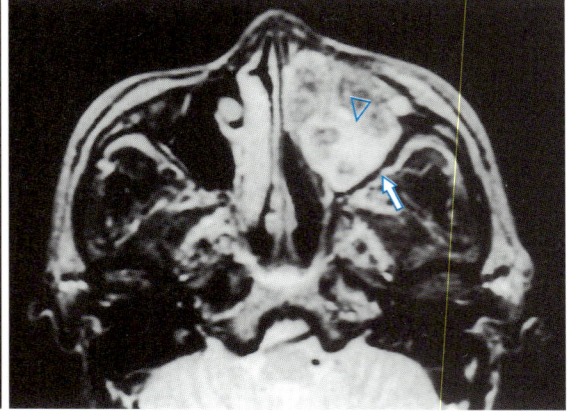

T1強調像　　　　　　　　　　　　T2強調像

造影像　　　　　　　　　　　　　造影像（冠状断）

MRI 診断のポイント

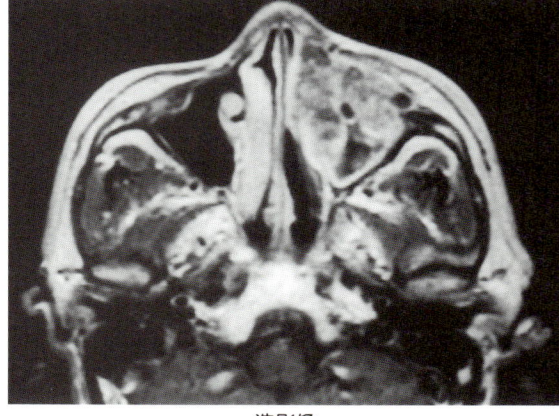

1. 上顎洞骨壁を直接描出するのは困難であり，周囲軟組織の形態的変化によって骨壁破壊の有無を推察する．
2. 粘液貯留などの内部性状の変化は，X線CTと比較し描出能に優れる．
3. 冠状断像，矢状断像により眼窩，歯槽突起への浸潤の有無を判定する．
4. 進展症例では，口腔原発か，上顎洞原発かの鑑別は困難である．

下顎歯肉癌
Carcinoma of lower gum

　下顎歯肉癌は，ほかの口腔粘膜癌と同様にその大半が比較的分化のよい扁平上皮癌である．肉眼的には，肉芽型，潰瘍型など，外向性あるいは内向性の発育を示す．その原発部位の解剖学的特徴のためきわめて早期から隣接する顎骨に進展，浸潤する．部位別にみると臼歯部に好発し，遊離歯肉よりも付着歯肉に，有歯部歯肉よりも無歯部歯肉に高頻度にみられる．画像診断学的には，浸潤の様式によって erosive 型と invasive 型に分類される．反質骨の変化を観察する場合には X 線 CT が優れており，MRI は骨髄内の変化を容易に捉えることができる．

症　例
53 歳，男性
〈主　訴〉左側下顎臼歯部歯肉の腫脹．
〈臨床視診型〉膨隆型．
〈病理組織学的診断〉扁平上皮癌（TNM 分類：T2N0M0）

単純 X 線所見　左側下顎大臼歯部の歯槽骨に比較的境界明瞭な骨吸収像が認められる（矢頭）．

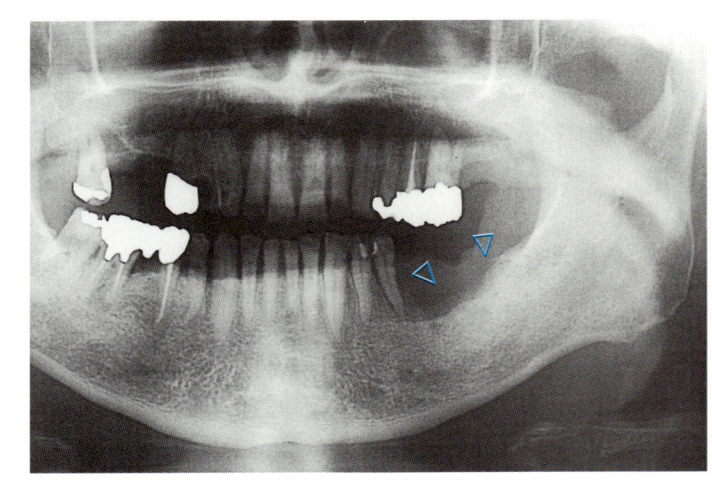

パノラマ X 線写真像

X 線 CT 所見　左側下顎臼歯部に骨破壊像が認められる（矢印）．

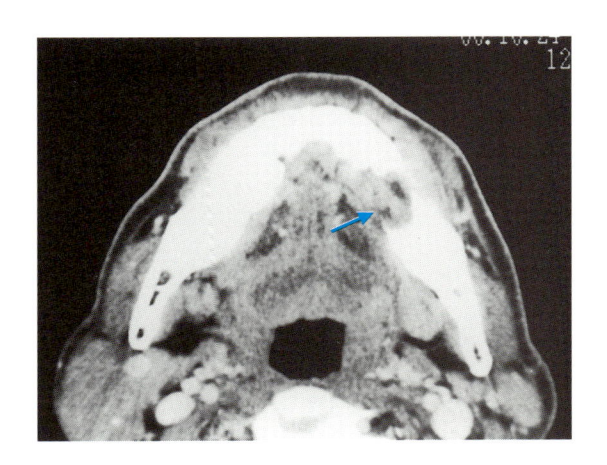

MRI 診断

左側下顎臼歯部にT1強調像で低信号，T2強調像で比較的高信号を示す病変（矢印）が認められる．病変内部は不均一である．脂肪抑制 dynamic MRI では早期から強い造影効果が認められる（❶）．下顎骨骨髄は脂肪抑制によって信号が抑制されている（❷）が，経時的に造影効果が認められ，骨髄深部への腫瘍浸潤が疑われる．

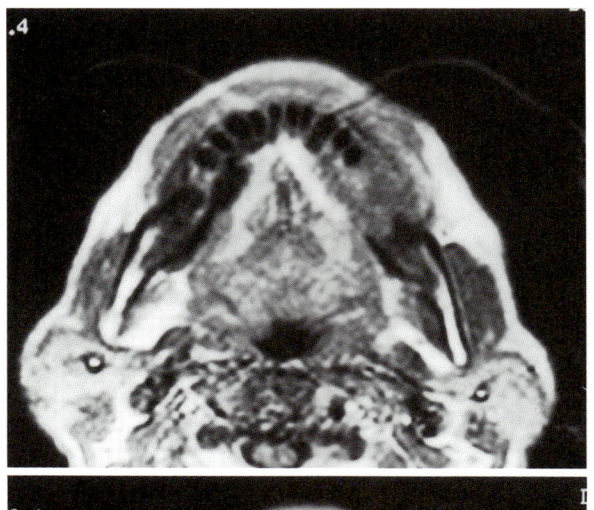

T1強調像

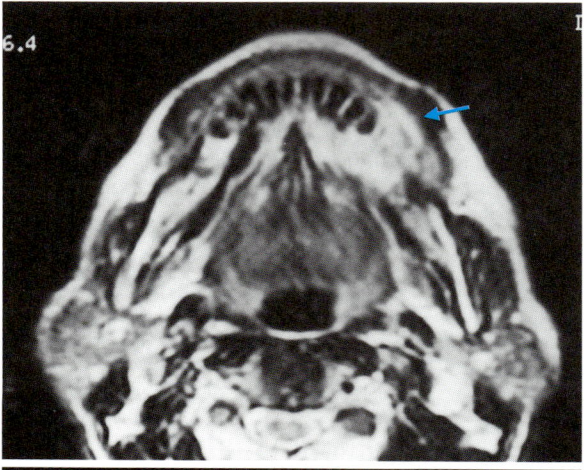

T2強調像

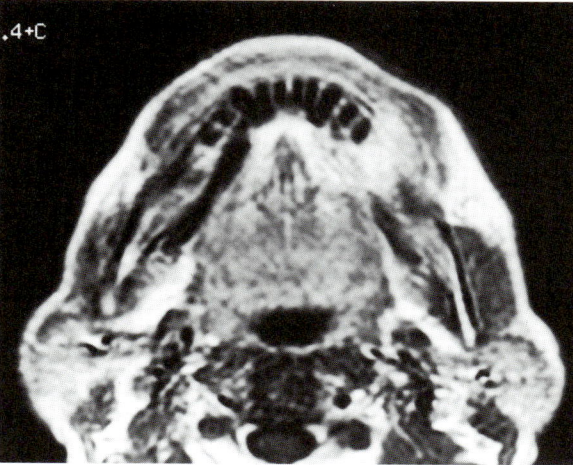

造影像

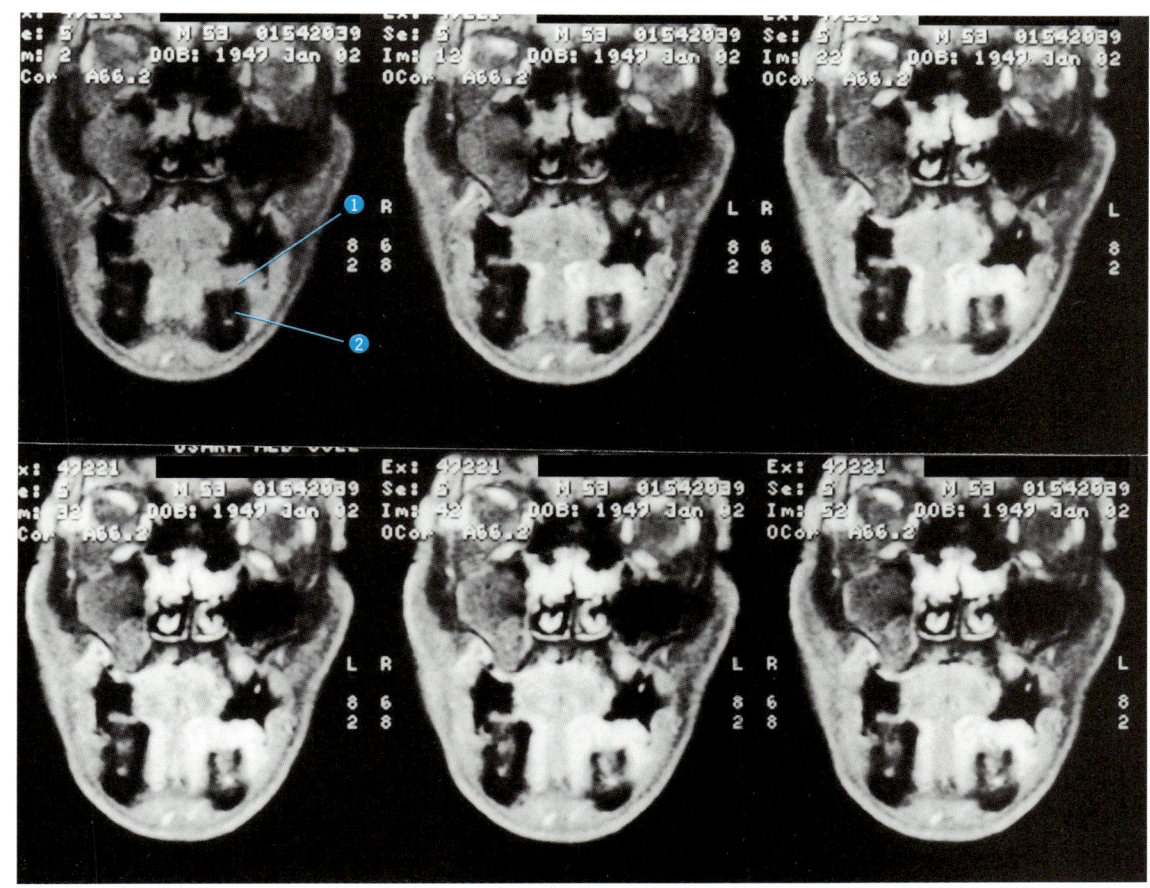

脂肪抑制 dynamic MRI（冠状断）

> **MRI 診断のポイント**
> 1．MRI では皮質骨の破壊を捉えることは困難である．
> 2．T1 強調像は骨髄内の変化に鋭敏であるが，腫瘍周囲の炎症と腫瘍の鑑別は困難である．
> 3．骨髄への浸潤の観察には冠状断の脂肪抑制 dynamic MRI が有益である．

頸部リンパ節転移
Metastatic lymphadenopathy

　口腔癌の所属リンパ節転移の有無の診断は，治療法の選択ならびに予後の予測に必須である．その診断には触診所見が基本であるが，近年は，より客観性のある診断法として超音波検査，X線CT，MRIが応用されている．MRIによる頸部リンパ節の転移の有無の鑑別診断はX線CTによる基準が準用されている．

症例　55歳，女性
〈臨床所見〉触診で数個のリンパ節が触知された．
〈病理組織学的診断〉左側下顎歯肉扁平上皮癌（TNM分類：T2N3M0）

X線CT所見　造影X線CTでは多発性の頸部リンパ節腫脹が認められる（level 1, 2, 3）．さらに，多数のリンパ節にrim enhancementが認められる（矢印）．

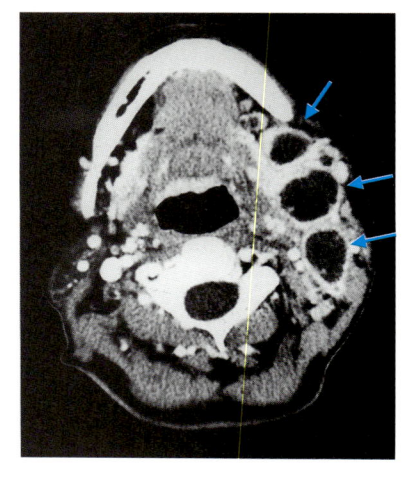

MRI診断　多数のリンパ節はT1強調像で筋組織よりやや高信号，T2強調像で中間信号を示している．内部性状はT1強調像では比較的均一であるが，T2強調像では不均一である．造影像ではリンパ節の周囲が一層造影され（rim enhancement），周囲組織との境界は不明瞭である（矢印）．

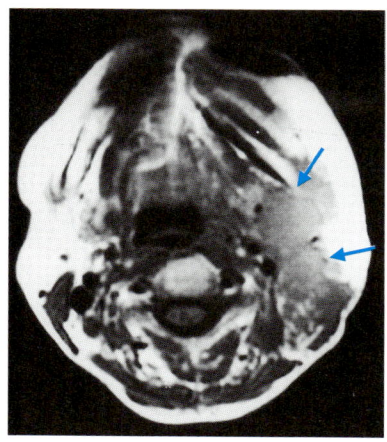

T1強調像 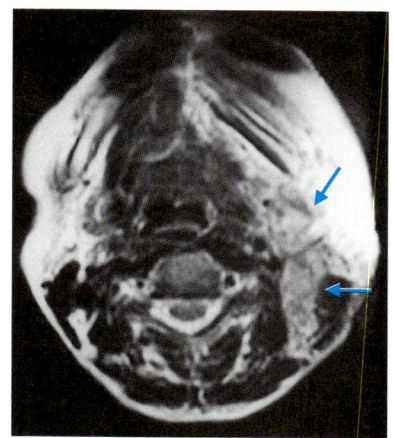　　　　　　　　　　T2強調像

造影像

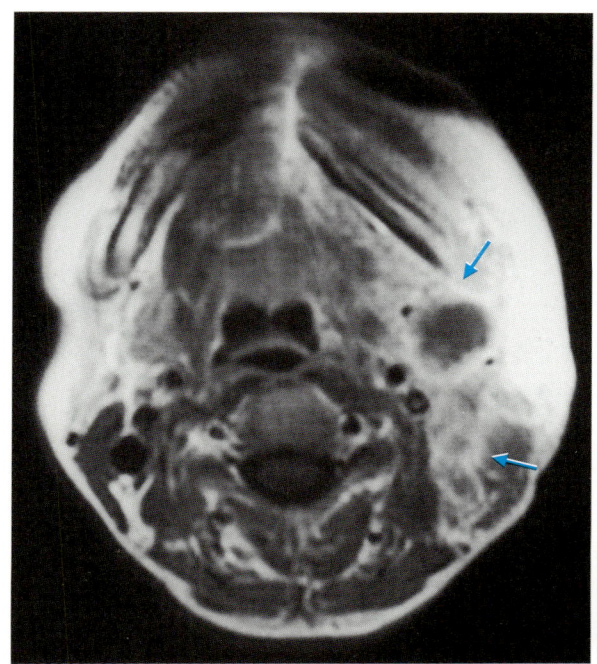

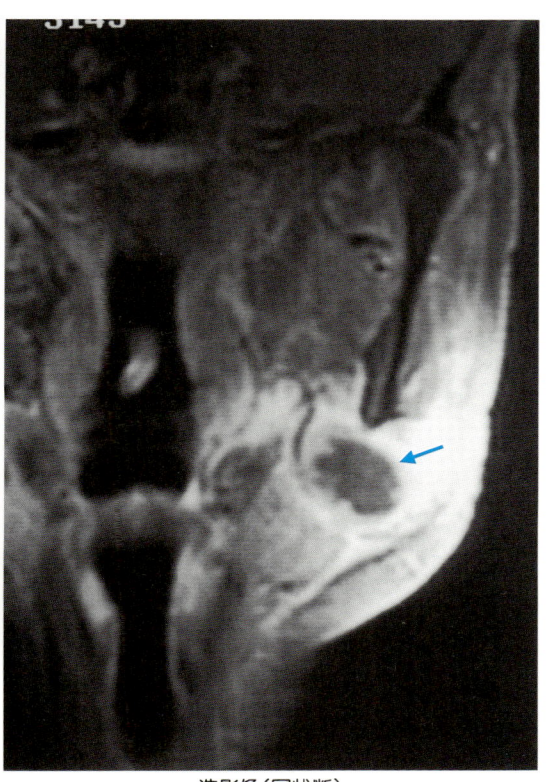

造影像（冠状断）

MRI 診断のポイント

1. 造影剤の使用なしに血管とリンパ節の鑑別が可能である．
2. 一般的に正常リンパ節，病的リンパ節ともにT1強調像で筋肉と同程度の低信号を示す．一方，T2強調像では正常なものは脂肪組織よりも低信号，病的リンパ節は脂肪組織よりも高信号を示す傾向がある．
3. 現時点においてMRI独自の癌のリンパ節転移の有無に関する判定基準はなく，X線CTによる基準が準用されている（表）．

所　　見	判 定 基 準
大きさ	基本的には10 mm以上（顎下リンパ節では15 mm以上）で転移あり 長径よりも短径で判定する
リンパ節内部性状	中心壊死像 peripheral enhancement の出現で転移あり
リンパ節集簇所見	原発巣周囲ならびに所属リンパ節領域に10 mm以上のリンパ節が3個以上集簇してみられた場合，転移あり
形　　態	球形や不整形（正常リンパ節は卵円形）を示す場合，何らかの病的リンパ節と診断する
被膜浸潤	一般的に，炎症性疾患では厚く不整な peripheral enhancement がみられ，腫瘍性では均一な厚さを呈する．不整な peripheral enhancement では被膜外浸潤の可能性あり

腫瘍性疾患

化学療法ならびに放射線療法効果判定
Effect of chemotherapy and radiotherapy on MRI

口腔癌，とくに，その大多数を占める扁平上皮癌の治療には術前化学療法ならびに放射線療法が頻用されている．その効果は臨床的な腫瘍縮小率によって判定される．MRIでもさまざまな所見の変化が認められ，判定の一助として情報を得ることができる．

症例
55歳，男性
〈臨床所見〉正中部下顎歯肉扁平上皮癌（TNM分類：T4N2M0）と診断され，化学療法ならびに放射線療法を施行した（臨床的奏効度：PR）．

MRI診断

初診時のMRIでは下顎正中部に存在する腫瘍（矢印）はT1強調像で筋組織よりやや高信号の中間信号，T2強調像で皮下脂肪組織よりもやや低信号を示している．内部性状は不均一である．dynamic MRIでは早期から不均一であるものの比較的強い造影効果を受け，明らかな造影剤のwash outは認められない（＊：腫瘍）．

化学療法ならびに放射線療法施行後のMRIでは明らかな腫瘍（矢印）の縮小が認められる．T1強調像での信号強度に著変は認められないが，T2強調像では信号強度の低下が認められ，治癒傾向が示唆される．dynamic MRIでは治療前と比較し緩徐で軽度の造影効果を示している（＊：腫瘍）．

■治療前

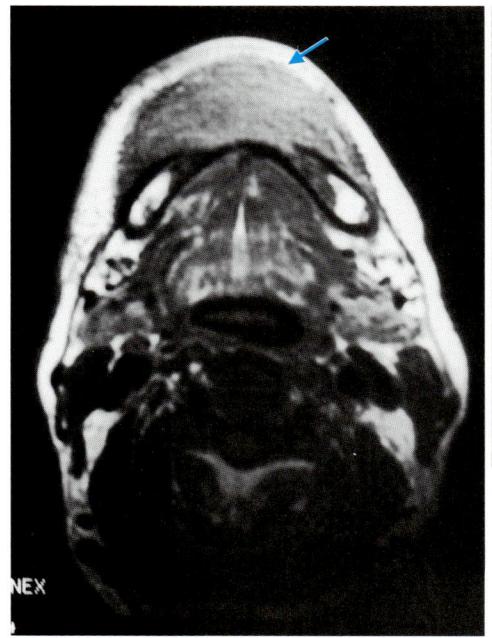

T1強調像

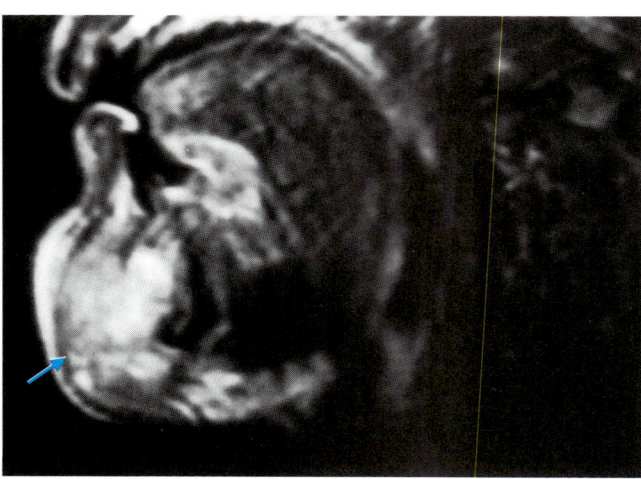

T2強調像（矢状断）

■治療前

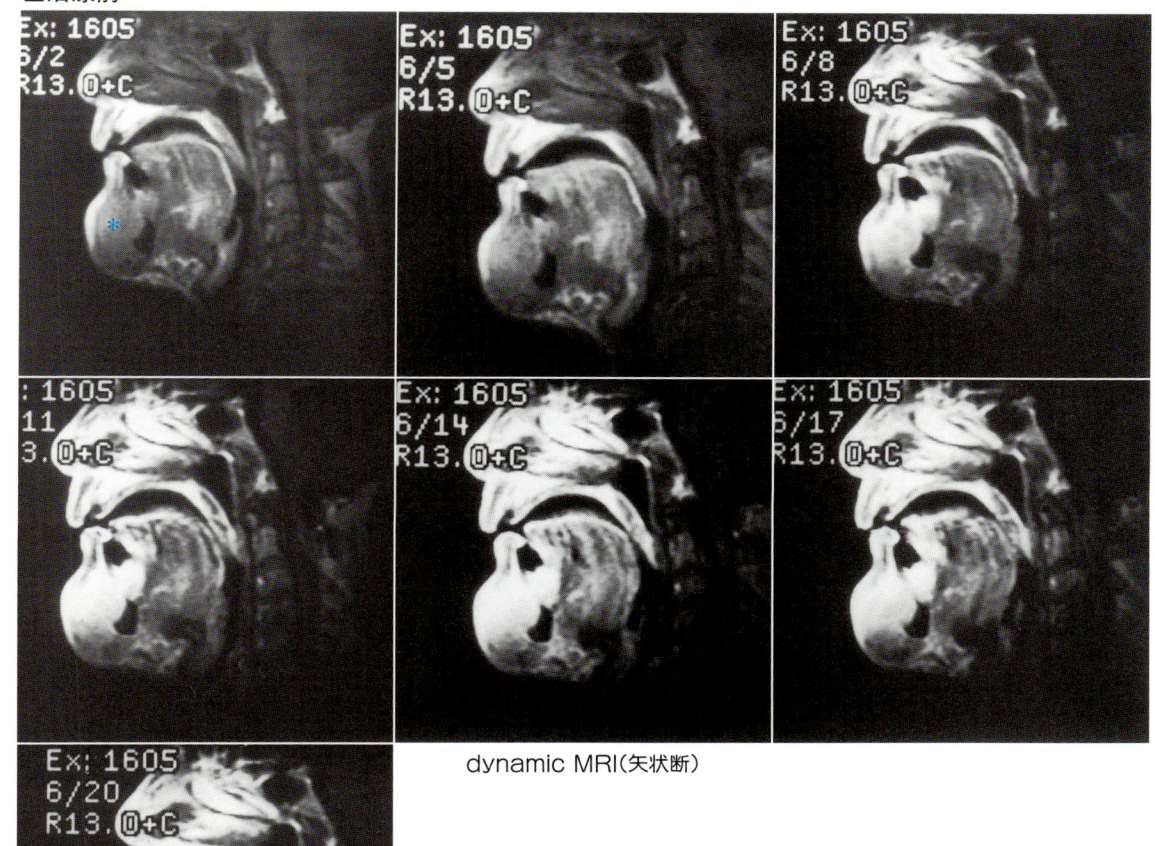

dynamic MRI（矢状断）

■治療後

T1強調像

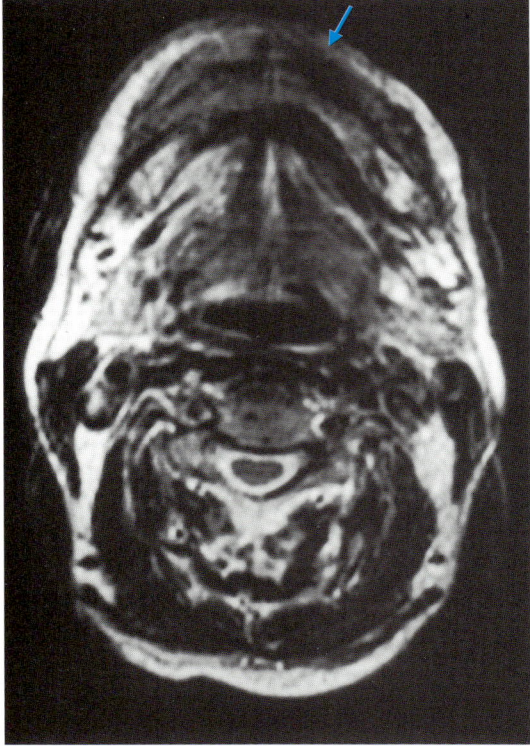

T2強調像

■治療後

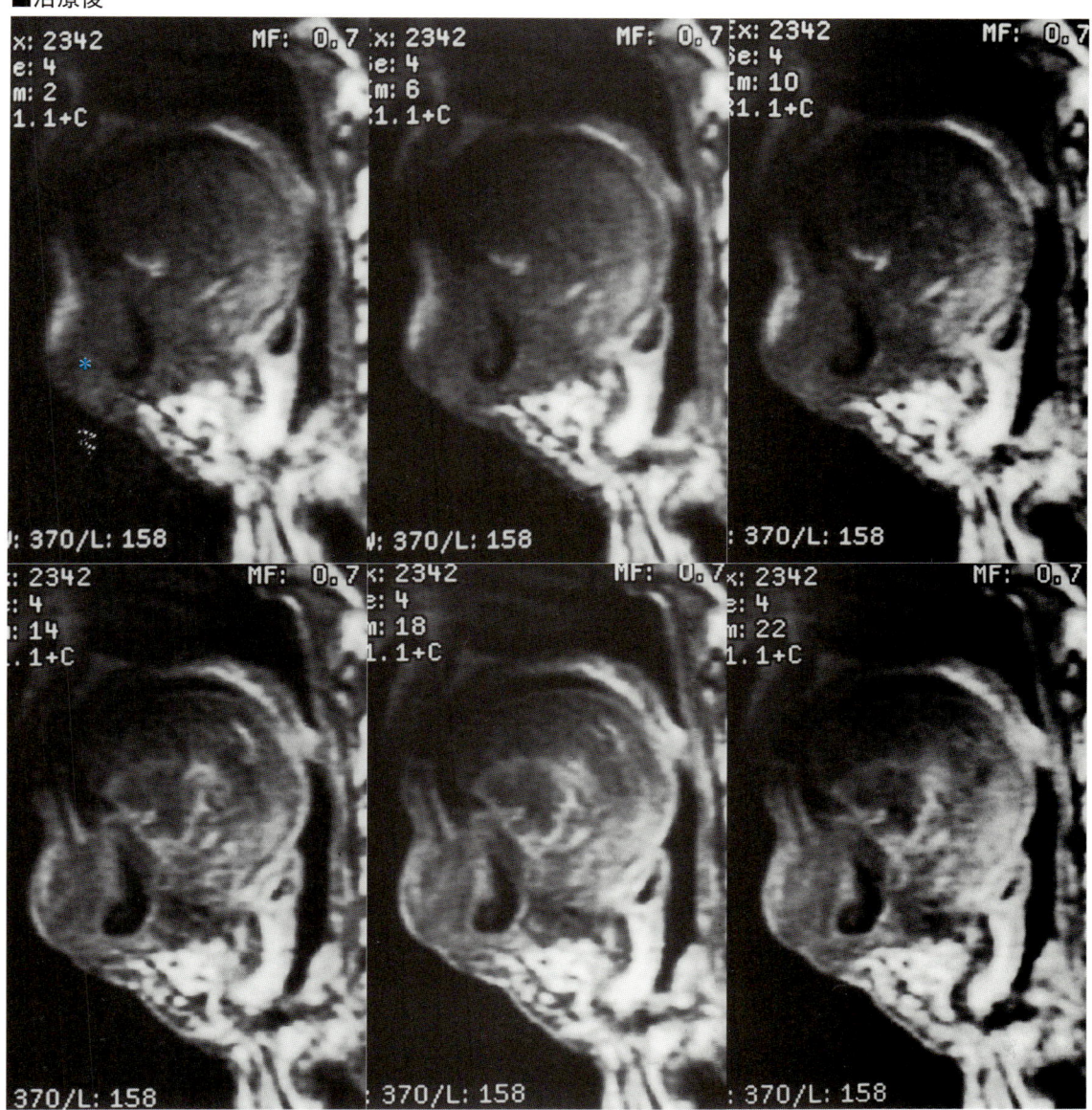

dynamic MRI（矢状断）

>　MRI 診断のポイント

1. 腫瘍の縮小効果を3方向から観察する．
2. T1強調像での信号強度に著変は認められないが，T2強調像では信号強度の低下の有無を観察する．また，内部の壊死巣の出現の有無を観察する．
3. 効果が認められた場合，造影効果は軽度かつ緩徐になる．造影効果の経時的変化を観察するにはdynamic MRI が有用である．

悪性腫瘍の神経浸潤による筋肉の脂肪変性
Fatty degeneration caused by tumor invasion to the nerve fiber

神経の走行路の途中に悪性腫瘍が浸潤すると，知覚神経であれば疼痛ならびに知覚障害，運動神経であれば運動障害が引き起こされる．運動神経が障害された場合には筋組織は脂肪変性を起こし，MRIで特徴的な所見を呈する．

症例　37歳，男性
〈臨床経過〉左側顎下部腺様嚢胞癌のため摘出手術を受けるが，顎下部に腫瘤が出現し，腺様嚢胞癌の再発が確認された．
〈臨床所見〉舌前突運動時，舌尖は患側への偏位が認められた．

MRI診断　病変はT1強調像で低信号，T2強調像で高信号を示している．腫瘍周囲に存在する患側の舌筋組織はT1強調像，T2強調像ともに高信号を示している．造影像では腫瘍に不均一な造影効果が認められる．腫瘍周囲の脂肪変性を起こした筋組織が高信号となるため，T2強調像，造影像よりもむしろT1強調像により病変の局在が明らかである（❶：腫瘍，❷：筋肉の脂肪変性）．

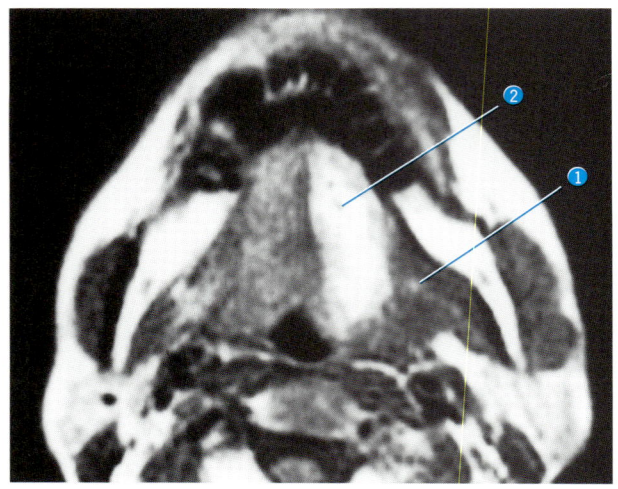

T1強調像

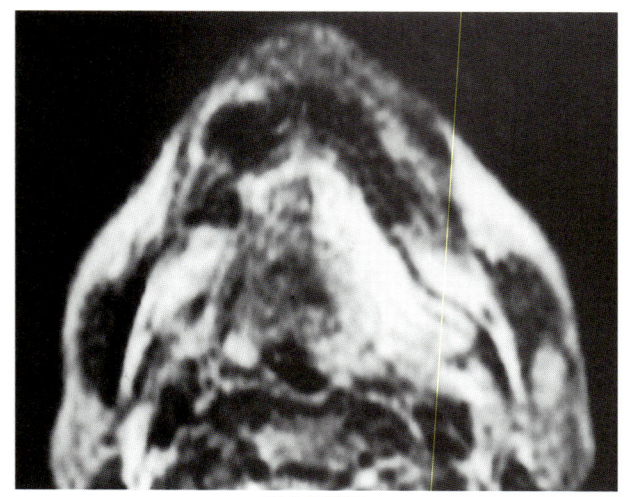

T2強調像

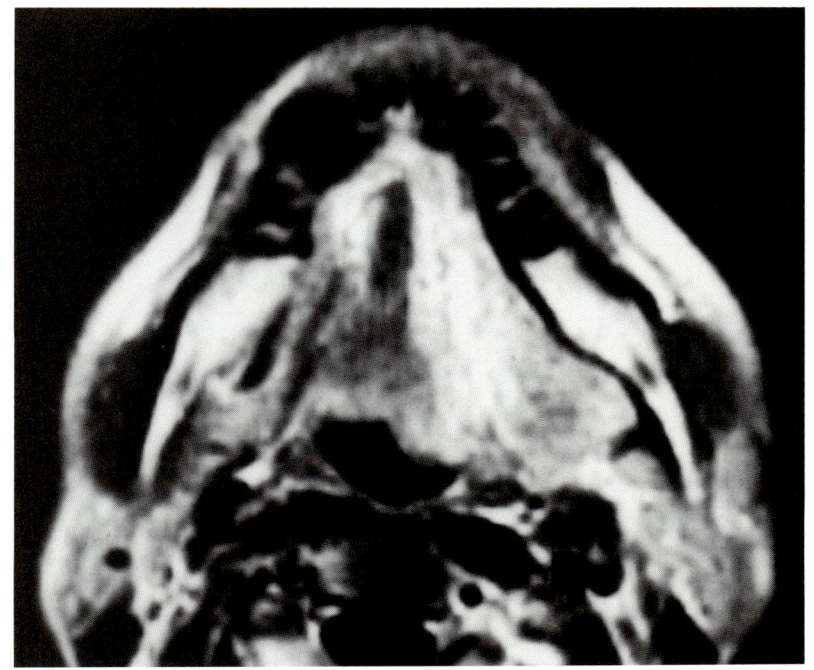

造影像

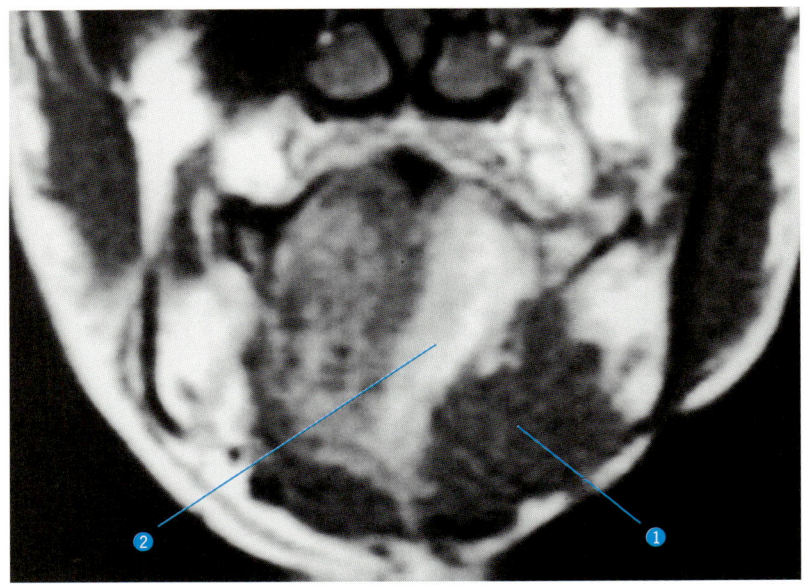

T1強調像（冠状断）

MRI 診断のポイント

1. 脂肪変性を起こした筋組織はT1強調像，T2強調像ともに脂肪組織とほぼ等信号の高信号を示す．
2. 障害を受けた神経に支配される筋組織に信号強度の変化が現れる（本症例の場合は，左舌下神経）．
3. 手術時の神経切断の際にも同様の所見が認められるため，画像の観察前に関連部位の手術歴などを把握しておく必要がある．

◆非上皮性腫瘍◆
下顎悪性線維性組織球腫
Malignant fibrous histiocytoma of mandible

悪性線維性組織球腫は中高齢者に生じる最も発生頻度の高い肉腫であり，大腿部，臀部，上腕，後腹膜などが好発部位である．顎口腔領域ではまれであるが，副鼻腔，顎骨などに生じる．臨床的には無痛性腫瘤として原発し，周囲軟組織や骨組織に浸潤性に増殖する．

症例
45歳，男性
〈主　訴〉右側下顎部有痛性腫脹ならびに下唇のしびれ感．
〈臨床所見〉右側下顎骨体に下顎骨と固着性の腫瘍が認められた．
〈病理組織学的診断〉悪性線維性組織球腫
（storiform-pleomorphic type）

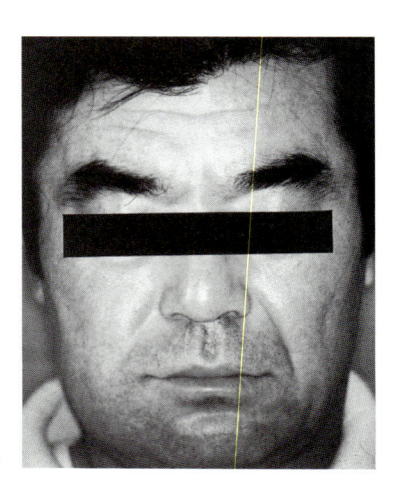

（カラー口絵11参照）

単純X線所見　右側下顎骨体部に境界不明瞭な虫喰い状の骨破壊像が認められた（矢印）．

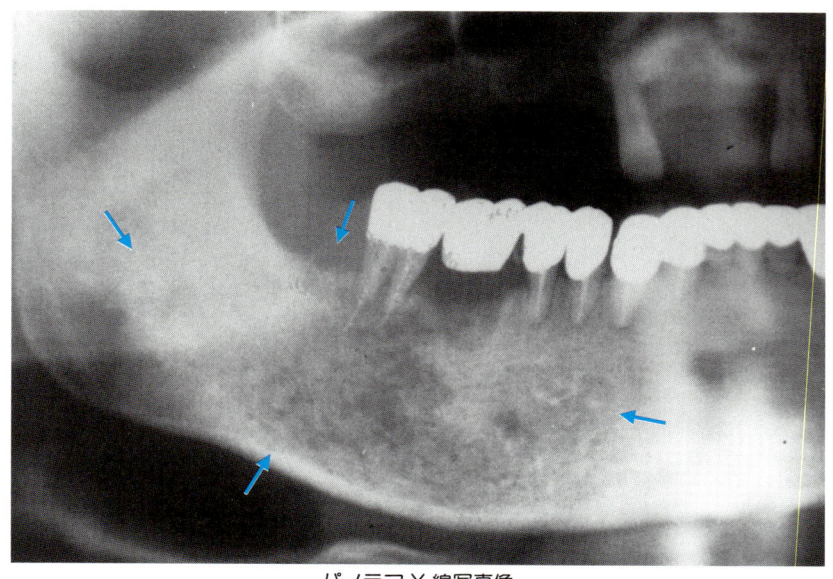

パノラマX線写真像

X線CT所見 右側下顎骨体部を取り囲むように soft tissue density mass が認められる（矢印）。舌側皮質骨に骨破壊が認められ，骨髄腔でも腫瘍の浸潤が認められる．腫瘍と接する部位の頰側皮質骨の外側面にわずかながら腫瘍の浸潤像が認められる（矢頭）．

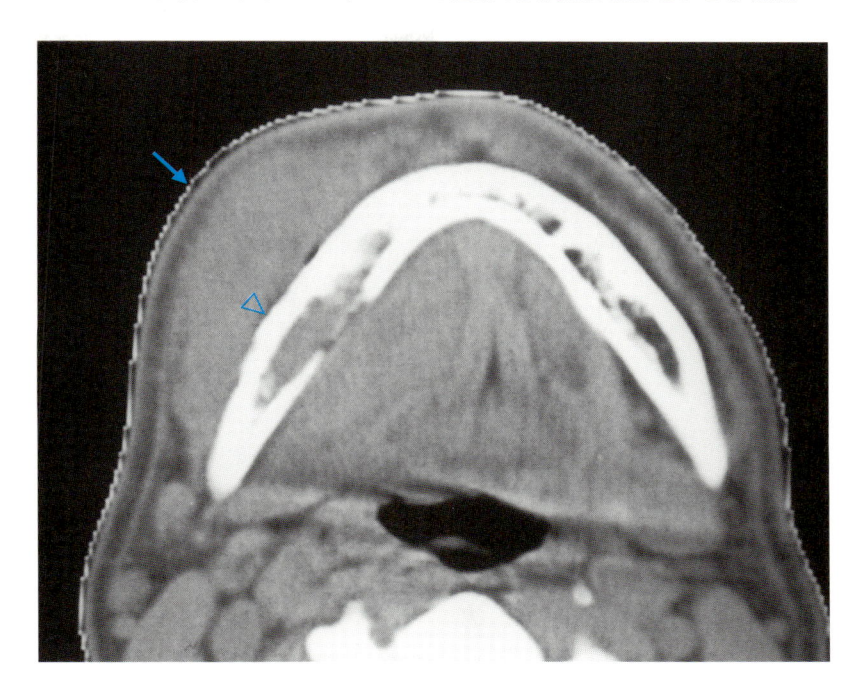

MRI 診断

腫瘍はＴ１強調像で低信号，Ｔ２強調像で高信号を示す腫瘤性病変として描出されている（矢印）．周囲組織との境界はＴ１強調像，Ｔ２強調像ともにおおむね明瞭であるが，一部不明瞭に描出されている．骨髄内での腫瘍の拡がりは，Ｔ２強調像と比較しＴ１強調像で明らかであるが，Ｘ線 CT と比較しやや広範囲に描出されている．腫瘍内部性状はＴ１強調像，Ｔ２強調像ともに不均一である．明らかな出血巣，壊死巣は認められない．

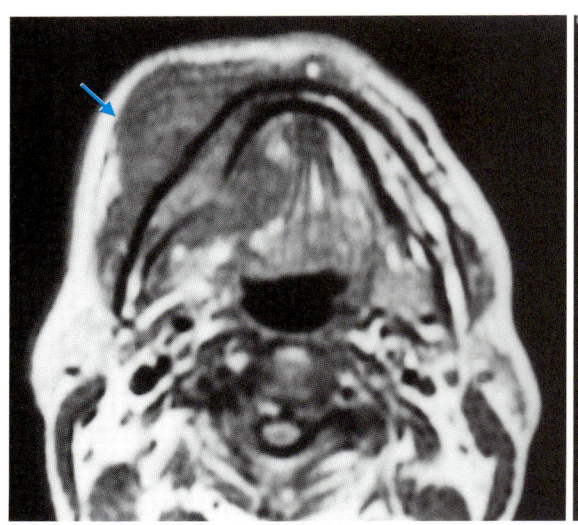

Ｔ１強調像　　　　　　　　　　　　　　　Ｔ２強調像

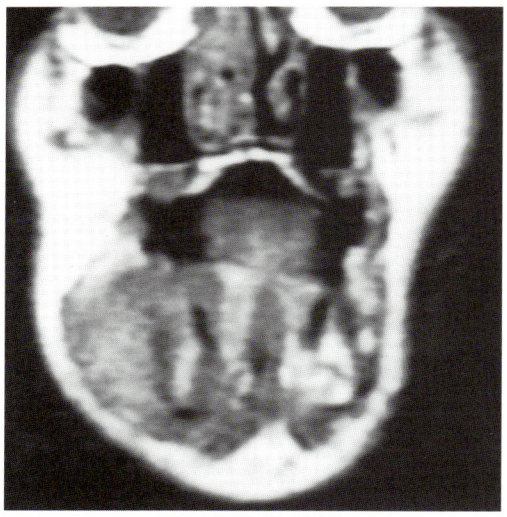

Ｔ１強調像（冠状断）

MRI 診断のポイント

1. Ｔ１強調像ならびにＴ２強調像での信号強度のパターンは非特異的である．
2. 周囲組織との境界は比較的明瞭に描出される．
3. 分葉構造を呈する腫瘤性病変として描出されることがある．
4. 病変内部に出血巣，壊死巣が認められることがある．

骨肉腫
Osteosarcoma

　骨形成間葉組織から発生し，類骨ないし骨組織を形成する肉腫であり，骨に原発する悪性腫瘍として最も一般的なものである．好発部位は長管骨の骨幹端部であり，顎骨には比較的少ない．骨肉腫の好発年齢は10歳から25歳であるが，顎骨のものはそれより約10歳年長者にみられるとされている．画像診断学的には不規則な骨破壊像，典型的な骨膜反応（sun-ray appearance，典型像は25％以下の症例に認められる）が特徴である．

症例　49歳，女性
〈主　訴〉左側下顎部の無痛性腫脹．
〈病理組織学的診断〉骨肉腫．

単純X線所見　左側下顎骨体部に比較的境界明瞭な単房性のX線透過像が認められる（矢印）．

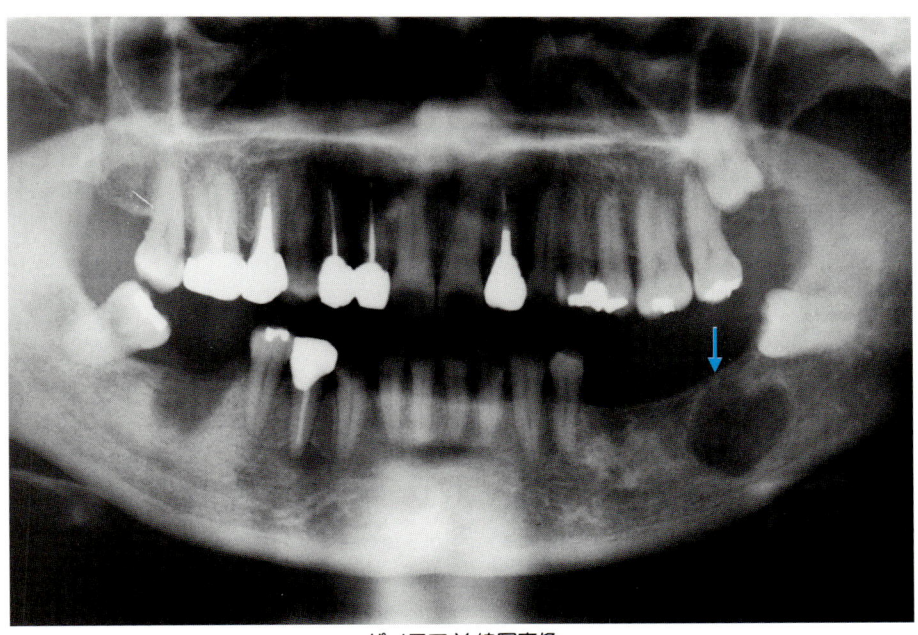

パノラマX線写真像

X線CT所見 左側下顎骨体部に骨破壊像が認められる（矢印）．病変部周囲の皮質骨に膨脹性変化は認められず，皮質骨は不規則な破壊像を示している．

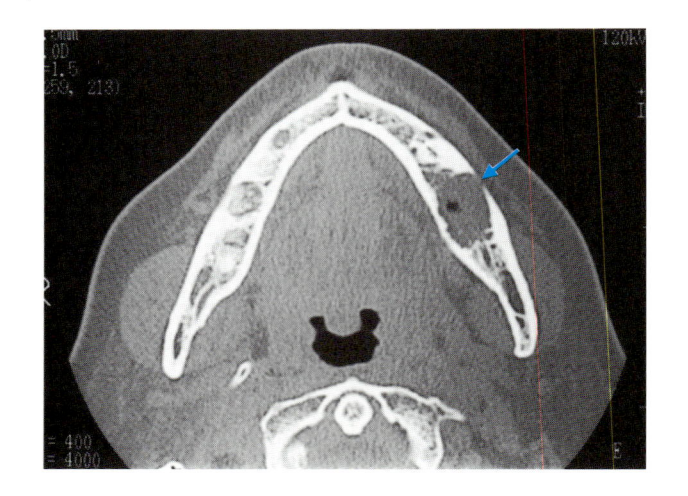

MRI診断 左側下顎骨体部にT1強調像で舌筋組織とほぼ等信号の低信号，T2強調像で高信号を示す腫瘤性病変が認められる（矢印）．内部性状はT1強調像，T2強調像ともに不均一である．dynamic MRIでは早期から強い造影効果を受けている．皮質骨による無信号域に一部断裂を認めるが，周囲軟組織に明らかな浸潤は認められない．

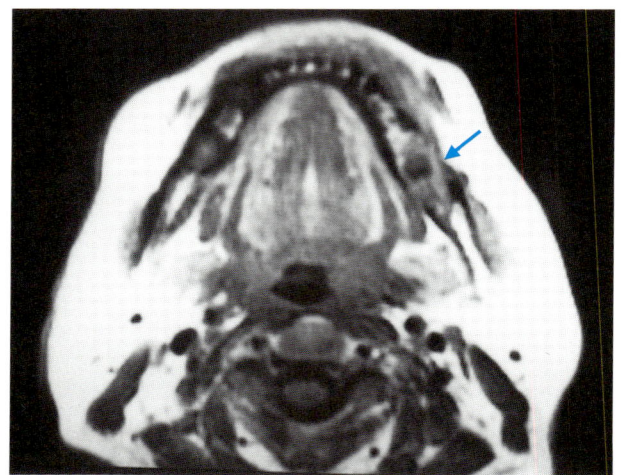

T1強調像

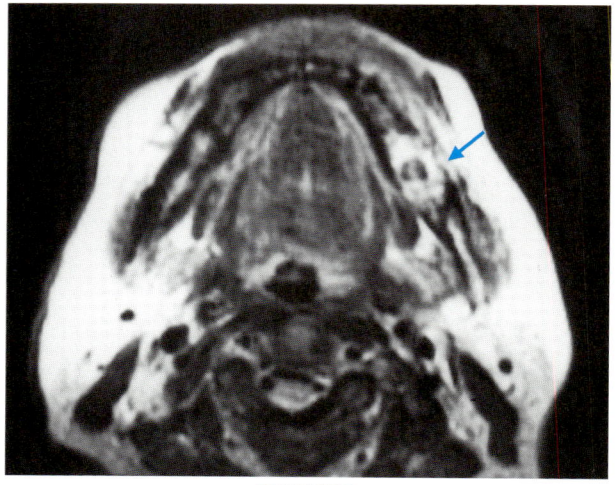

T2強調像

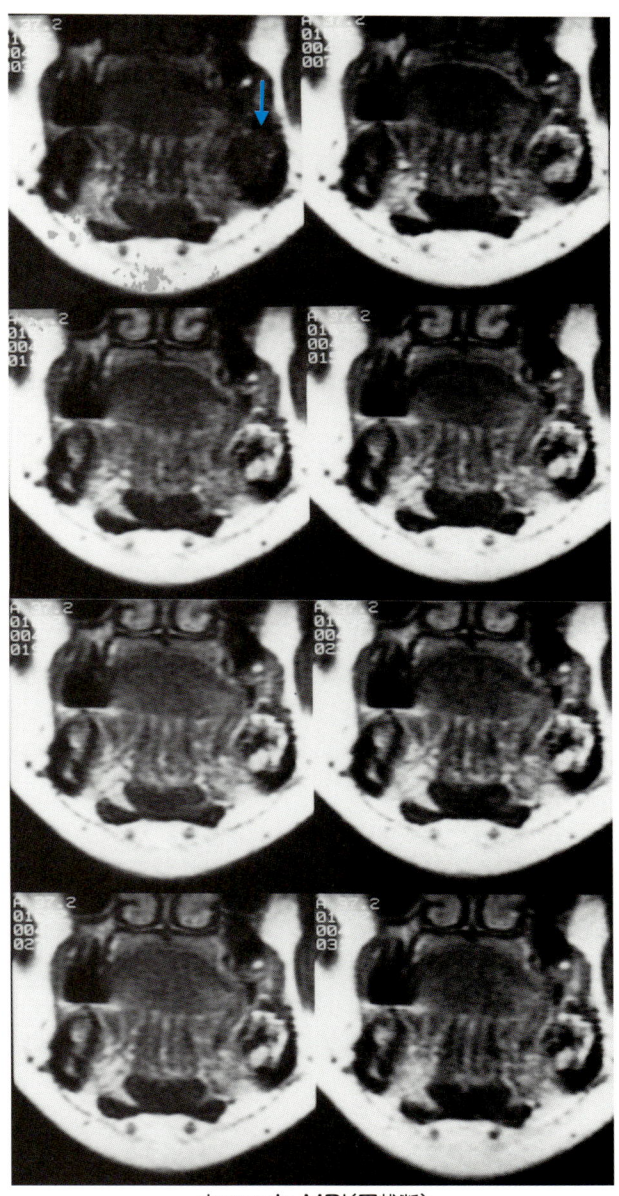

dynamic MRI（冠状断）

> ### MRI 診断のポイント
>
> 1. T1強調像で低信号から中間信号，T2強調像で高信号を示す．また，内部の類骨ならびに骨組織はT1強調像，T2強調像ともに無信号である．
> 2. 造影像では不均一に造影される．
> 3. 骨髄内での進展範囲の把握にはT1強調像が，周囲軟組織への浸潤の判定にはT2強調像がそれぞれ有用である．
> 4. 骨髄内での進展範囲を造影像で観察する際には脂肪抑制造影像の併用を行う．

軟骨肉腫
Chondrosarcoma

　軟骨肉腫は軟骨を形成する悪性腫瘍であり，一般的に悪性度は低い．原発性骨悪性腫瘍のなかでは骨肉腫に次いで2番目に多く認められる．臨床的には比較的緩徐に増大する腫瘤として認められることが多く，局所再発を起こしやすいが，遠隔転移は少ない．単純X線所見では境界不明瞭な骨破壊像として認められる．

症例　82歳，男性
〈主　訴〉左側上顎歯肉部の腫瘤形成．

X線CT所見　左側上顎歯槽突起部の頬舌側皮質骨に膨脹性骨破壊像が認められる（矢印）．

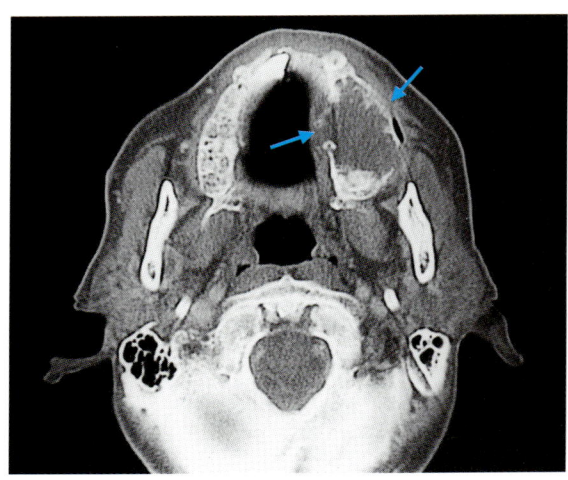

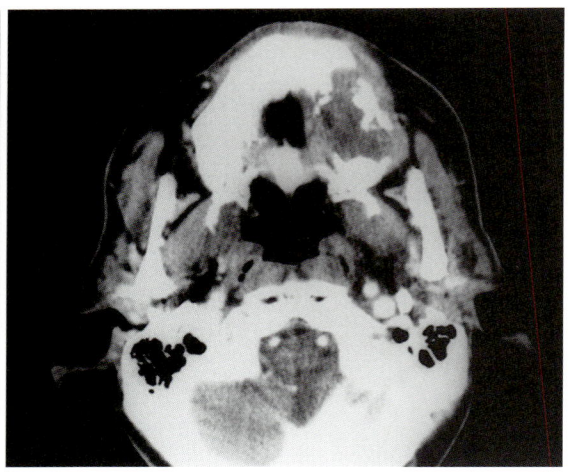

骨レベル　　　　　　　　　軟組織レベル

MRI診断　T1強調像では内部性状は比較的均一，周囲組織との境界不明瞭な低信号領域として描出されている（白矢印）．T2強調像では内部性状不均一な脂肪組織と同程度の高信号域として描出されている．造影後T1強調像では辺縁域の一層が造影され，さらに，内部が点状に不均一に造影されている（矢印）．

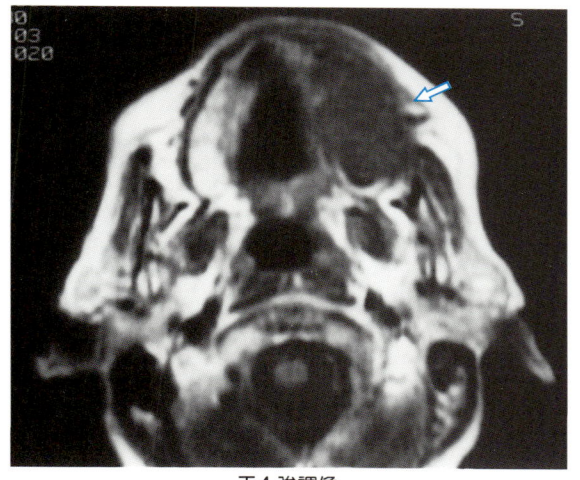

T1強調像

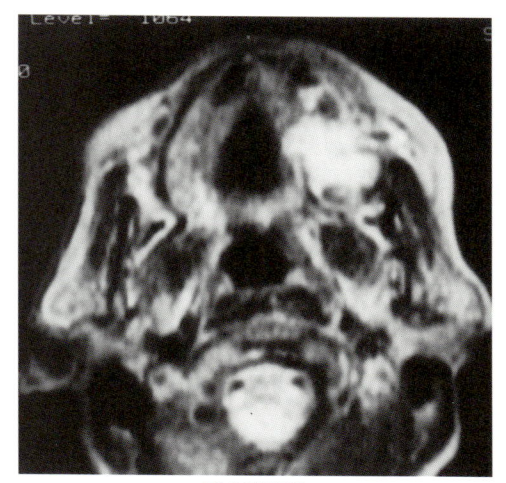

T2強調像

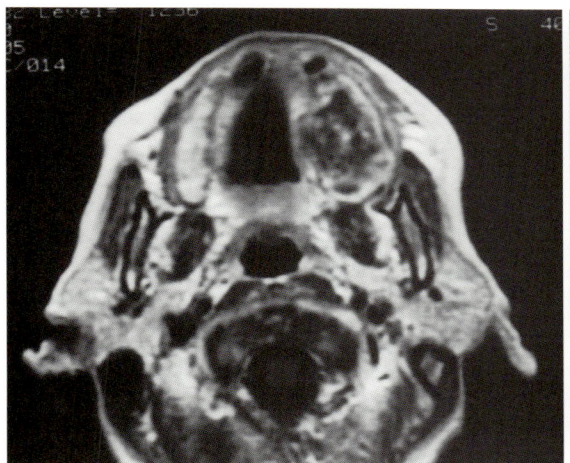

造影像

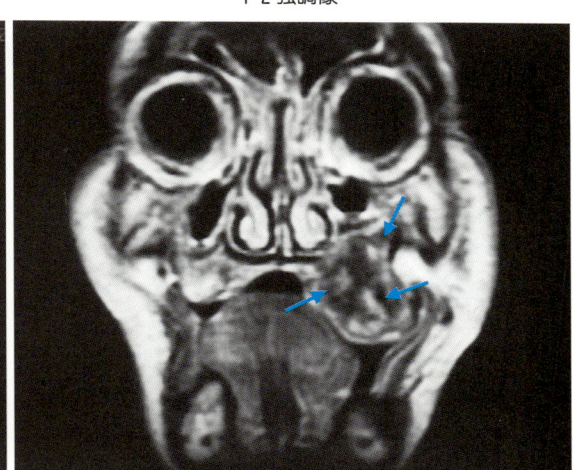

造影像（冠状断）

MRI 診断のポイント

1. 軟骨基質は一般的に T1 強調像で著しい低信号，T2 強調像で著しい高信号を示す．
2. 軟骨性腫瘍は造影像では軟骨基質間に介在する隔壁様部分や辺縁部が造影されるため，腫瘍内部や辺縁部がリング状あるいは弓状に造影される．
3. 病理組織学的に粘液腫様部分，線維腫様部分，石灰沈着が認められることがあり，さまざまな信号強度，ならびに内部性状を示す．

悪性リンパ腫
Malignant lymphoma

　リンパ細網組織に由来する原発性悪性腫瘍である．リンパ節に好発し，とくに，Hodgkin病のほとんどはリンパ節に初発する．そのほかの型のものはリンパ節以外の組織から生じることがあり，胃，Waldeyer咽頭輪，腸，扁桃，皮膚，骨，唾液腺に生じ，口腔粘膜部に発生することもある．顎口腔領域では顎骨，口蓋，歯肉など口腔内にみられる場合と，顎下リンパ節など頸部リンパ節にみられる場合がある．

症例 65歳，男性
〈主　訴〉両側顎下リンパ節の腫脹．

MRI診断　両側顎下部，オトガイ下部，上内深頸リンパ節領域に多発性のリンパ節腫脹が認められる（矢印）．おのおののリンパ節はT1強調像で筋組織とほぼ等信号の低信号，T2強調像で皮下脂肪組織とほぼ等信号の中間信号を示している．内部性状はT1強調像で比較的均一，T2強調像でやや不均一である．造影像では不均一で軽度の造影効果が認められ，いわゆるrim enhancementを示すものは認められない．

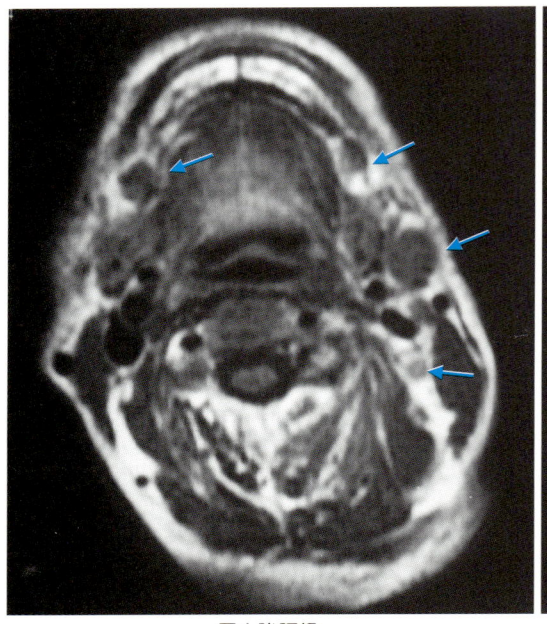

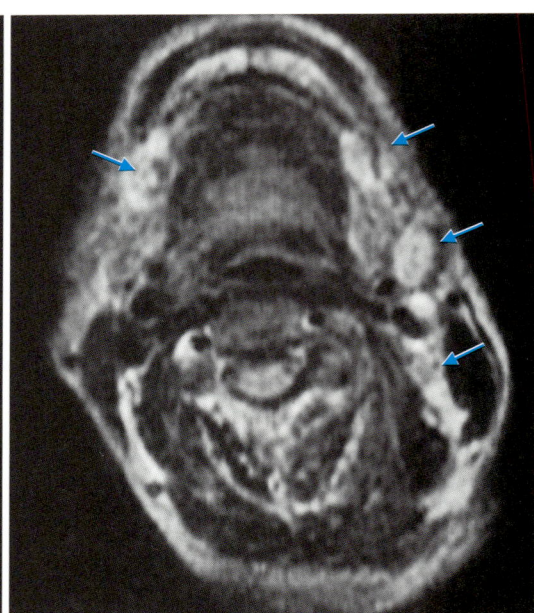

T1強調像　　　　　　　　　　　　T2強調像

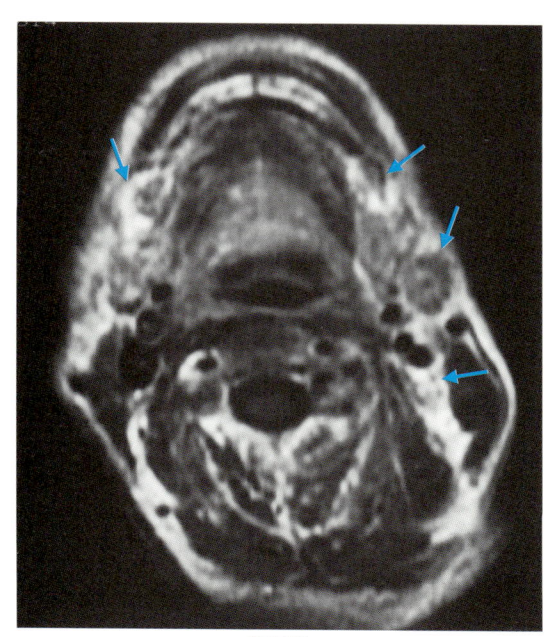

造影像

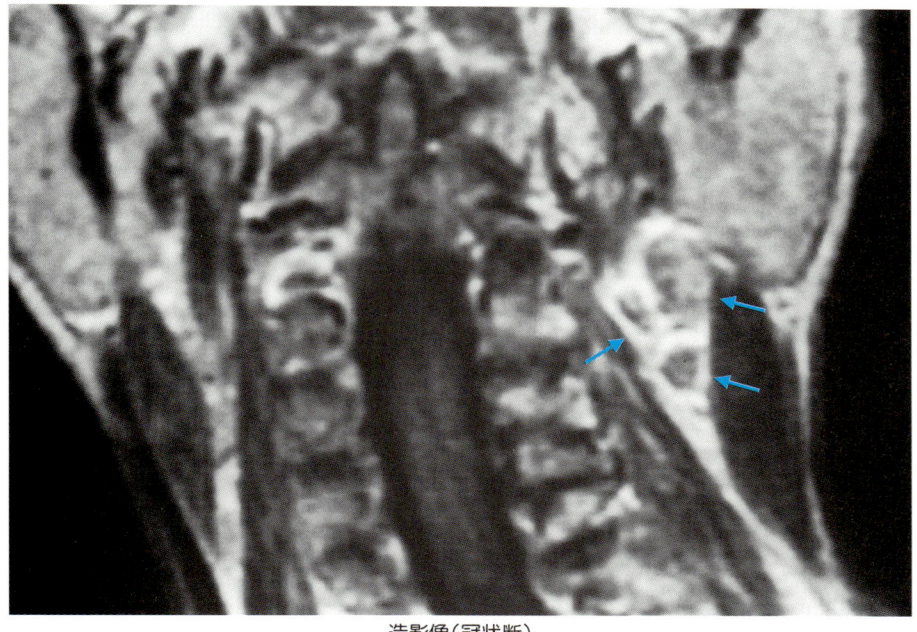

造影像（冠状断）

> ### MRI 診断のポイント
> 1. T1強調像で筋組織とほぼ等信号，T2強調像で皮下脂肪組織とほぼ等信号を示す．
> 2. リンパ節の形態は一般的には球形を示すが，楕円形のものもみられる．
> 3. 扁平上皮癌の転移性リンパ節が中心壊死を起こし，造影像では辺縁領域が造影効果を受けるのに対し，悪性リンパ腫では中心壊死の傾向が乏しく，不均一な造影効果を受ける．

3 囊胞性疾患

囊胞性疾患におけるMRI診断法

　顎口腔領域の囊胞性疾患には，歯原性囊胞をはじめとする顎骨内部に発生する囊胞，ならびに軟組織内に発生する囊胞がある．顎骨内に発生する囊胞の画像診断の基本はパノラマX線写真，単純X線写真，ならびにX線CTである．一方，軟組織に発生した囊胞ではX線CTならびにMRIの適応となるが，その診断的価値はMRIのほうが高い．また，顎骨内に発生した囊胞でも，その液状成分の性状の把握や腫瘍性疾患との鑑別を行う場合にはMRIによって得られる情報は多い．とくに，造影像では内部の液状成分は造影されず，辺縁の比較的均一な厚さの領域（囊胞壁に相当する）が一層強く造影されることによって囊胞と診断する際の客観性が向上する．しかしながら，歯と囊胞の関係の観察はMRIでは不可能である．

　軟組織に発生した囊胞においては，MRIはきわめて有用であり，第一選択の画像診断法となり得る．とくに，類皮囊胞，類表皮囊胞，ガマ腫などの粘液囊胞の局在診断には冠状断像，矢状断像が有用である．

　囊胞内容液は，おおむねT1強調像で低信号，T2強調像で高信号を示す．しかしながら，内容液の性状，すなわち，内容液の自由水の量，タンパク含有量，粘稠度，出血の有無などによってさまざまな信号強度パターンを示し，診断の一助となる場合がある．たとえば，術後性上顎囊胞における粘稠な内容液はT1強調像で比較的高信号を示す．類皮囊胞や歯原性角化囊胞においては角化物質の存在により，T2強調像で内容液が不均一に描出される傾向がある．

A. 歯原性嚢胞

● 含歯性嚢胞 ●
Dentigerous cyst

含歯性嚢胞は嚢胞壁に埋伏歯を有し，その歯冠を腔内に含むものである．10～30歳台に受診することが多い．下顎では智歯部，小臼歯部に多く，上顎では犬歯部，智歯部に多い．画像診断学的には，単純X線写真により境界明瞭な類円形の透過像として描出され，その中に埋伏歯に歯冠を含むことが特徴的である．単房性のことが多いが，まれに多房性のこともある．また，きわめてまれに多発性に認められることがある．

症例 13歳，女性
〈主　訴〉歯の萌出遅延ならびに咬合不全．
〈既往歴〉口蓋裂．歯科矯正治療中．

単純X線所見 ４３２|は埋伏しており，その周囲に嚢胞様X線透過像が認められる．|８も埋伏し，歯冠周囲に嚢胞様X線透過像が認められる．さらに，８７　３|８も埋伏し，周囲に嚢胞様X線透過像が認められる．

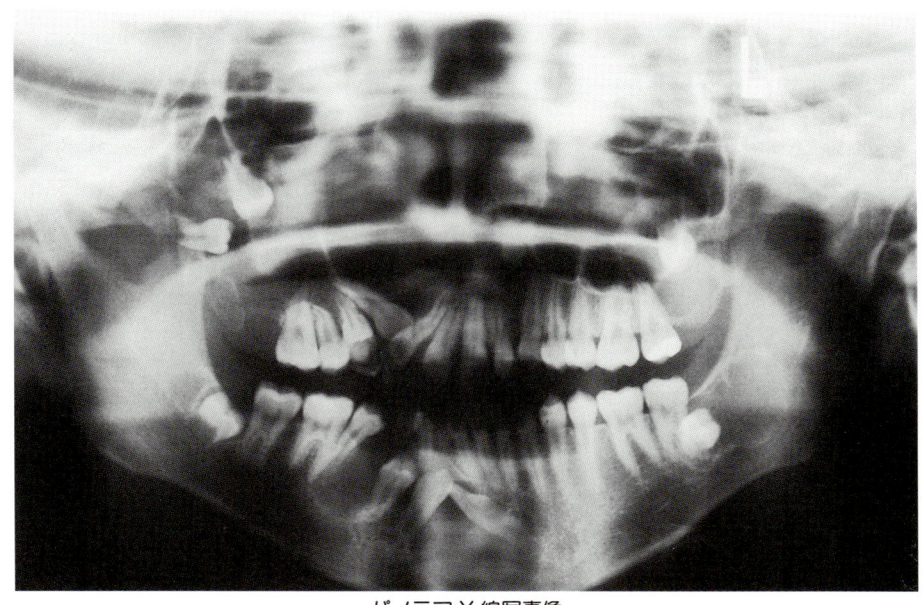

パノラマX線写真像

X線CT所見

軸位断X線CT写真では，パノラマX線写真で指摘された部位に内部に歯を含有する骨膨脹性の囊胞様病変が認められる（矢印）.

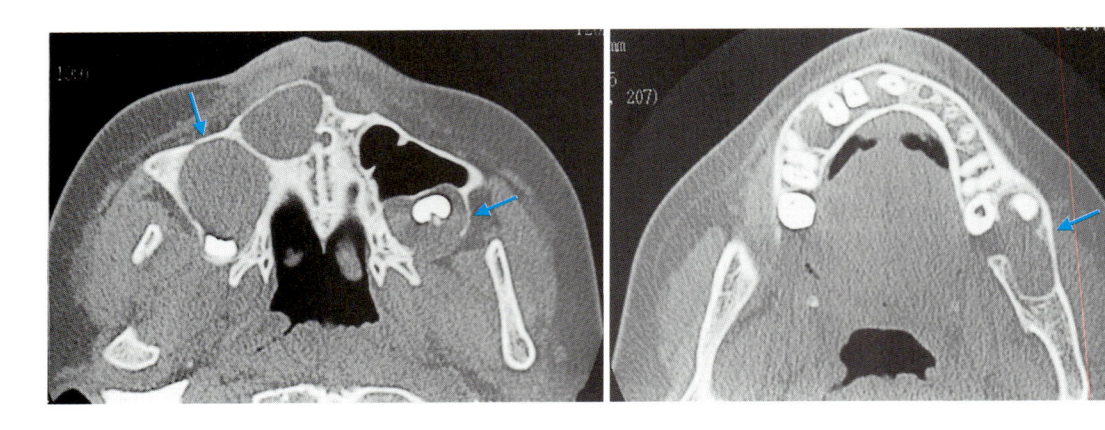

MRI診断

各病変ともにT1強調像で低信号，T2強調像で中間信号から高信号を示し，内部性状は均一である（矢頭）．造影像では内部は造影効果を受けず，辺縁域の一層が線状に造影されている．また，病変内部にはT1強調像，T2強調像ともに無信号を示す領域が認められる（矢印：歯）.

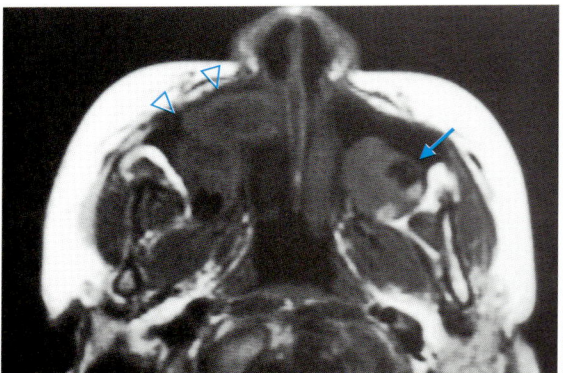

T1強調像

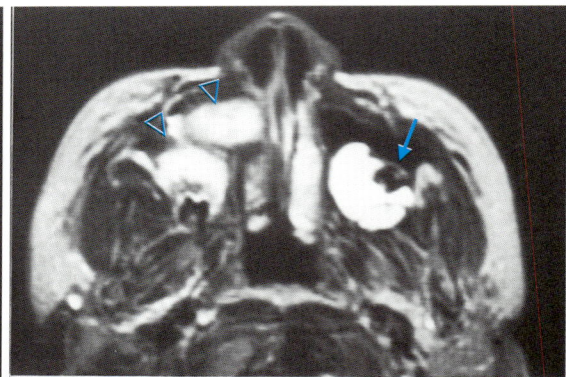

T2強調像

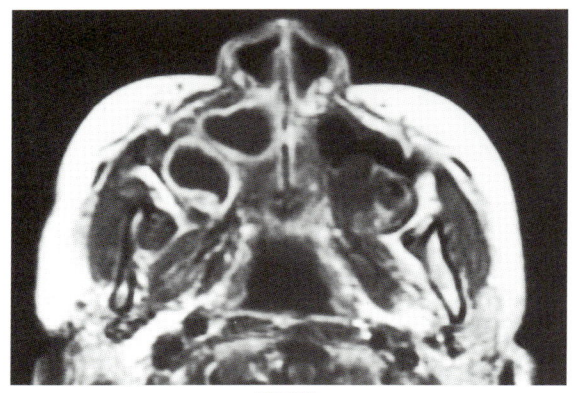

造影像

T1強調像　　　　　　　　　　　　　　T2強調像

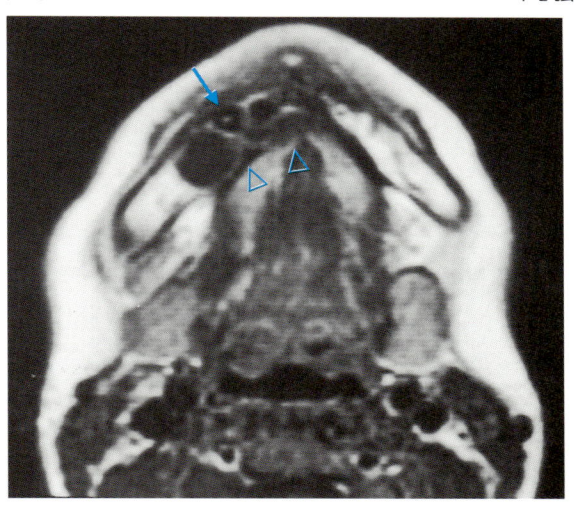

造影像

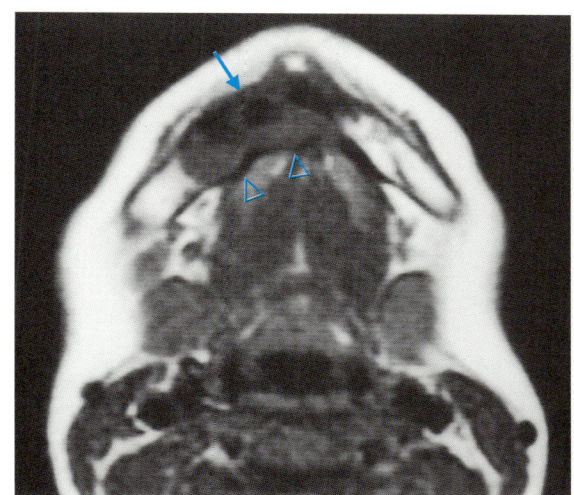

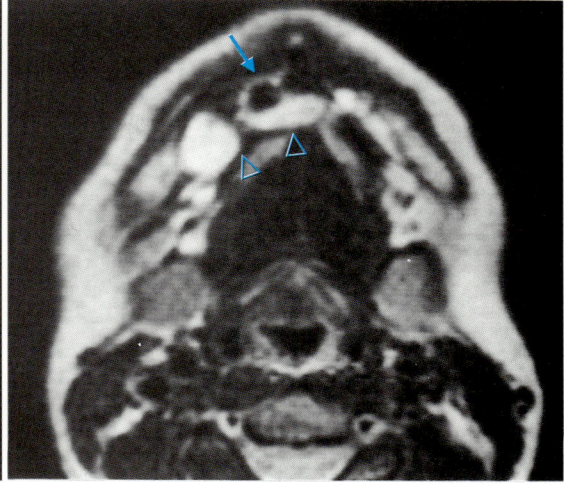

MRI 診断のポイント

1. 含歯性嚢胞，歯根嚢胞などの嚢胞内溶液はT1強調像で低信号，T2強調像で高信号を示し，内部性状は均一に描出される．
2. 歯を内部に含む場合には，歯はT1強調像，T2強調像ともに無信号に描出される．
3. 造影像では辺縁域の一層が線状に造影され，内部は造影されない．
4. パノラマX線ならびにX線CTにより嚢胞性疾患であるか腫瘍性疾患であるかの鑑別が困難な場合に，造影MRIは有用である．

歯原性角化囊胞
Odontogenic keratocyst

　囊胞腔内に埋伏歯を含まないものは原始性囊胞とよばれ，囊胞上皮が角化を示すものを歯原性角化囊胞という．WHO分類では両者は同義語として掲載されている．20～30歳台，下顎智歯部から下顎枝にかけて好発し，頰舌的よりも近遠心的発育を示す傾向がある．摘出後の再発が比較的多い．画像診断学的には境界明瞭な単房性または多房性X線透過像として認められ，病巣辺縁は歯間部歯槽骨に入り込み，波状またはホタテ貝状を示すことがある．

症例　32歳，女性
〈主　訴〉左側鼻唇溝領域の腫脹．

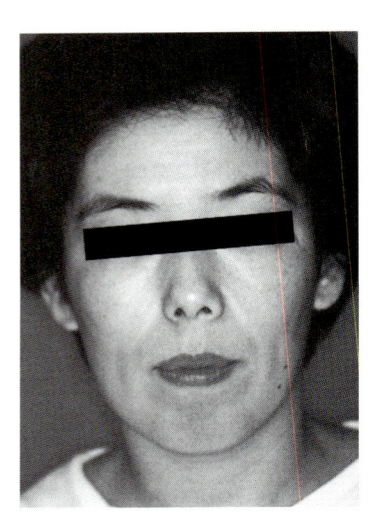

（カラー口絵12参照）

単純X線所見　左側上顎中切歯部から小臼歯部にかけて境界明瞭な多房性X線透過像が認められる（矢印）．

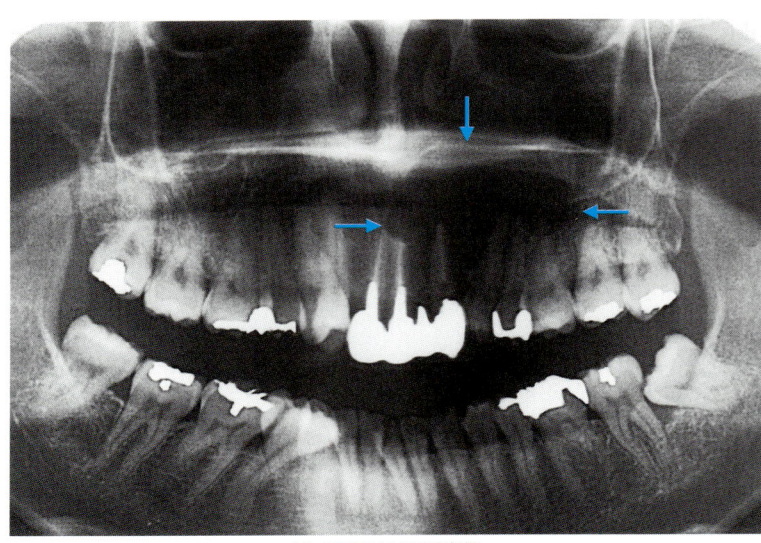

パノラマX線写真像

X線CT所見

左側上顎前歯部から小臼歯部にかけての歯槽突起部に境界明瞭, 多房性, 内部性状均一, 骨膨脹性の囊胞様病変が認められる(矢印).

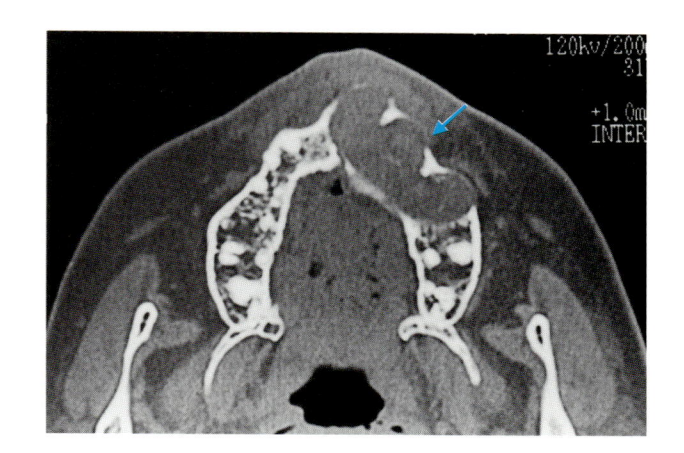

MRI診断

T1強調像で比較的均一な低信号, T2強調像で脂肪組織よりやや高信号を示し, 内部は不均一である(矢印). 造影像では辺縁域の一層が造影効果を受け, 内部に造影効果は認められない. 病変は多房性を示している.

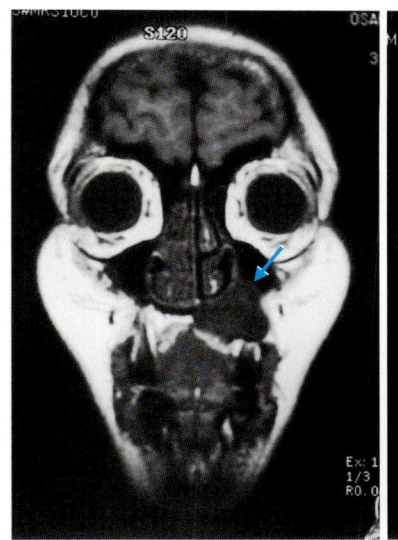

T1強調像(冠状断) 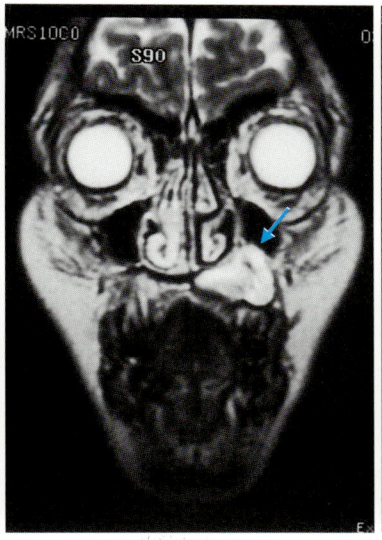　　T2強調像(冠状断) 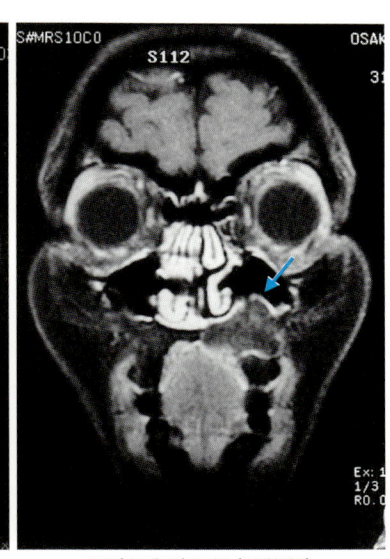　　脂肪抑制造影像(冠状断)

MRI診断のポイント

1. 典型例では, T1強調像で低信号から中間信号, T2強調像で高信号を示す.
2. 囊胞内容物の性状(角化物の存在)によって信号強度が変化し, 内部が不均一に描出される.
3. 造影像では辺縁が一層造影効果を受ける.
4. 多房性の症例はエナメル上皮腫との鑑別が困難な場合がある.

B. 非歯原性嚢胞

● 上顎洞粘液嚢胞 ●
Retention cyst of the maxillary sinus

　上顎洞内に生じる粘液嚢胞で，好発部位は上顎洞底部である．臨床症状に乏しく，X線検査により偶然発見されることが多い．画像診断ではパノラマX線写真により上顎洞底部に半球状（ドーム状）のX線不透過像を示す．また，一般的には，上顎洞骨壁の吸収や破壊を伴わない．病理組織学的には嚢胞壁に上皮の裏装がなく，薄い線維性結合組織からなる場合と，嚢胞壁が線毛円柱上皮によって裏装されている場合がある．

症例　48歳，女性
〈臨床所見〉某歯科医院においてパノラマX線撮影を行ったところ，上顎洞内の不透過像を指摘され，受診した．自覚症状は認められない．

単純X線所見　右側上顎洞内に辺縁平滑，辺縁硬化像を伴わないドーム状X線不透過像が認められる（矢印）．上顎洞壁の吸収像，破壊像は認められない．

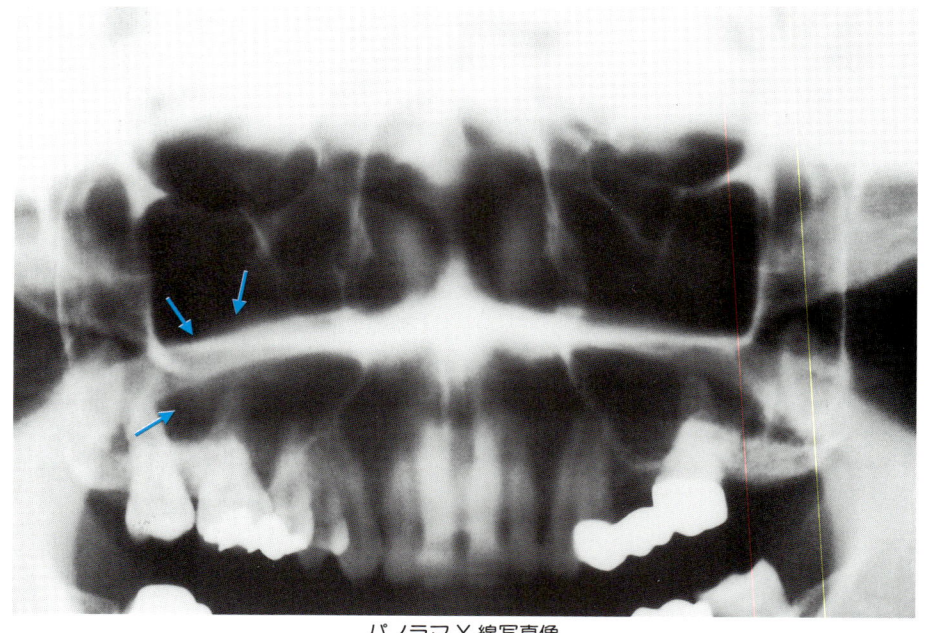

パノラマX線写真像

MRI 診断

右側上顎洞内にＴ１強調像で低信号，Ｔ２強調像で著しい高信号を示す腫瘤性病変が認められる（矢印）．表面は平滑であり，Ｔ１強調像，Ｔ２強調像ともに内部性状は比較的均一である．造影後Ｔ１強調像では腫瘤性病変の辺縁域が一層造影されており，内部には造影効果は認められない．冠状断像では表面平滑なドーム状形態が明瞭に描出される．

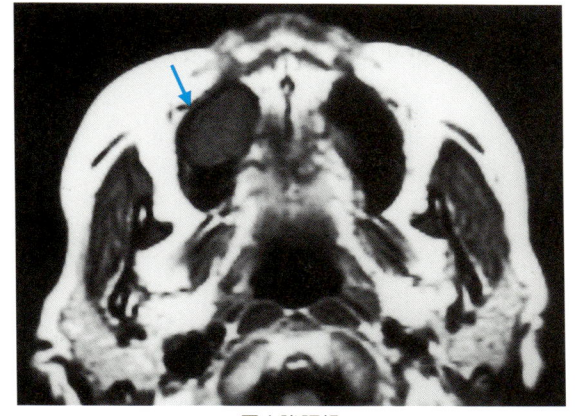

Ｔ１強調像

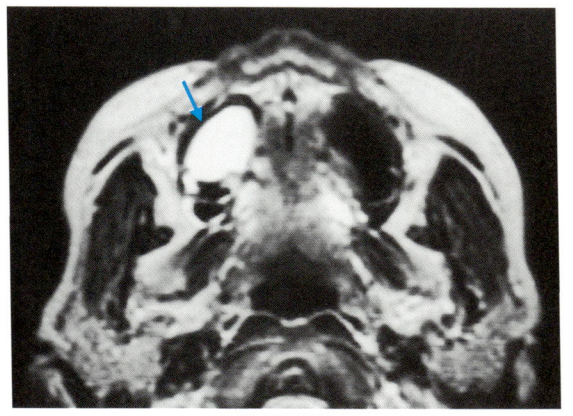

Ｔ２強調像

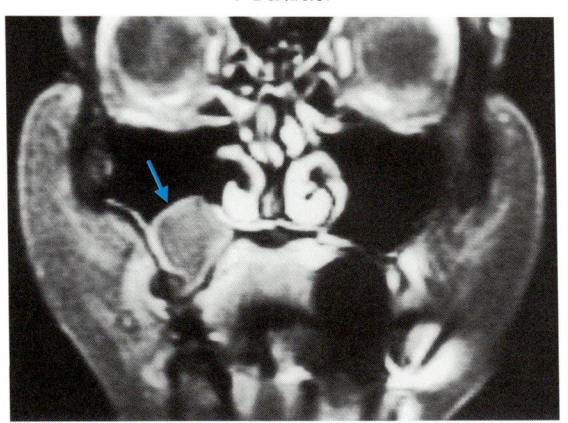

脂肪抑制造影像（冠状断）

MRI 診断のポイント

1. Ｔ１強調で著しい低信号，Ｔ２強調像で著しい高信号を呈する．
2. 内部性状が均一な上顎洞内の囊胞様病変として描出される．
3. 造影像では辺縁域が一層造影される．
4. 冠状断像，矢状断像が病巣の形態把握に有用である．

ガマ腫
Ranula

唾液の流出障害によって生じる．とくに，口底に生じた比較的大きな粘液嚢胞をガマ腫という．一般的には片側性に生じる．ほとんどの症例は，口底部の粘膜面に盛り上がった波動性のある青味がかった半透明性のやわらかいふくらみとして認められる．また，顎舌骨筋を越えて顎下隙，舌骨上に出現するPlunging ranulaもある．

症例1　7歳，女性
〈主　訴〉右側口底部の無痛性腫脹．
〈臨床所見〉右側口底部に膨隆を認め，波動が触知された．

MRI診断　T1強調像で顎下腺の前上方に，内部性状は比較的均一，周囲軟組織との境界明瞭な低信号領域が認められる（矢印）．T2強調像で病変は高信号を示し，内部性状は均一である．病変は顎下腺管の走行に沿った，おたまじゃくし状の形態を呈している．造影像では病変周囲が一層線状に造影されている（矢頭）．

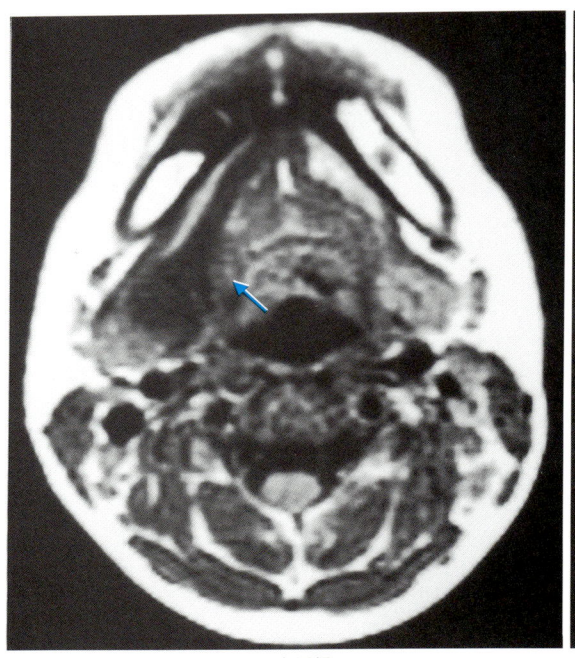

T1強調像 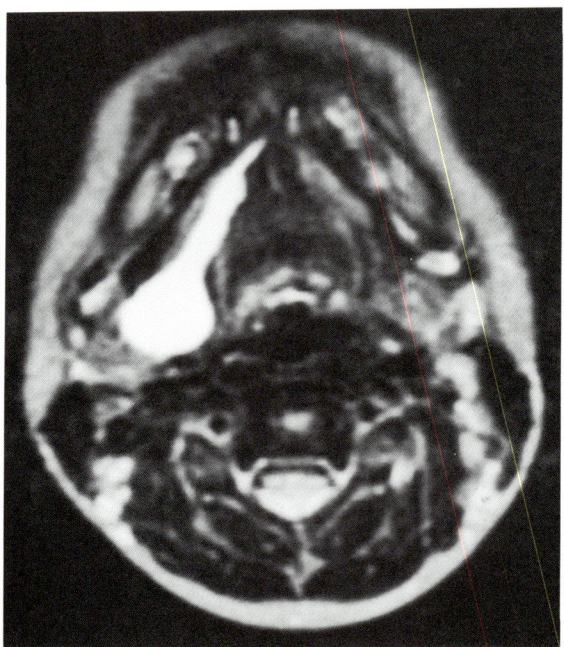　　　　　　　　　　　　T2強調像

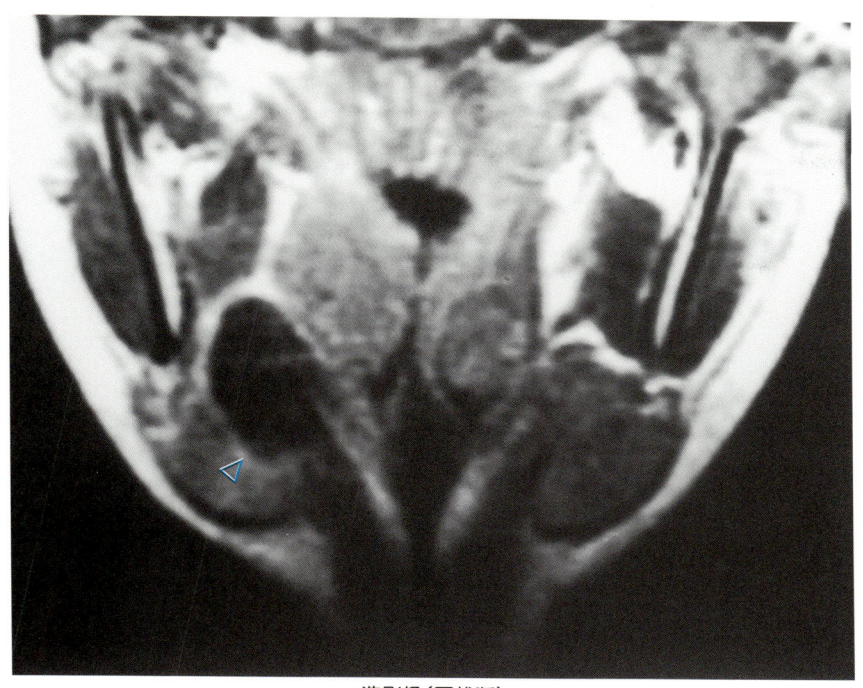

造影像（冠状断）

囊胞性疾患

症例 2

51歳,女性
〈主　訴〉左側口底部の無痛性腫瘤形成.
〈臨床所見〉腫瘤は青味をおび半透明であった.

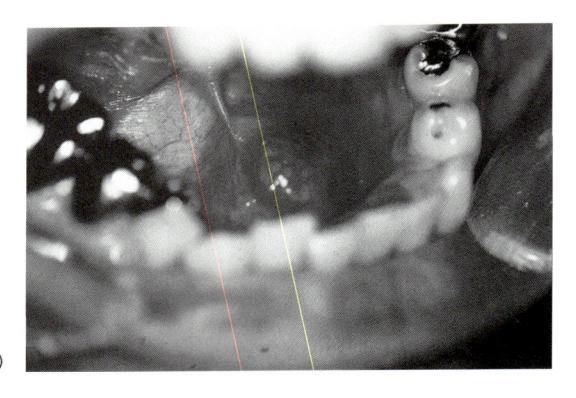

（カラー口絵 13 参照）

MRI 診断

T1強調像で舌筋よりもやや低信号,T2強調像で著しい高信号を示す病変が左側舌下隙に認められる.周囲組織との境界は明瞭であり,内部性状はT1強調像,T2強調像ともに均一である.冠状断像では顎舌骨筋との位置関係,矢状断像ではオトガイ舌骨筋との関係が明瞭に描出されている.脂肪抑制造影像では周囲筋組織が軽度造影されているのに対し,病変内部には造影効果が認められず,囊胞性疾患であることがわかる(矢印:ガマ腫,白矢印:オトガイ舌骨筋).

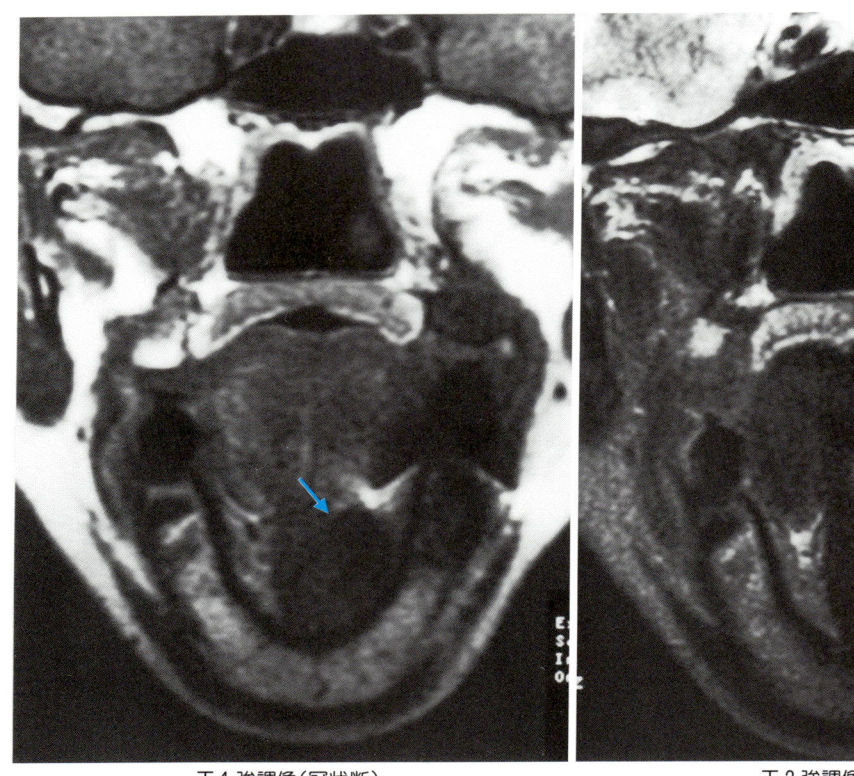

T1強調像（冠状断） 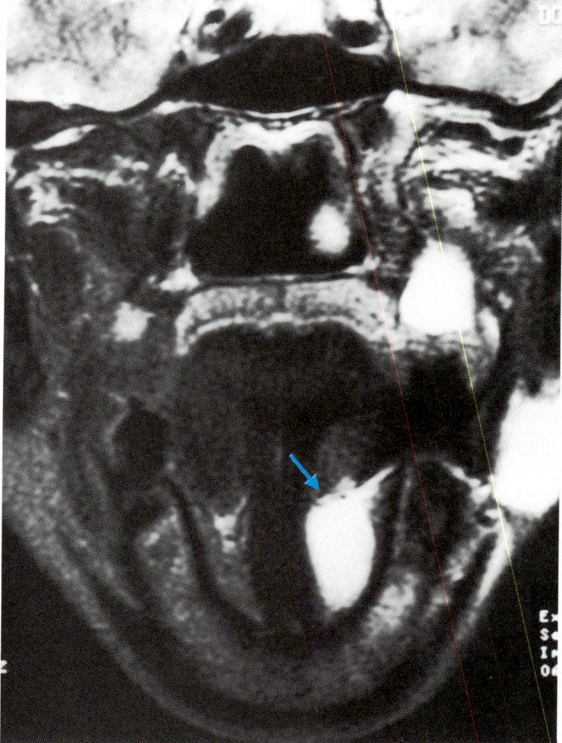　　　　　　　　T2強調像（冠状断）

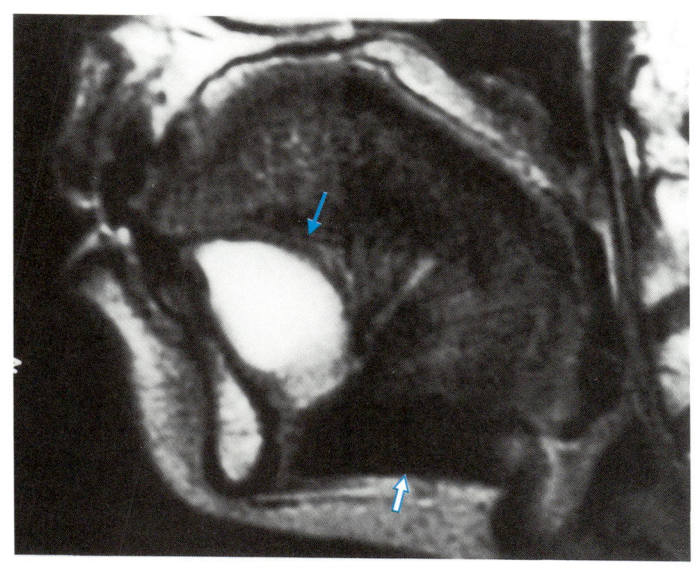

T2強調像（矢状断）

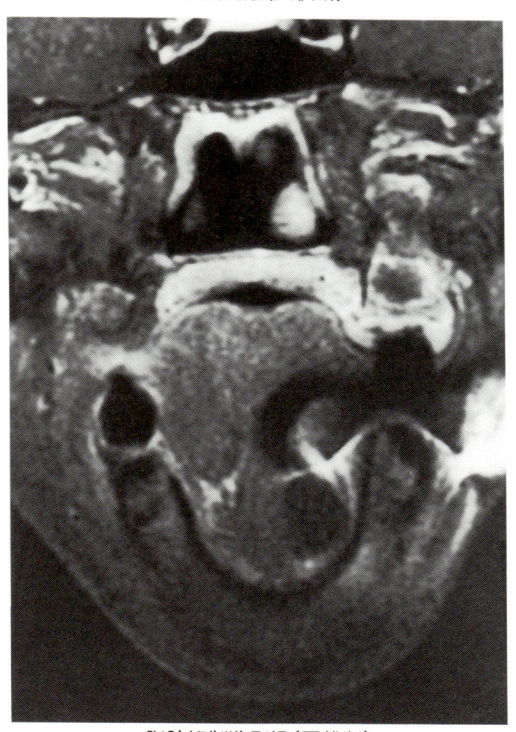

脂肪抑制造影像（冠状断）

> **MRI 診断のポイント**
>
> 1. 病変の内部は唾液であるため，T1強調像で低信号，T2強調像できわめて高信号を示す．
> 2. 内部性状は均一であり，周囲組織との境界が明瞭な病変として描出される．
> 3. 顎下腺管の走行に一致して，おたまじゃくし状の形態を示すこともある．
> 4. 周囲筋組織との位置関係の把握には冠状断像，矢状断像が有用である．

類表皮嚢胞，類皮嚢胞
Epidermoid cyst, Dermoid cyst

嚢胞壁が表皮構造のみからなる嚢胞で，皮脂腺などの付属器を伴っているものは類皮嚢胞とよばれている．オトガイ舌骨筋ならびに顎舌骨筋を境にして，舌下型，オトガイ下型と分類されているが，両者にわたる病変も認められる．一般的には正中に生じるが，一側に偏在することもある．ほとんどが軟組織内に生じる嚢胞で，画像診断にはMRI，X線CT，超音波が有用であり，そのおもな役割は病変の局在診断にある．

症例1　17歳，女性
〈主　訴〉オトガイ正中部ならびに口底正中部の無痛性腫脹．
〈病理組織学的診断〉類皮嚢胞．

MRI診断　口底正中部の病変（矢印）はT1強調像で低信号，T2強調像で高信号を示し，周囲との境界は明瞭である．内部性状はT1強調像，T2強調像ともに比較的均一である．冠状断像では顎二腹筋直上から舌筋を挙上するように存在している．顎舌骨筋の存在は確認できず，舌下・オトガイ下型と考えられる．

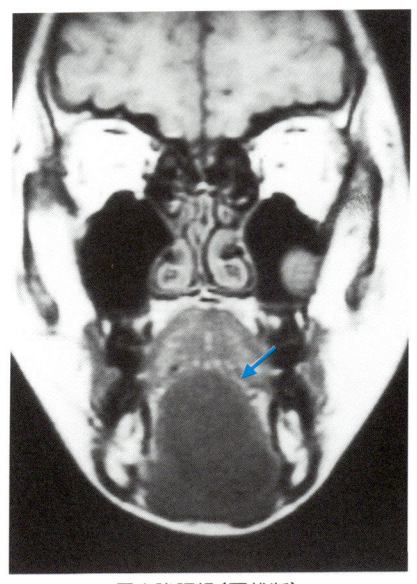

T1強調像（冠状断） 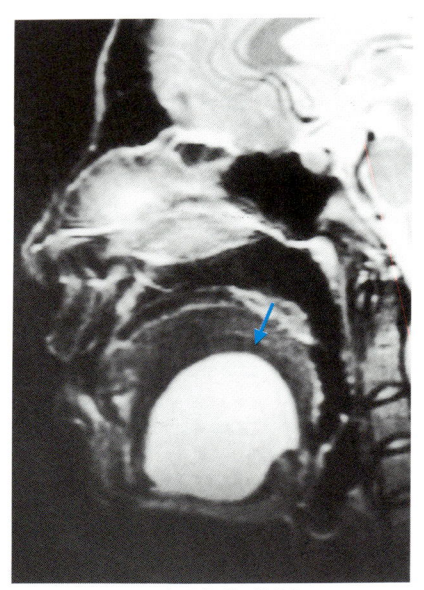　　　　T2強調像（矢状断）

MRI診断のポイント

1. 口底部での病変の局在部位の診断には冠状断像が有用であるが，病変の増大に従い，舌下型，オトガイ下型の診断は困難となる．
2. 嚢胞性疾患でありながら内容物によって内部性状が不均一に描出されることや，病変の内容物が2層構造を呈することがある．
3. 造影像では嚢胞壁に相当する病変周囲の一層が造影効果を受ける．

症例 2

23歳，女性
〈主　訴〉オトガイ正中部ならびに口底正中部の無痛性腫脹．
〈病理組織学的診断〉類皮嚢胞．

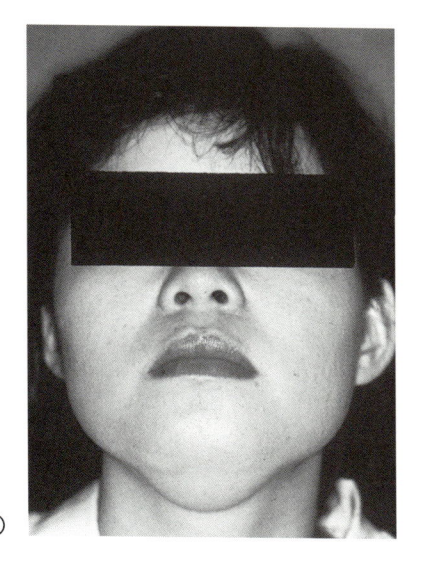

（カラー口絵14参照）

MRI 診断

病変の信号強度パターンは症例1とほぼ同様であるが，内部性状はＴ1強調像，Ｔ2強調像ともにやや不均一である．本症例では顎舌骨筋による低信号（矢頭）が病変によって尾側に圧排されており，舌下型に分類されると考えられる．また，冠状断像では病変はひょうたん型を示しており，オトガイ舌筋などの筋組織に圧排されたものであると推察される．

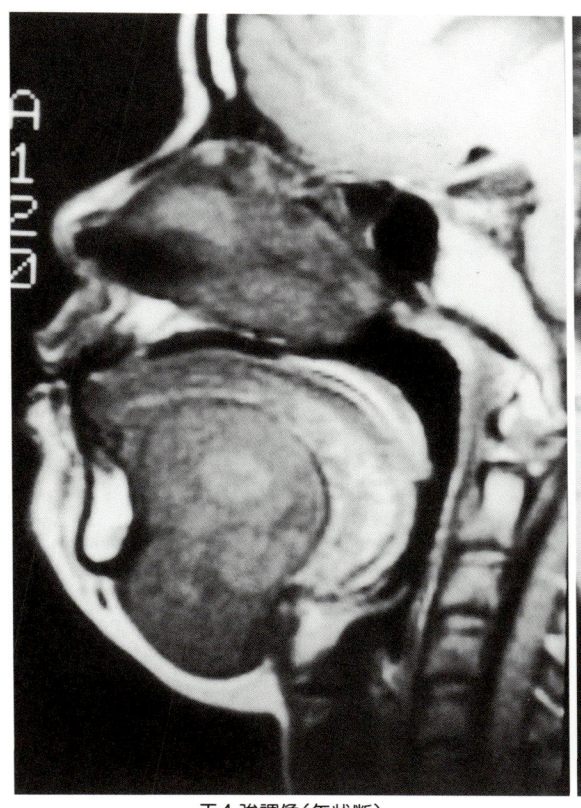

Ｔ1強調像（矢状断）　　　Ｔ2強調像（冠状断）

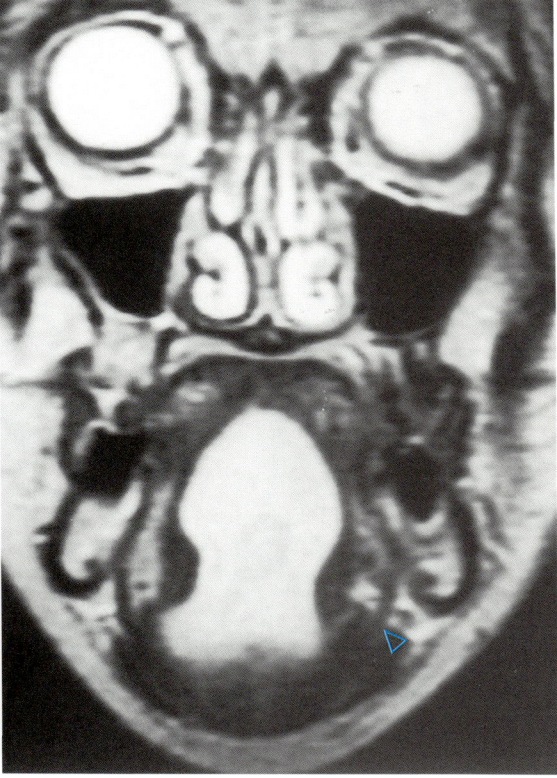

術後性上顎嚢胞
Postoperative maxillary cyst

術後性上顎嚢胞は上顎洞根治術後に発生する嚢胞性疾患であり，わが国においてその発生頻度は高いが，欧米では低く，surgical ciliated cyst of maxilla, postoperative mucocele などの名称で記載されている．その画像診断の基本はパノラマX線写真，単純X線写真ならびにX線CTであるが，上顎洞領域の複雑な解剖学的構造に加え，根治術後の治癒経過は症例によってまちまちであり，悪性腫瘍との鑑別に難渋することがある．歯科口腔外科を受診する症例は口腔症状，頬部症状が主体であるが，上方に進展している症例では眼窩との関係が重要である．また，歯槽部に症状が認められた場合，歯根嚢胞との鑑別が困難なことがある．

症例 62歳，男性
〈主　訴〉右側頬部の無痛性腫脹．
〈既往歴〉45年前に両側上顎洞根治術．
〈臨床所見〉右側頬部にびまん性腫脹が認められた．

単純X線所見 右側上顎洞領域に嚢胞様透過像が認められる（矢印）．

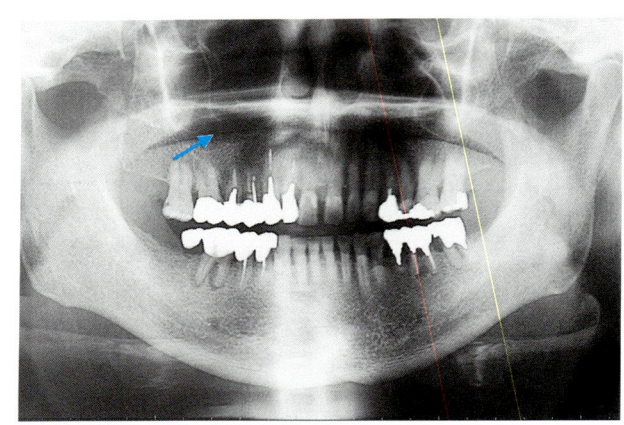

パノラマX線写真像

X線CT所見 右側上顎領域に，内部に骨性隔壁を有する多房性の soft tissue density mass が認められる（矢印）．左側上顎領域に術後の骨性瘢痕治癒傾向が認められ，一部に含気腔が認められる（矢頭）．

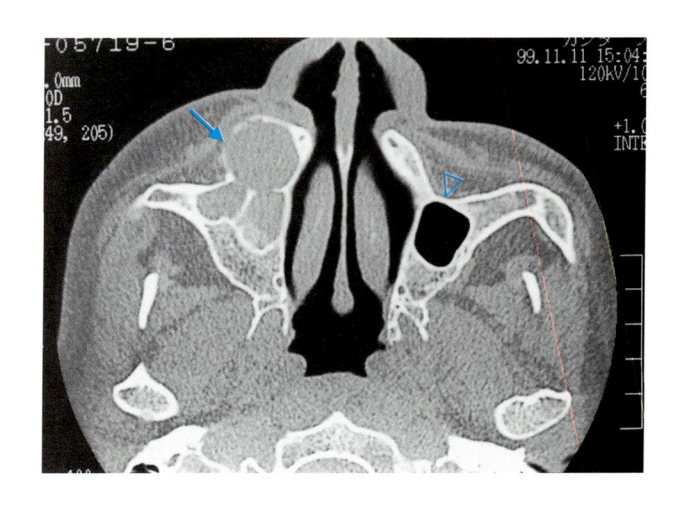

MRI 診断

右側上顎領域に認められる病変はＴ１強調像できわめて高信号を示す領域（矢印）と中間信号を示す領域（白矢印）からなり，Ｔ２強調像では，Ｔ１強調像で著しく高信号を示した部位，中間信号を示した部位ともに中間信号を示している．また，Ｔ１強調像，Ｔ２強調像ともに中間信号を示した部位では辺縁領域がきわめて高信号を示している（矢頭）．周囲組織との境界はＴ１強調像，Ｔ２強調像ともに明瞭である．内部性状はＴ１強調像では比較的均一であるが，Ｔ２強調像では不均一である．脂肪抑制造影像では病変は著しい高信号を示し，眼窩内脂肪層の変形が認められる．

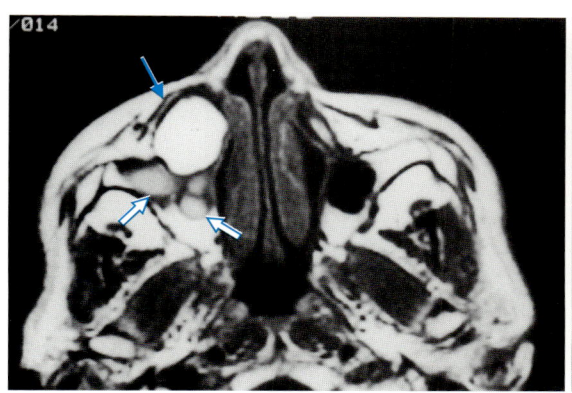

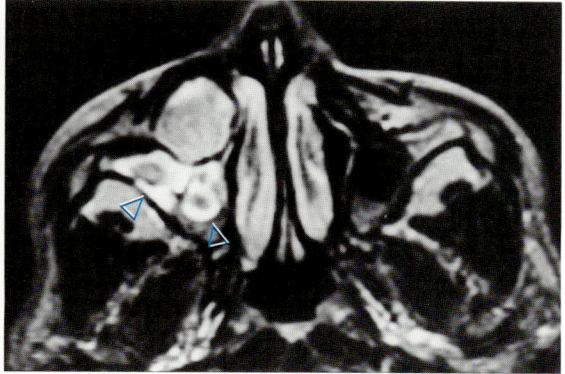

Ｔ１強調像

Ｔ２強調像

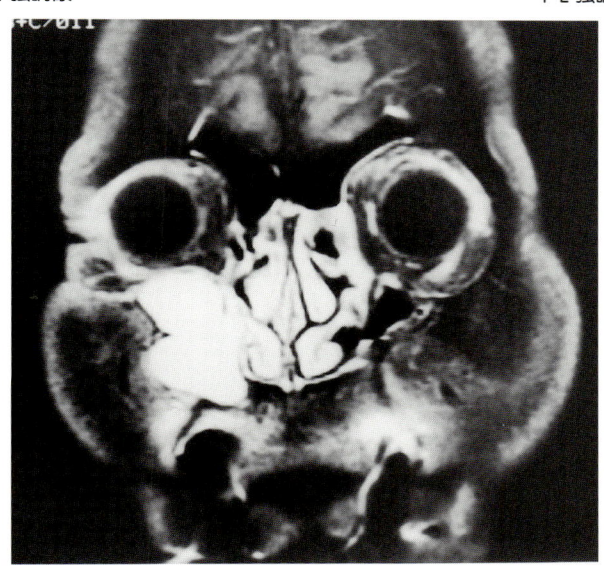

脂肪抑制造影像（冠状断）

MRI 診断のポイント

1. MRI では，液状成分は自由水の量，タンパク含有量，粘稠度によって，さまざまな信号強度を示す．術後性上顎嚢胞では内溶液の粘稠度が高く，Ｔ１強調像ではほかの嚢胞性疾患と比較し信号強度が高い場合が多い．
2. 嚢胞が多房性であることを，信号強度の差によって容易に観察可能である．しかしながら，隔壁が骨によるものか線維性のものであるかの鑑別は不可能である．
3. 骨壁の観察はＸ線 CT，単純Ｘ線が有用である．眼窩下壁の観察は MRI が優れており，冠状断像，矢状断像が有用である．

甲状舌管嚢胞
Thyroglossal duct cyst

甲状舌管(胎生4週に発生する甲状腺原基が舌基底部の正中から下降する際一時出現する茎状物)が遺残し,嚢胞あるいは瘻孔を形成することがある.舌盲孔と甲状腺のあいだのいずれの部位にも生じ得るが,舌骨に近接して正中部に形成されることが多い.臨床的には,正中頸部に舌骨よりも下方で舌運動と共動する表面平滑な卵円形腫瘤として認められる.鑑別診断として甲状腺疾患の除外が必要である.また,本症から悪性腫瘍が生じることがあり,注意深い観察,治療が必要である.

症例 26歳,男性
〈主 訴〉左側頸部の無痛性腫脹.

MRI診断 左側頸部の舌骨に近接してT1強調像で低信号,T2強調像で高信号を示す病変が認められる(矢印).周囲組織との境界は明瞭であり,内部性状は均一である.造影像では腫瘤性病変の辺縁域が一層造影効果を受け,内部に造影効果は認められない.

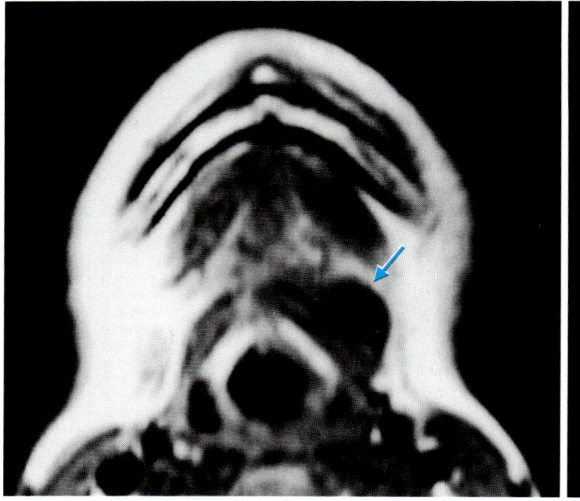

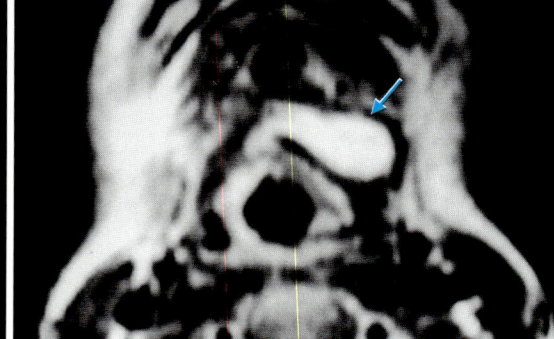

T1強調像　　　　　　T2強調像

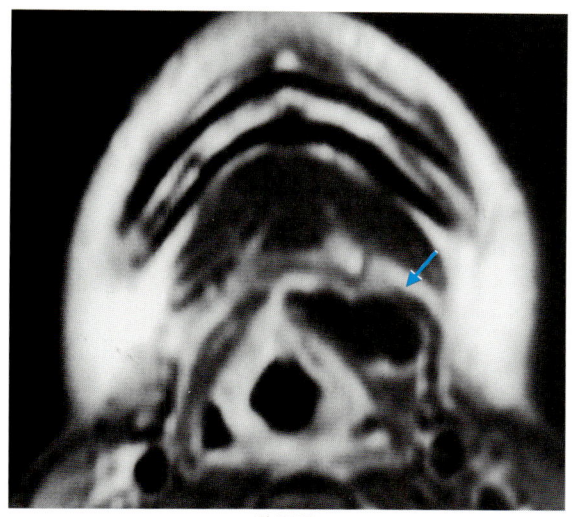

造影像

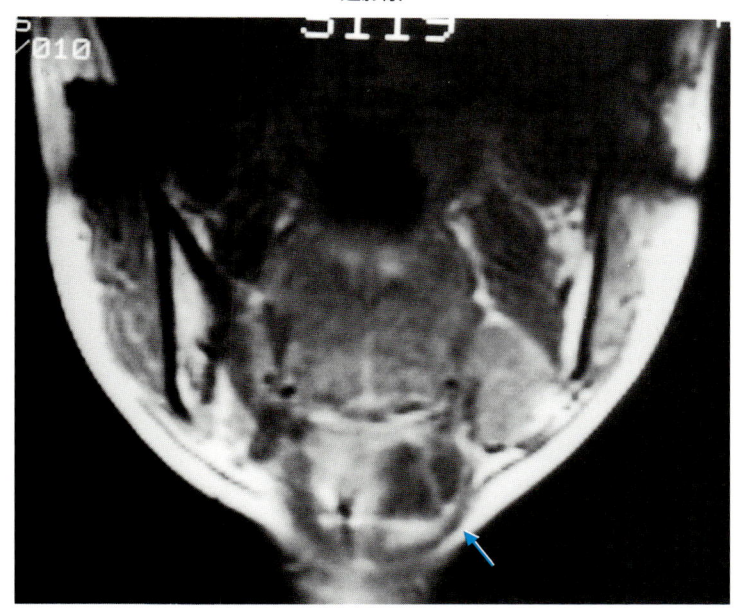

造影像(冠状断)

MRI 診断のポイント

1. 典型的には，正中頸部の舌骨に近接した部位の囊胞性疾患として描出される．
2. 信号パターンは，ほかの囊胞内容液と同様，T1強調像で低信号，T2強調像で高信号を示す．
3. 造影像では病変辺縁が造影効果を受ける．
4. 舌骨との位置関係を観察する際にはMRIよりもX線CTが優れる．
5. 冠状断像，矢状断像が位置把握に有用である．
6. 囊胞内に造影を受ける腫瘤性病変が存在する場合には，悪性腫瘍が発生した可能性がある．

鼻口蓋管嚢胞
Naso-palatine duct cyst

　いわゆる顔裂性嚢胞に代表される非歯原性発育嚢胞は感染を契機に受診することも多い．一般に，これら嚢胞は円形から類円形をなし，X線CTでは低濃度もしくは軟部組織様濃度を示し，骨の破壊は認めないか膨脹性破壊をきたすことが多い．

症　例　28歳，男性
〈主　訴〉上顎正中部の腫脹．
〈現　症〉口腔内所見で硬口蓋部正中部の膨隆を認めた．

X線CT所見　鼻中隔下端を中心に均一な軟部組織様濃度の腫瘤が認められる．切歯管は腫瘤に置換されて認められず，前鼻棘（矢頭）の変形も著明である．

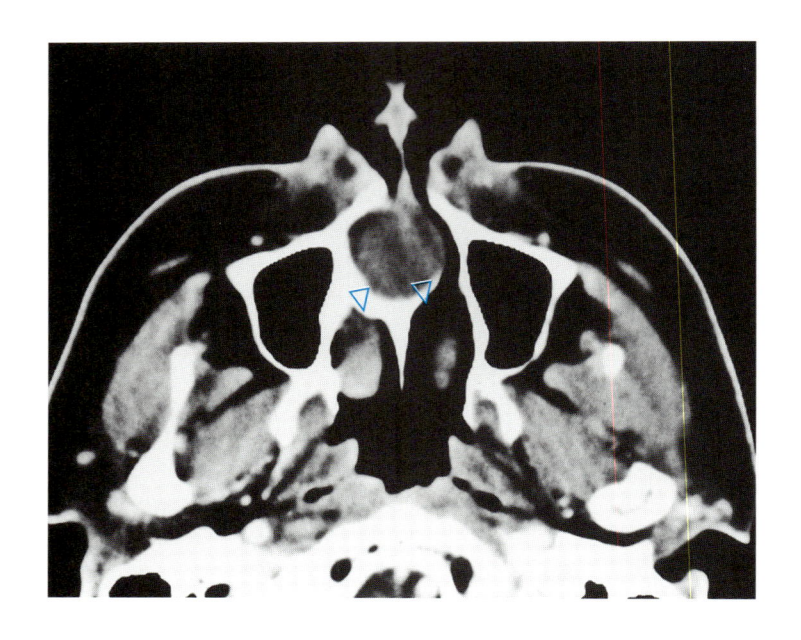

MRI診断　T1強調像では腫瘤内部は筋肉よりもやや高信号を示し，ムチンやタンパク含有量が多いことが推測される．T2強調像では均一な高信号を示している．
　造影後T1強調像では腫瘤内部は増強されず，周辺が増強され嚢胞性疾患であることがわかる．とくに，矢状断像では硬口蓋や鼻腔といった周辺部との解剖学的関係が明瞭である（矢印：病変）．

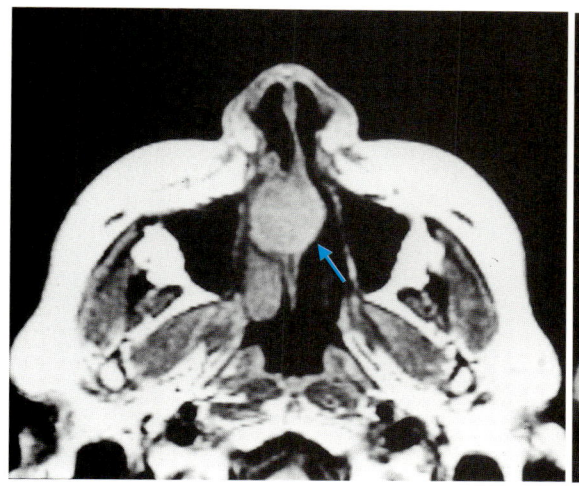

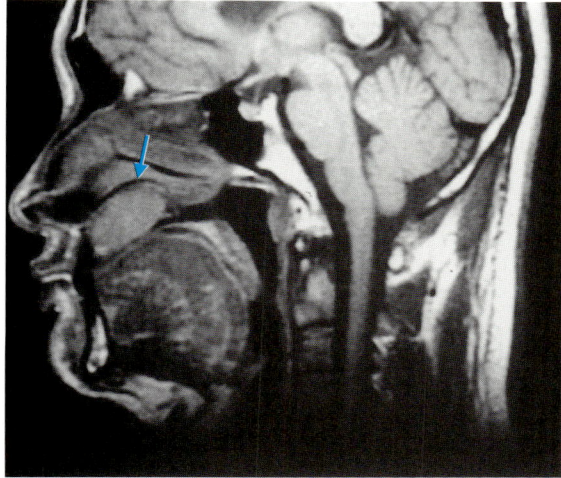

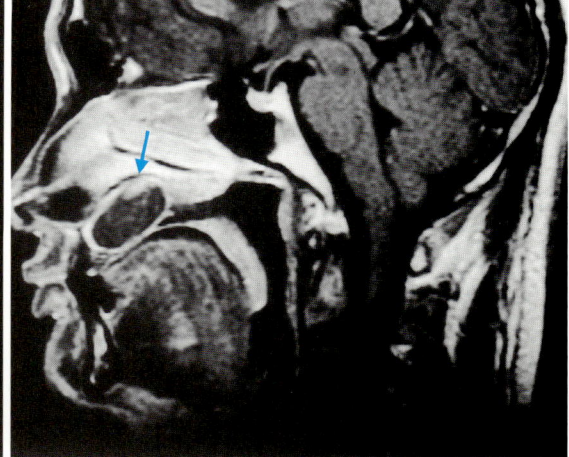

T1強調像　　　　　　　　　　T2強調像

T1強調像（矢状断）　　　　　造影像（矢状断）

囊胞性疾患

MRI 診断のポイント

1. 造影像では通常，囊胞内部は増強されず，囊胞壁が増強される．
2. 鼻口蓋管囊胞は鼻口蓋管（切歯管）の残存上皮から発生するとされている．臨床的には感染を伴いやすい．前鼻棘に及ぶとその変形がみられる（前頁図 矢頭）．MRI では解剖学的関係がより明瞭となる．
3. 鼻歯槽囊胞（鼻前庭囊胞）は鼻翼付け根，歯槽の外側面に生じるので鑑別可能である．

Memo

4 顎関節疾患

顎関節疾患における MRI 診断法

顎関節は，下顎頭，下顎窩，関節結節などの骨と，関節円板，関節包，靱帯や滑液などから構成されている．頭部では唯一であり，一骨二関節の滑膜関節である．また，自由度の高い顎運動をつかさどる．顎関節に障害が生じると顎運動障害，関節疼痛や咬合の変化，腫脹などの症状を示すが，顎関節を直視することは困難であるため，診断は画像検査が重要である．とくに，MRIは関節円板，硬組織，滑液の評価が可能であるため，その有用性は高い．プロトン密度強調像，T1強調像，T2強調像，ガドリニウムを用いた造影後T1強調像が用いられる．

表 4-1 顎関節症の分類 （日本顎関節学会，1996.7）

顎関節症Ⅰ型◇**咀嚼筋障害** masticatory muscle disorders
　　　　咀嚼筋障害を主徴候としたもの
顎関節症Ⅱ型◇**関節包・靱帯障害** capsule-ligament disorders
　　　　円板後部組織，関節包，靱帯の慢性外傷性病変を主徴候としたもの
顎関節症Ⅲ型◇**関節円板障害** disc disorders
　　　　関節円板の異常を主徴候としたもの　　a．復位を伴うもの
　　　　　　　　　　　　　　　　　　　　　b．復位を伴わないもの
顎関節症Ⅳ型◇**変形性関節症** degenerative joint disease, osteoarthritis
　　　　退行性病変を主徴候としたもの
その他のもの◇others
　　　　以上のいずれにも分類されないもの

注）degenerative joint disease は osteoarthritis または osteoarthrosis とも表記する

表 4-2 Wilkes の分類

Stage I	相反性クリック，無痛性	：関節円板前方転位	
Stage II	クリック音，軽度疼痛	：関節円板前方転位，関節円板後方肥厚部の肥厚	
Stage III	疼痛性ロック，下顎可動域制限	：非復位性関節円板前方転位，関節円板変形	
Stage IV	疼痛性ロック，下顎可動域制限	：非復位性関節円板前方転位，関節円板変形，軽度骨変形，癒着	
Stage V	疼痛性ロック，下顎可動域制限	：非復位性関節円板前方転位，関節円板変形，骨変形，癒着，関節円板あるいは後方肥厚部の穿孔	

顎関節症（クローズドロック）
Temporomandibular joint disorders (Closed lock)

顎関節は，非復位性の前方転位した関節円板が円滑な顎運動を阻害した状態であり，骨変形を伴わない．すなわち，開口位，閉口位において関節円板は下顎頭の前方に位置し，正常な下顎頭の前方滑走運動が困難となる．このため，開口障害や開口時の関節疼痛を示すことが多い．日本顎関節学会による顎関節症の分類のⅢb型（表4-1），Wilkesによる顎関節内障の分類のStage Ⅲ（表4-2）に該当する．

症例 26歳，女性
〈主 訴〉開口障害．
〈臨床所見〉開口度28 mm．開口時の左側顎関節疼痛を認めた．左側下顎頭の前方滑走運動は阻害されており，開口時，下顎は左側に偏位した．

二重造影断層X線所見 開閉口時に，関節円板は下顎頭の前方に位置している．関節円板の著明な変形は認められない．

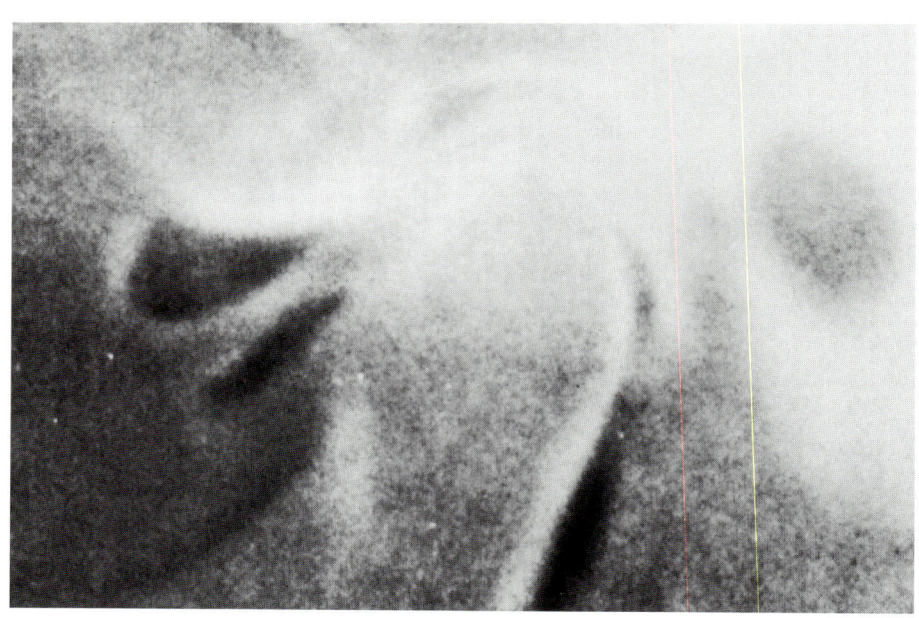

二重造影断層写真像（閉口位）

鏡視所見 前方滑膜間腔に，線維性癒着病変と滑膜炎所見を認める．

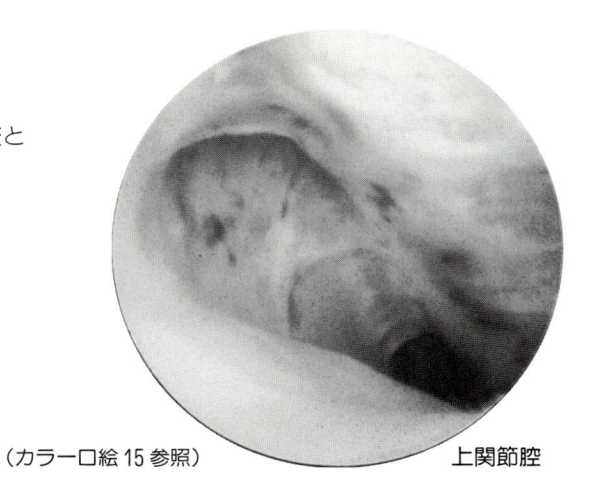

（カラー口絵15参照） 　　　　　上関節腔

MRI診断 T1強調像で関節円板は低信号に描出され，下顎頭の前方に位置している．開口時にも同様に関節円板は復位せず，前方転位した状態である．関節円板の著明な変形は認められず，下顎頭も正常所見を示している．

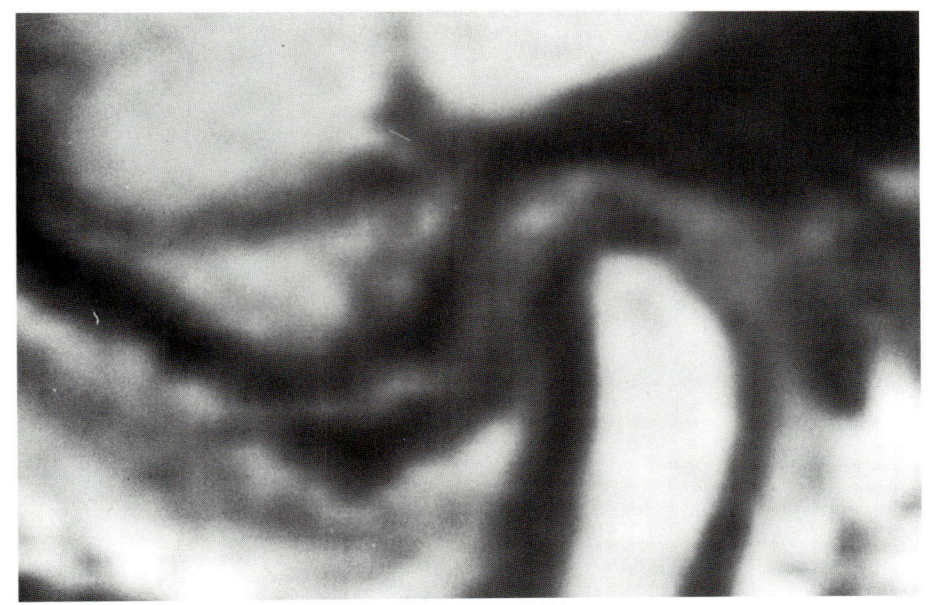

T1強調像（閉口位）

MRI診断のポイント

1. 関節円板は正常では低信号から中間信号に描出され，前方転位し病的状態に陥ると低信号に描出される．
2. 関節円板は正常位置にある場合は閉口位で観察しにくいこともあるが，クローズドロックの状態では下顎頭の前方に転位し，開口しても復位しない．また，開口した状態では，重畳した像を示すことがある．
3. 関節円板後方肥厚部の肥厚化が認められることもあるが，基本的には著明な関節円板の形態異常は認められない．
4. 関節円板が stuck disc（下顎頭は前方滑走運動をするが，関節円板は関節結節に対し不変の位置を維持する状態）や frozen disc（下顎頭は前方滑走運動を全く行われず，かつ，関節円板は関節結節に対し不変の位置を維持する状態）を示すことがある．

変形性顎関節症
Osteoarthrosis of the temporomandibular joint

　顎関節に骨変形が生じ，さらに，円滑な顎運動を阻害した状態である．関節軟骨および軟骨下層の変性が起こり，骨破壊を示すようになった退行性状態であり，炎症性疾患である．関節疼痛，開口障害，関節雑音（クレピタス音）を示すことが多い．日本顎関節学会による顎関節症の分類のIV型（表4-1），Wilkes による顎関節内障の分類の Stage IV，V（表4-2）に該当する．

症例　48歳，女性
〈主　訴〉左側顎関節疼痛．
〈臨床所見〉開口度 32 mm．開口時の左側顎関節にクレピタス音を認めた．

二重造影断層 X 線所見　復位を伴わない関節円板は変形し，関節円板中央部は著しく肥厚している．下顎頭は辺縁部骨増生により convex となっている．

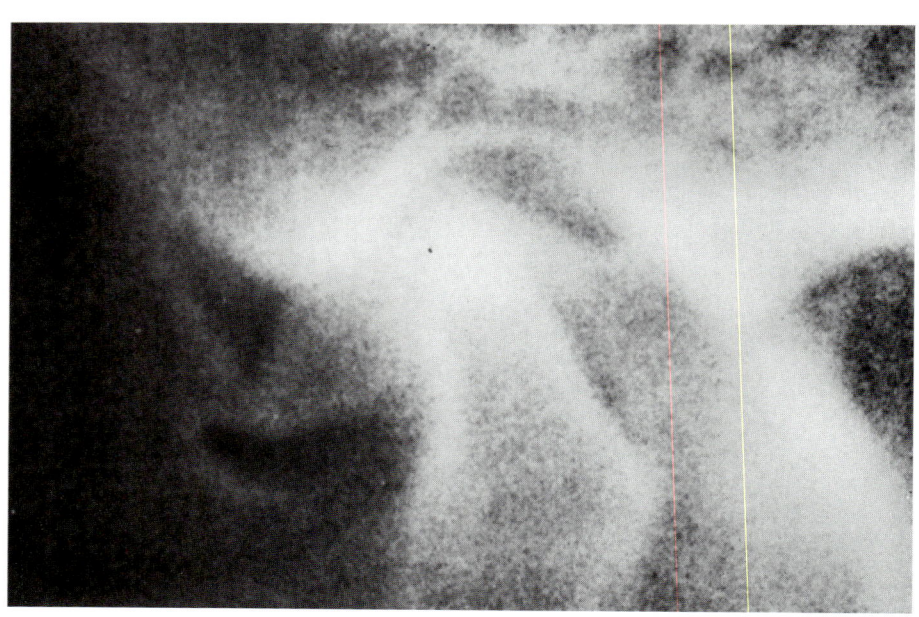

二重造影断層写真像（開口位）

鏡視所見 前方滑膜間腔では，関節軟骨の破壊，滑膜組織の増殖と滑膜炎所見を認める．

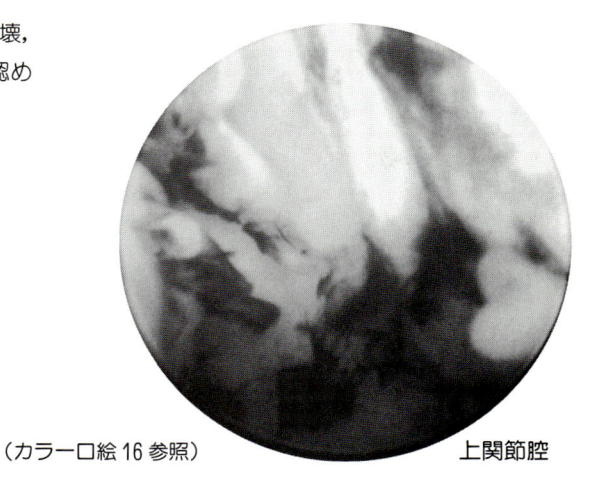

（カラー口絵 16 参照） 上関節腔

MRI 診断 T1強調像では非復位性の関節円板は低信号に描出され，変形している．下顎頭頂部は軟骨層の破壊によって欠落し，骨髄組織の高信号が露出した状態となっている．

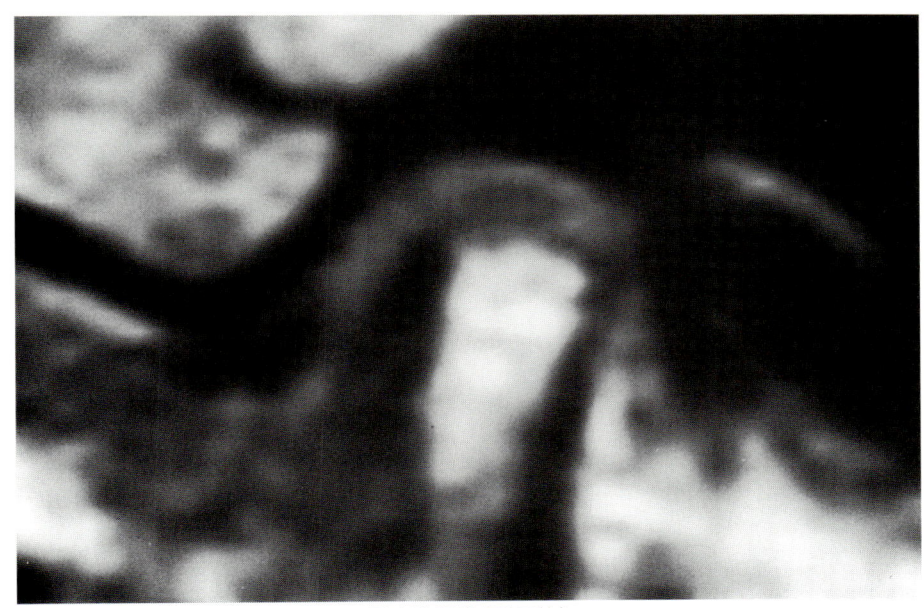

T1強調像（閉口位）

MRI 診断のポイント

1. 下顎頭は，正常では皮質骨は無信号であり，骨髄は高信号に描出される．
2. 変形性顎関節症に陥り，骨組織に障害が生じ，皮質骨の欠落や骨髄の信号に変化が生じる．
3. 関節円板が著明に変形していることが多く，肥厚，菲薄化，断裂を示す．
4. 関節円板後部結合組織の穿孔は，下顎頭および下顎窩の低信号が近接している場合に判読できる．
5. T2強調像では関節結節直下の関節腔に一致して高信号に描出されることがあり，これを joint effusion という．joint effusion は炎症の進行によって滑液成分に変化が生じたことを反映する．プロトン密度強調像，T1強調像では低信号に描出され，造影像では enhance されない．

顎関節滑膜性軟骨腫症
Synovial chondromatosis of the temporomandibular joint

滑膜内から異所性に軟骨が発生，遊離する疾患である．膝関節，肘関節に好発し，顎関節では比較的まれである．クローズドロックや変形性顎関節症と類似した臨床症状，すなわち，関節疼痛や開口障害を示すことが多く，それらとの鑑別が重要である．Milgram は病態の進行を3期に分類している（表 4-3）．

表 4-3 Milgram の分類

第一期	活動性の病変が滑膜に限局している
第二期	滑膜内の病変とともに遊離体が存在する
第三期	滑膜内の軟骨化生は終了し，遊離体のみが存在する

症例 44歳，女性
〈主　訴〉左側顎関節疼痛．
〈臨床所見〉開口度 33 mm．開口時に下顎の左側偏位を認めたが，耳前部の腫脹は認めなかった．

二重造影断層 X 線所見　上関節腔前方滑膜間腔に遊離した軟骨（矢印）が造影されている．

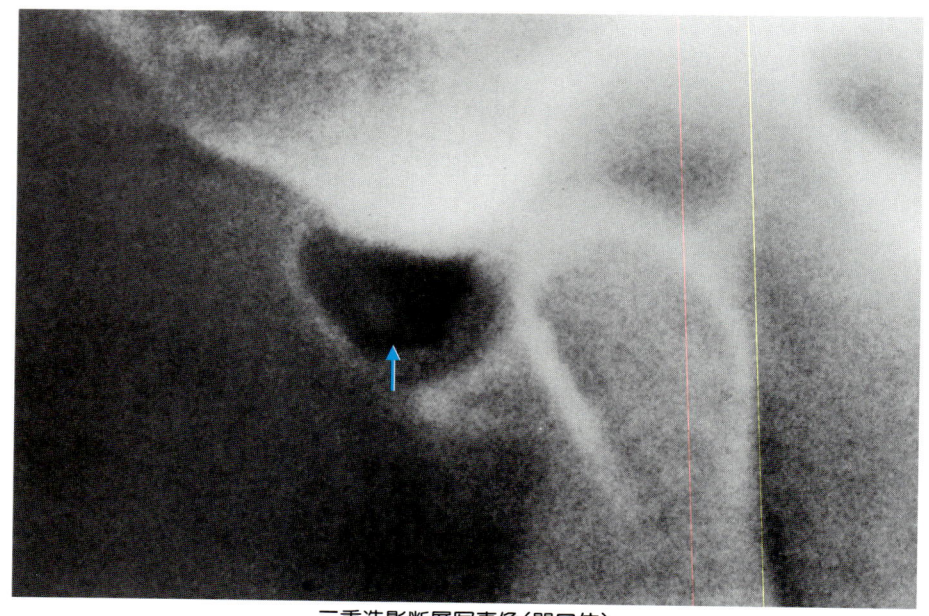

二重造影断層写真像（開口位）

鏡視所見 前方滑膜間腔では遊離した軟骨が乳白色球状に認められる．

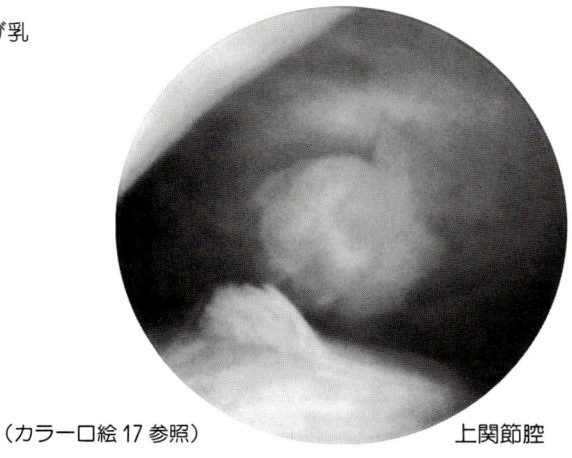

（カラー口絵 17 参照） 上関節腔

MRI 診断 T1強調像で，遊離した軟骨（矢印）が下顎頭の前方部に低信号に描出される．

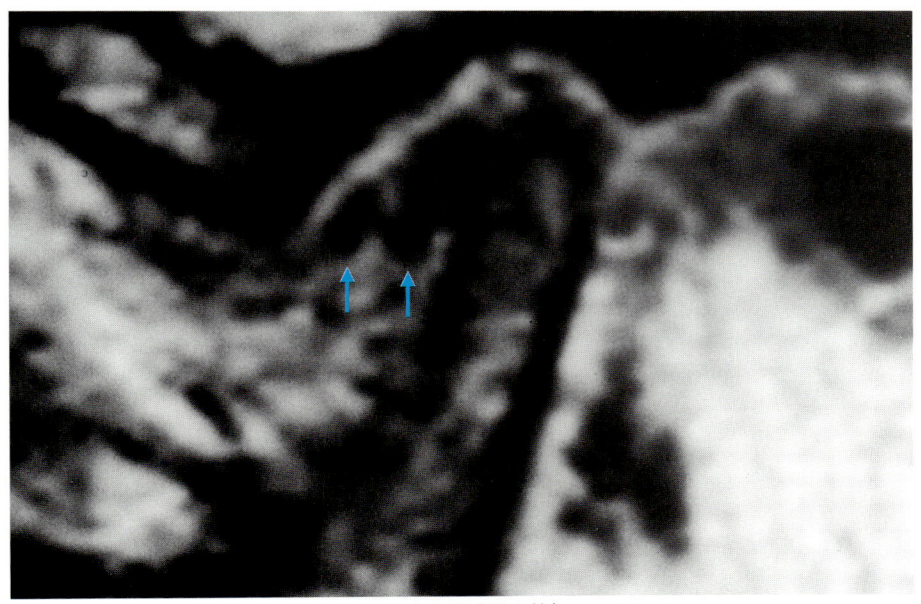

T1強調像（閉口位）

MRI 診断のポイント

1．病期の進行あるいは病態の範囲によって，必ずしも診断できるわけではない．
2．遊離した軟骨は T1強調像，T2強調像で低信号から中間信号に描出される．

乏血性下顎頭壊死
Avascular necrosis of the mandibular condyle

下顎頭の骨細胞の死滅によって血行障害を生じる疾患である．すなわち，細胞外基質や骨塩の代謝が停止した状態である．MRIは有用な検査方法である．

症例　36歳，女性
〈主　訴〉左側顎関節疼痛．
〈臨床所見〉開口度30mm．開口時に下顎の左側偏位を認めた．

MRI診断　T1強調像で，下顎頭は低信号に描出される．

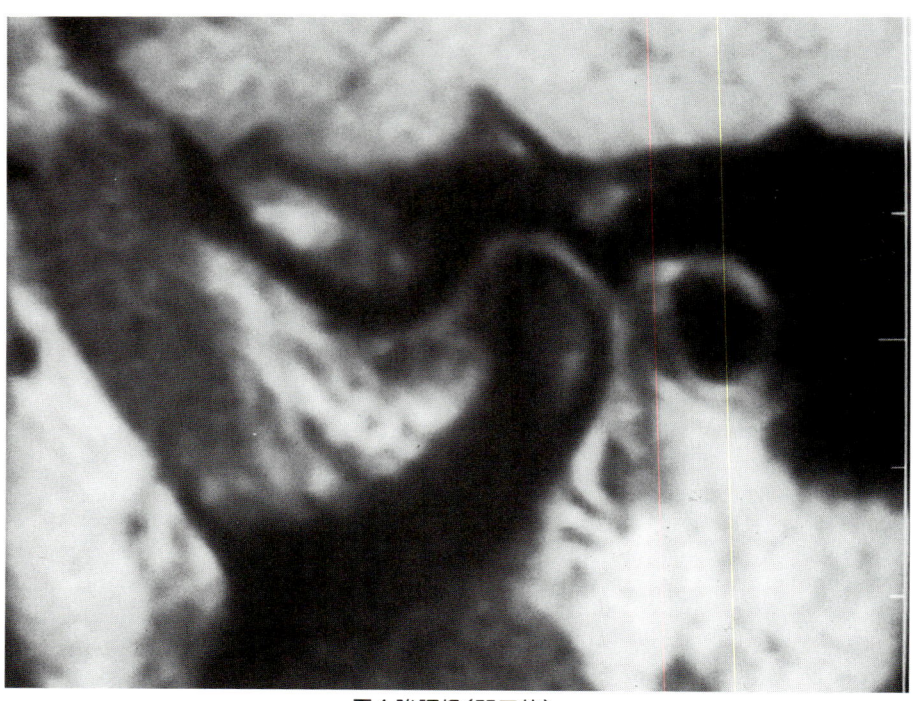

T1強調像（閉口位）

MRI診断のポイント
1. MRIは有用な検査方法であるが，骨改造remodellingとの鑑別が重要である．
2. 急性期では，T1強調像で低信号に，T2強調像で高信号に描出され，慢性期では，T1強調像，T2強調像ともに低信号に描出される．

Memo

5 唾液腺疾患

唾液腺疾患におけるMRI診断法

　大唾液腺ならびに小唾液腺由来の腫瘍性疾患がおもな撮像対象である．また，耳下腺や顎下腺の炎症性疾患の周囲組織への影響，膿瘍形成の有無などの診断，とくに，急性期の炎症で，唾液腺造影が禁忌な時期の病態把握に有益な情報を与える．

　さらに近年，腫瘍性疾患以外では，後天性免疫不全症候群（AIDS）における多発性耳下腺嚢胞などの観察，Sjögren症候群の診断などにMRIが用いられる．

　耳下腺では腺体は脂肪成分に富んでおり，T1強調像，T2強調像ともに皮下脂肪よりもやや低信号の高信号を示す．一方，顎下腺ではT1強調像，T2強調像ともに耳下腺よりやや低信号を示す．舌下腺は舌下間隙がT1強調像で低信号，T2強調像で顎下腺よりやや高信号を示すが，腺体が描出されたものであるか否かは確定できない．

　唾液腺腫瘍の信号強度パターンはT1強調像で低信号，T2強調像で高信号であり，非特異的である．耳下腺腫瘍の観察の際，T1強調像がT2強調像ならびに造影後T1強調像と比較し腫瘍の局在が鮮明に描出されることが多い．唾液腺腫瘍のなかで最も発現頻度の高い多形性腺腫では，粘液基質，軟骨成分などさまざまな組織が含まれ，とくに，T2強調像では不均一な内部性状を示す．

　耳下腺腫瘍の観察では，その局在診断が重要である．すなわち，腫瘍が浅葉（顔面神経より

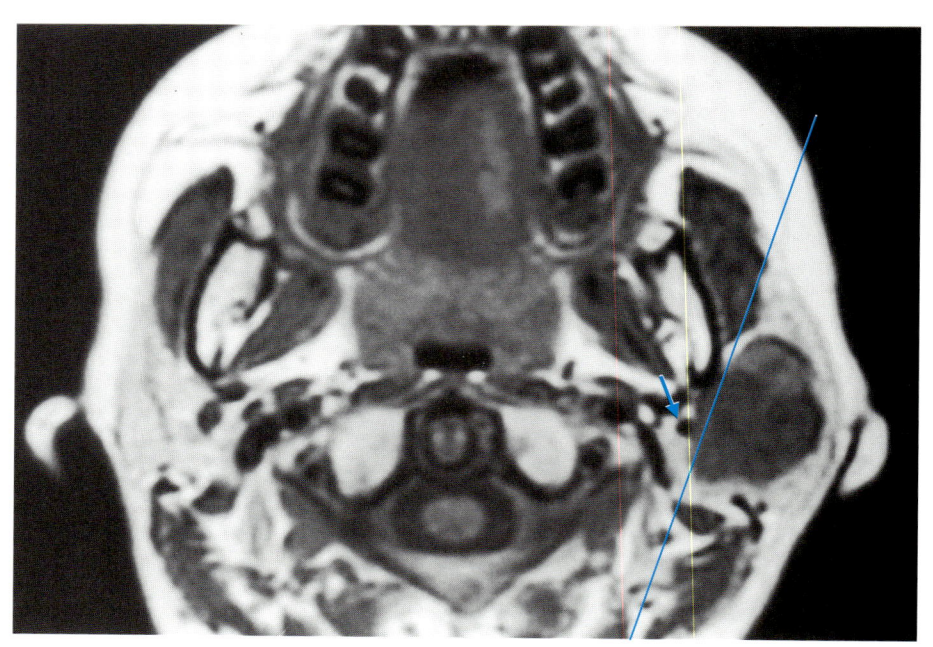

矢印：下顎後静脈　　直線：顔面神経走行仮想線

外側)に存在するか，深葉(顔面神経より内側)に存在するかによって治療方針が大きく異なるため，術前に顔面神経と腫瘍との位置関係を把握することは必須である．耳下腺内顔面神経を直接 MRI で描出する試みがなされているが，導管との鑑別がむずかしい症例もある．とくに，腫瘍によって圧排されている場合にはその描出はきわめて困難である．耳下腺外に存在する解剖学的指標ならびに下顎後静脈との位置関係によって，その局在の診断は可能である(**写真**)．

　顎下腺，舌下腺疾患では病巣の内部性状，周囲組織との境界性状や病変の拡がりに関して観察をすすめる．

　MRI では下顎枝の後方に血管による円形の flow void(無信号域)が認められ，一般的に外側が下顎後静脈，内側が外頸動脈である．耳下腺内では顔面神経は下顎後静脈の外側を隣接して走行するため，腫瘍が下顎後静脈よりも外側に存在する場合には浅葉由来，内側に存在する場合には深葉由来と診断する．また，腫瘍の増大に伴って下顎後静脈は偏位され，内側に偏位された場合は浅葉由来，外側に偏位された場合は深葉由来と診断する．

　顎二腹筋後腹と下顎枝の外側を結んだ直線を顔面神経走行仮想線とし，仮想線よりも外側に腫瘍が存在する場合には浅葉由来，内側に存在する場合には深葉由来と診断する．ただし，両者ともに腫瘍の増大に伴って判定は困難となる．写真の症例では，下顎後静脈(矢印)は内側に圧排され，下顎後静脈の外側に腫瘍が存在しているため浅葉由来と判断し，顔面神経走行仮想線(下顎枝外側面と顎二腹筋とを結んだ直線)を基準にすると，主としてその外側に腫瘍が存在しているため浅葉由来とそれぞれ判断した．手術所見では，MRI で判定したように腫瘍は浅葉に存在していた．

A. 炎　症

● 急性耳下腺炎 ●
Acute parotitis

　急性唾液腺炎のうち原発性のものはまれである．唾石症，唾液腺内または導管内異物，外傷，周辺組織からの炎症波及などが原因と考えられるものと，何らかの重症の全身疾患に併発するものがある．MRIでは炎症の波及範囲の評価，膿瘍形成の有無ならびに潜在的腫瘍の有無を診断する．

症　例　24歳，女性
〈主　訴〉右側耳下腺咬筋部の有痛性腫脹ならびに開口障害．

MRI診断　右側耳下腺はやや腫大しており，T1強調像では健側耳下腺と比較し信号強度の低下が認められ，T2強調像では耳下腺内に明らかに高信号を示す領域が認められる（矢印）．咬筋との境界が一部不鮮明となっており，病変が咬筋（咀嚼筋間隙）に波及していると考えられる（矢頭）．明らかな液状成分（膿瘍）は確認できない．下顎枝部の骨髄の信号強度は正常であり，顎骨への病変の波及は否定的である．造影像では不均一な造影効果が認められる．

MRI診断のポイント

1．T1強調像で低信号，T2強調像で高信号，造影像でびまん性の造影効果が認められる．
2．悪性腫瘍との鑑別が困難な場合があるが，一般的に悪性腫瘍と比較し，筋膜の肥厚や皮下脂肪組織への浸潤像がよく認められる傾向がある．
3．組織間隙を考慮し，炎症波及経路を観察する．
4．膿瘍形成の有無の評価は，MRIと比較し造影X線CTが有用である．成熟した膿瘍ではMRIでも辺縁部が造影される．

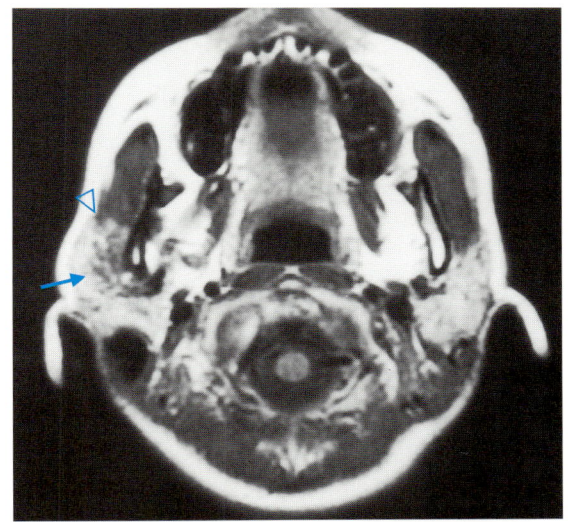

T1強調像

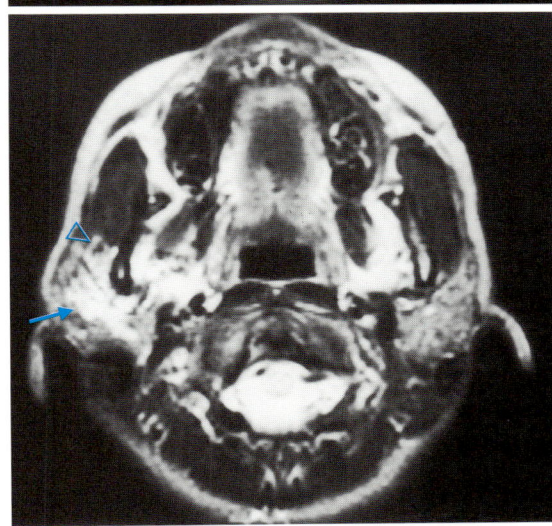

T2強調像

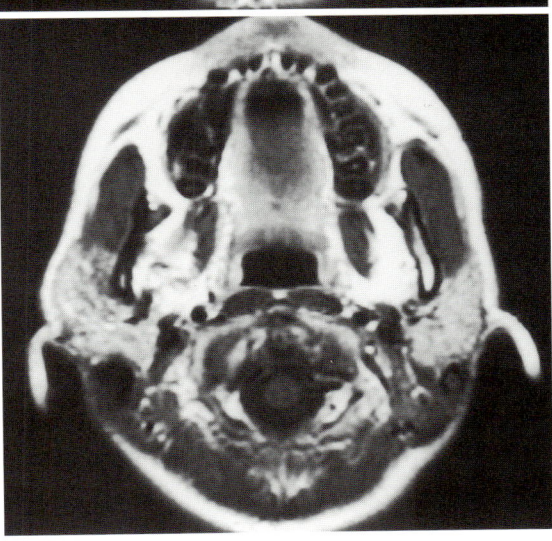

造影像

唾液腺疾患

B. 腫　　瘍 ◆良性腫瘍◆

● 多形性腺腫 ●
Pleomorphic adenoma

　多形性線腫は唾液腺腫瘍のなかで最も発生頻度が高く，耳下腺に好発し，小唾液腺では口蓋腺に多い．緩徐な発育を示す無痛性腫瘤として発見されることが多い．肉眼的には表面は平滑あるいは分葉状を呈し，割面は線維性組織で被包され，周囲組織と境界明瞭な結節をなす．硬度ならびに色調は組織学的構造によってさまざまであり，とくに，軟骨様組織の形成された部位はかたく，粘液腫様の部分はやわらかい．

症例 1　耳下腺症例
48歳，男性
〈主　訴〉左側耳下腺部の無痛性腫脹．
〈臨床所見〉数年前から徐々に増大傾向を認めている．顔面神経麻痺症状ならびに疼痛は認められなかった．

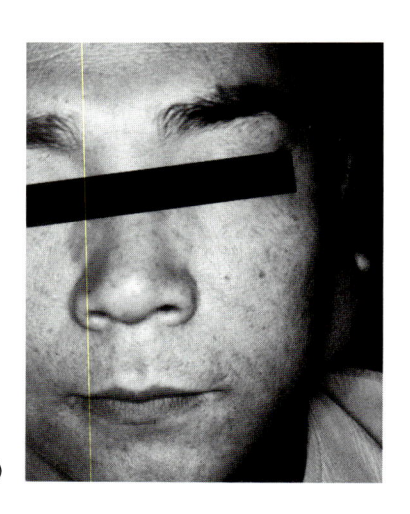

（カラー口絵18参照）

MRI 診断　左側耳下腺はＴ１強調像で筋肉とほぼ等信号の低信号，Ｔ２強調像で脂肪組織より高信号の，きわめて高信号を示す腫瘍に占有され，耳下腺組織は背側に圧排されている．周囲組織との境界は明瞭である．内部性状はＴ１強調像，Ｔ２強調像ともに不均一であるが，明らかな壊死巣や出血巣は認められない．下顎後静脈（矢印）は後方に圧排され，顔面神経走行仮想線（直線）でも腫瘍と顔面神経との位置関係は予測できない．また，腫瘍は下顎骨後縁によって圧排され，いわゆるダンベル状の形態を示している．冠状断像では腫瘍の輪郭は分葉状を示し，一部で皮膚直下にまで達している．手術時，腫瘍は耳下腺浅葉に存在していた．

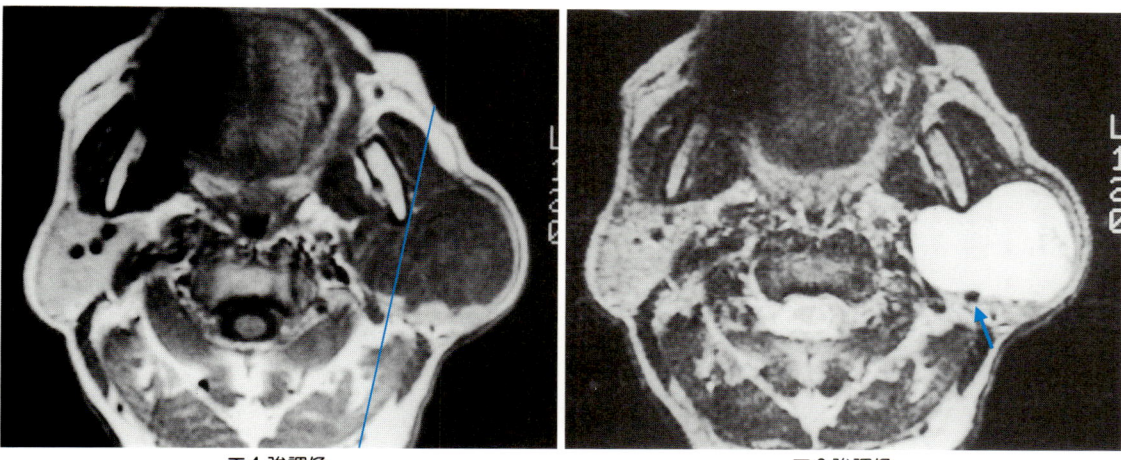

T1強調像

T2強調像

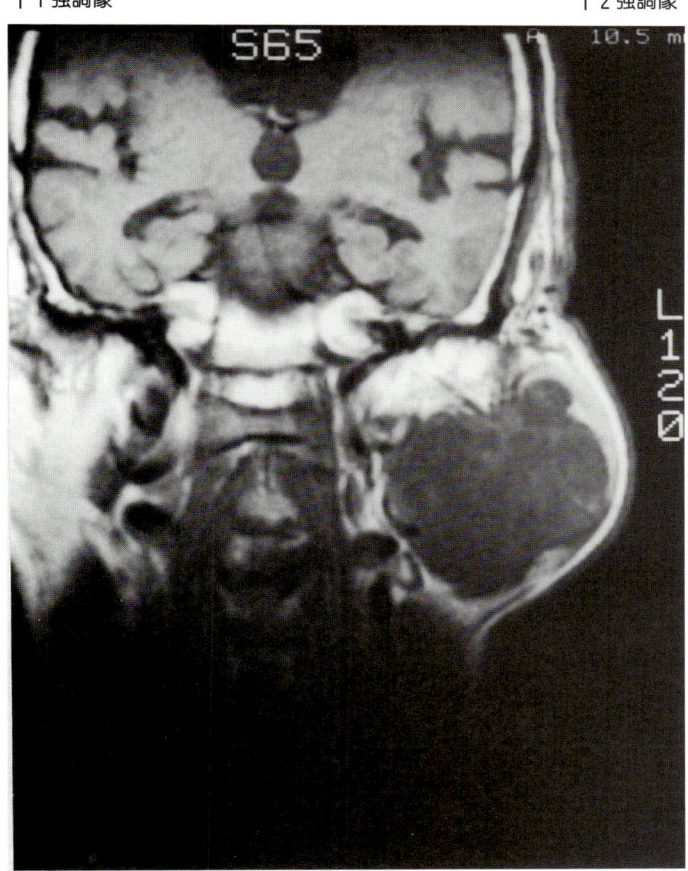

T1強調像（冠状断）

症例 2　口蓋症例

73歳，女性

〈主　訴〉右側口蓋部の無痛性腫脹．

MRI診断　右側口蓋部に，T1強調像で比較的均一な低信号を示し，T2強調像で内部に著しく高信号を示す領域を含む低信号の類球形の腫瘤性病変が認められる（矢印）．造影像では不均一な造影効果を受け，中心部と比較し辺縁部の一層がやや強く造影されている．冠状断像，矢状断像では固有鼻腔ならびに上顎洞との位置関係が明らかである．

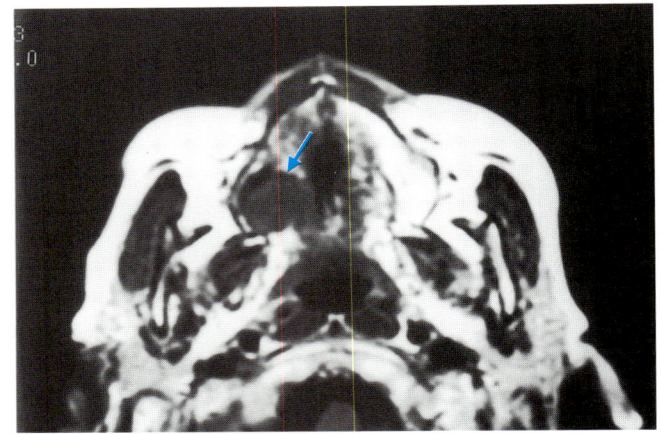

T1強調像

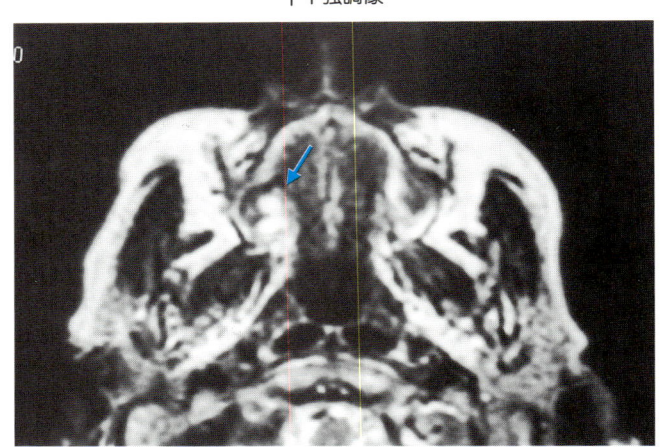

T2強調像

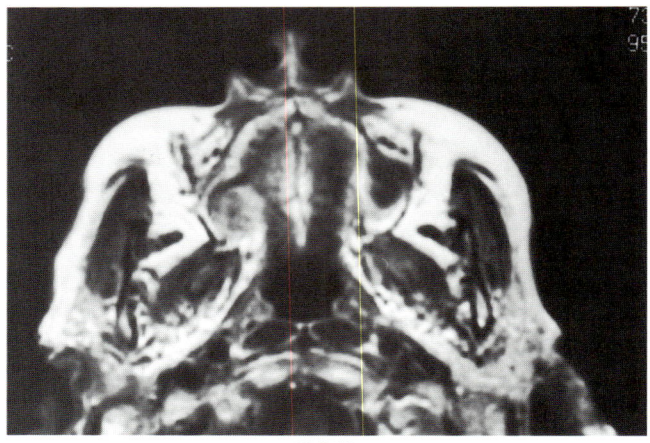

造影像

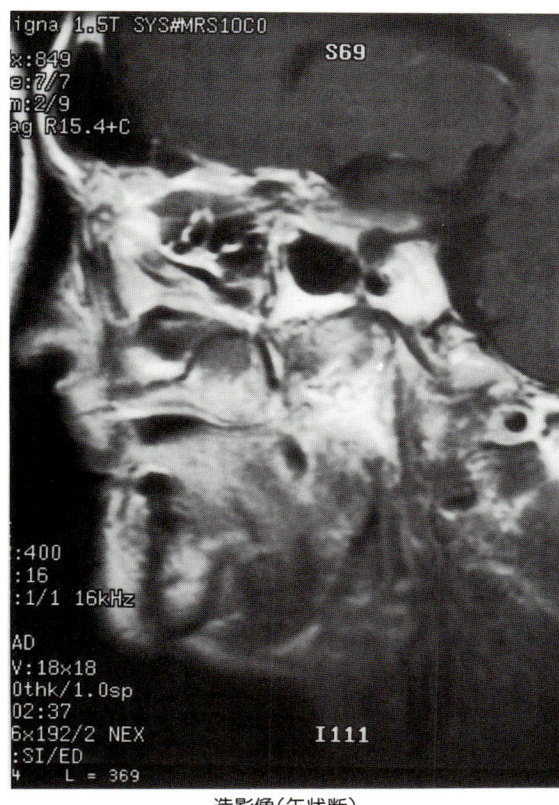

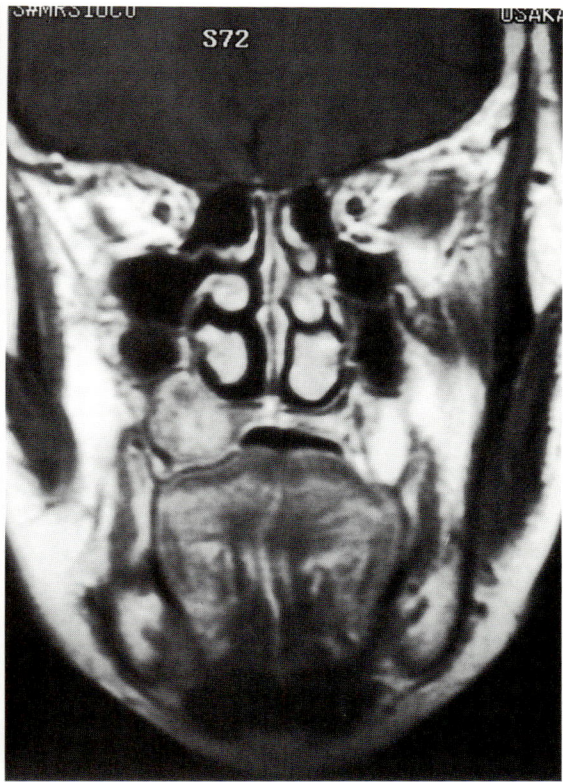

造影像（矢状断）　　　　　　　　　　　造影像（冠状断）

>　MRI 診断のポイント

1. T1強調像で低信号から中間信号，T2強調像では著しい高信号を示すものが多い．
2. 腫瘍内の壊死巣，嚢胞変性が描出されても，悪性化を疑う有意な所見とはならない．
3. MRI診断では耳下腺内における局在診断，周囲組織への浸潤の有無，単発性病変であるか多発性病変であるかの診断がおもである．
4. 上顎洞，固有鼻腔との位置関係の把握には冠状断像，矢状断像が有用である．
5. 構成成分によってさまざまな信号強度パターンを示す．

◆悪性腫瘍◆

● 多形性腺腫内癌腫 ●
Carcinoma in pleomorphic adenoma

　多形性腺腫の悪性型であり，典型的な多形性腺腫の組織像をとるなかに悪性腫瘍としての組織像を示す部位が存在するものをいう．臨床的に経過の長かった腫瘤性病変が急速に増大したり，局所の疼痛，顔面神経麻痺，皮膚あるいは粘膜との癒着，潰瘍形成などが認められた場合には悪性化を疑うべきである．肉眼的には良性多形性腺腫と類似しているが，浸潤性の発育を示す部位が認められたり，変性，壊死，出血などが認められることが多い．

症例　41歳，男性
〈主　訴〉左側耳介下部の無痛性腫脹．
〈臨床所見〉顔面神経麻痺症状ならびに疼痛は認められなかった．

X線CT所見　左側耳下腺浅葉に周囲耳下腺組織との境界明瞭な腫瘤性病変を認める(矢印)．腫瘤性病変の内部は不均一に描出されている．

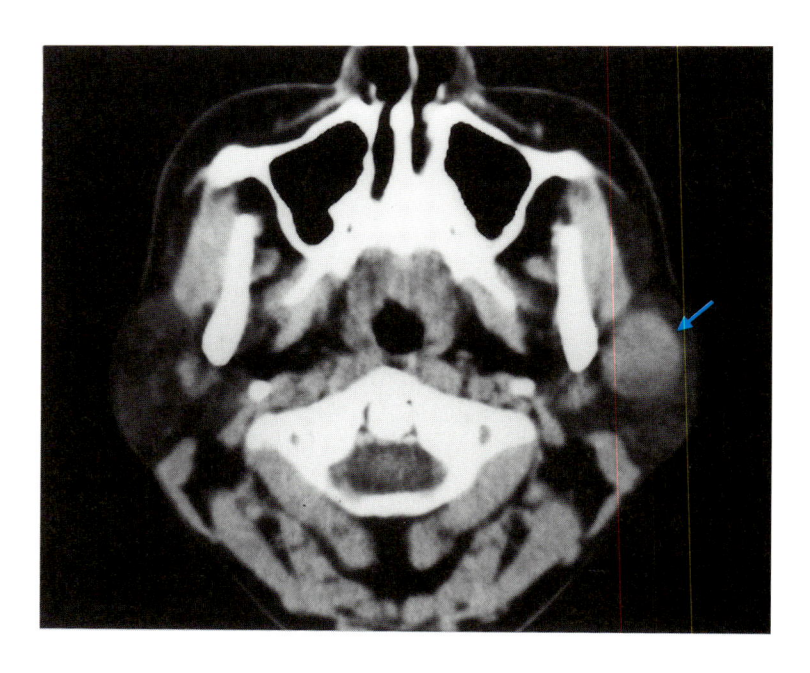

MRI診断　左側耳下腺内にT1強調像で筋肉とほぼ等信号，T2強調像で著しい高信号を示す腫瘤性病変が認められる．同腫瘤性病変は下顎後静脈(矢印)の外側に位置しており，また，顔面神経走行仮想線(直線)より外側にあり，浅葉に局在していることがわかる．内部性状はT1強調像，T2強調像ともに不均一である．周囲耳下腺組織との境界はT1強調像，T2強調像ともに明瞭に描出されている．

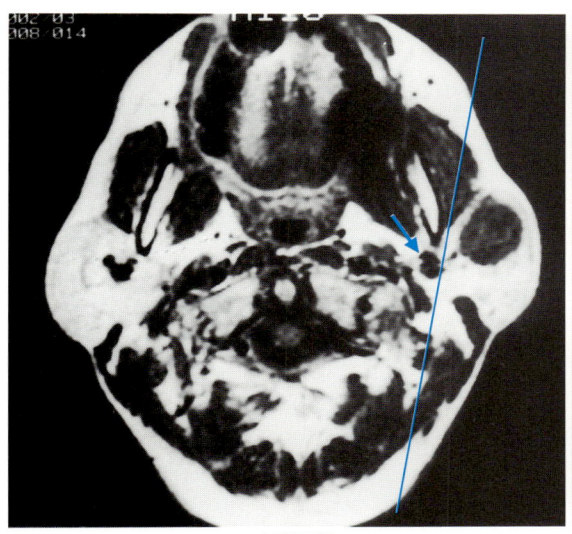

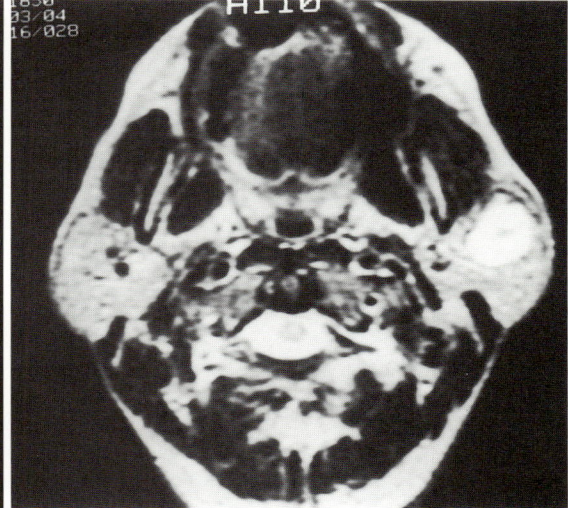

T1強調像

T2強調像

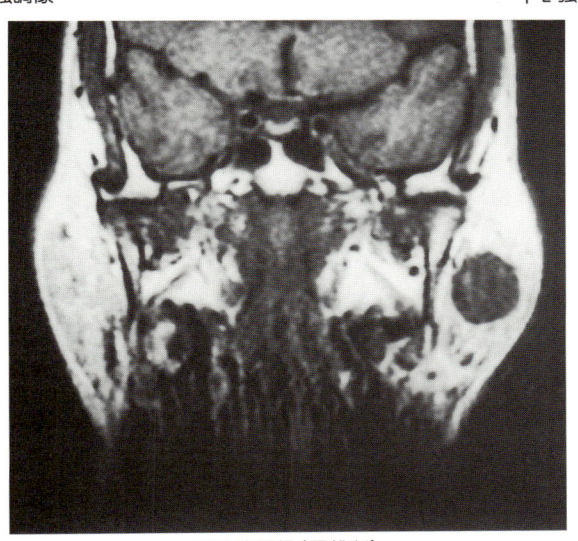

T1強調像（冠状断）

MRI診断のポイント

1. T1強調像で低信号，T2強調像で著しい高信号を示すものが多い．
2. 多形性腺腫との鑑別はきわめて困難である．
3. 腫瘍内の壊死巣，嚢胞変性が描出されても悪性化を疑う有意な所見とはならない．
4. MRI診断では，耳下腺内における局在診断，周囲組織への浸潤の有無，単発性病変であるか多発性病変であるかの診断が主となる．

● 腺様嚢胞癌 ●
Adenoid cystic carcinoma

　きわめて緩徐な発育と著明な浸潤性増殖を示す悪性唾液腺腫瘍である．小唾液腺での頻度が高く，口蓋がその約半分を占める．臨床的には限局性の腫瘤にみえることが多いが，組織学的には腫瘍は樹枝状に増殖する所見が認められる．すなわち，腫瘍周囲における線維性被膜による被包は組織学的にも明らかでなく，また，神経線維に沿っての腫瘍浸潤をみることが少なくない．

症　例
61歳，女性
〈主　訴〉左側耳下腺部の無痛性腫脹．
〈臨床所見〉左側耳下腺部に弾性硬の腫瘤を触知した．顔面神経支配領域の運動障害は認められなかった．
〈病理組織学的診断〉腺様嚢胞癌．

MRI 診断
　T1強調像では左側耳下腺内に筋肉とほぼ等信号を示す腫瘤性病変が認められる．病変と耳下腺との境界は不明瞭，内部性状は比較的均一である．T2強調像では腫瘍と耳下腺はほぼ等信号を示しており，耳下腺の大きさに左右差があるものの腫瘍の局在を捉えることは困難である．造影後T1強調像では腫瘍は不均一に造影され，一部に造影効果を受けない領域も認められる．T1強調像では下顎後静脈（矢印）は内側に偏位しており，さらに，腫瘍の内側に健常耳下腺が認められること，ならびに画像上で顔面神経走行仮想腺（直線）の外側に腫瘍が存在していることから，腫瘍は耳下腺浅葉に存在すると考えられる．

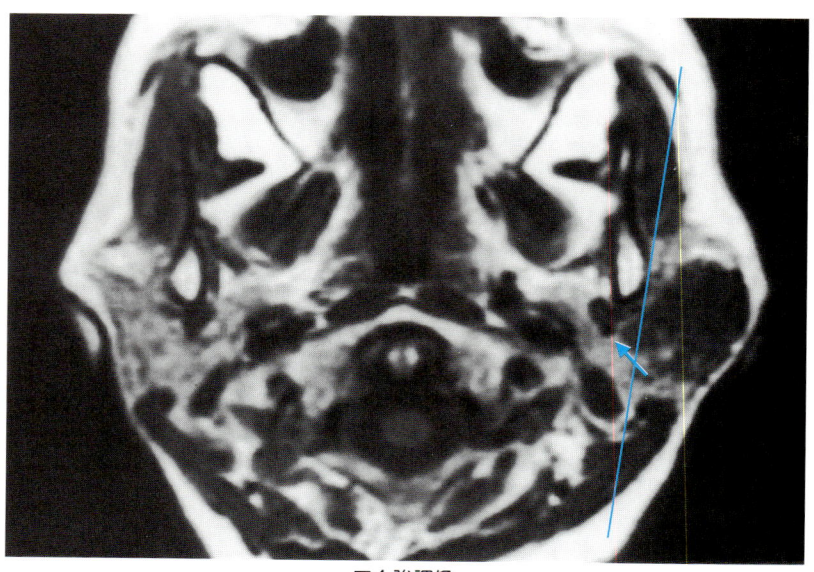

T1強調像

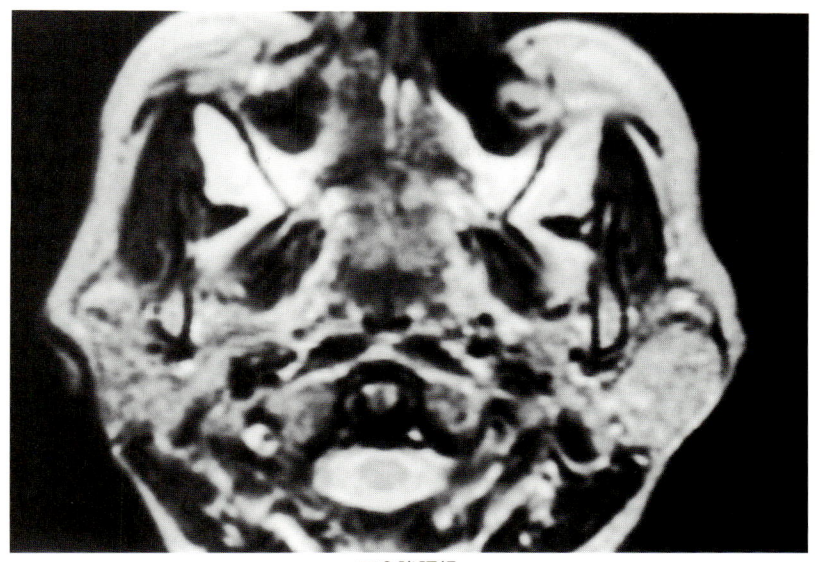

T2強調像

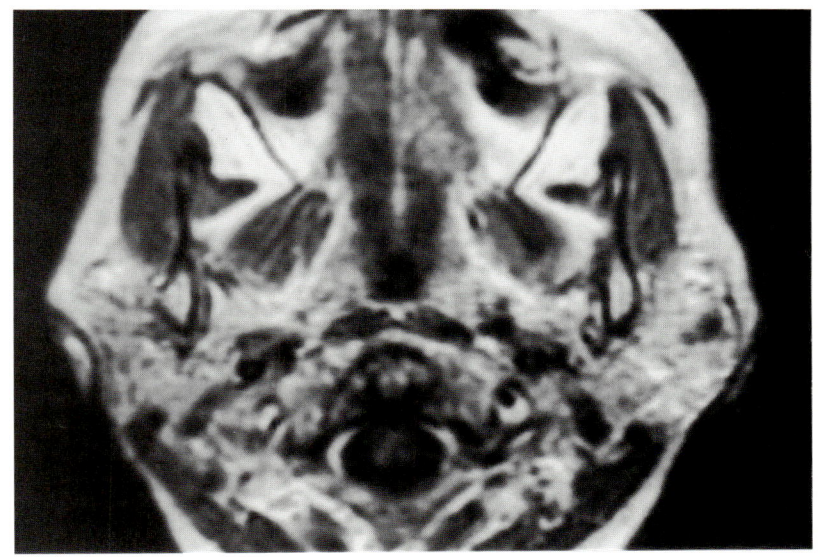

造影像

MRI 診断のポイント

1. 腺様嚢胞癌の信号強度パターンは，ほかの腫瘍性疾患と同様であり，非特異的であるが，T2強調像で低信号を示すものは細胞充実性で，予後不良なものが多いとされている．
2. 腫瘍と周囲組織との境界は不明瞭である．
3. 造影像では，びまん性で不均一な造影効果を受ける．
4. T2強調像では周囲耳下腺が病変とほぼ等信号を示すことが多く，T1強調像で局在診断を行う．
5. 耳下腺内における局在診断は，下顎後静脈との相対的位置関係や，顔面神経走行仮想腺を用いて行う．
6. 腫瘍の神経周囲性浸潤の描出が造影像で可能なことがある．

Memo

6 その他の疾患

その他
MRIが適応となる疾患

　顎口腔領域に生じたさまざまな疾患がMRIの撮像対象となり得る．すなわち，別項にて記した腫瘍性疾患，炎症性疾患，囊胞性疾患，顎関節疾患，唾液腺疾患のほかにも，軟組織分解能が高いことによって，さまざまな疾患が対象となる．軟組織内に迷入した異物の位置確認，顔面神経麻痺における顔面神経走行路の病変の有無など，病変を直接観察する目的のほか，咬筋肥大症や，顎顔面の不定愁訴を有する症例における器質的変化の有無の確認にも有益な情報を与える．

咬筋肥大症 —副耳下腺—
Hypertrophy of masseter muscle

　一般的に片側の咬筋が肥大し，顔面の非対照を示した状態である．弛緩時よりも，かみしめたときに咬筋部に弾性硬の膨隆が認められる．発生原因としては，片側での咀嚼，歯ぎしり，不良補綴物による片側咬合，精神的ストレスによって強くくいしばる習癖などで生じると考えられているが，明らかな原因は不明であり，症例ごとにさまざまである．臨床所見のみで診断がつく症例も多いが，咬筋内血管腫との鑑別が困難なものや，説明のみでは患者が納得しない場合に，診断をより客観的にし，患者への説明のため画像検査を行うことがある．

症例　28歳，女性
〈主　訴〉左側咬筋部の腫脹による顔面非対称．
〈臨床所見〉他覚的にも，左右非対称であり，かみしめ時にその傾向は顕著であった．

MRI診断　左側咬筋は右側と比較しやや大きいが，T1強調像，T2強調像，造影像では信号強度のパターンに左右差は認められない．また，左側咬筋内の内部性状にも左右差は認められず，腫瘤性病変の存在は否定できる．
なお，左側咬筋外側に耳下腺と同一の信号強度パターンを示す領域が認められ，副耳下腺（矢印）と考えられる．

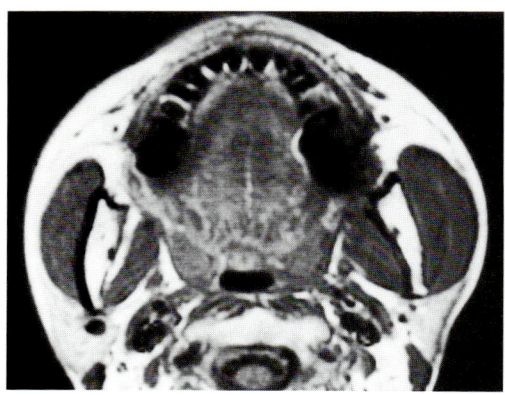

T1強調像　　　　　　　　　　T2強調像

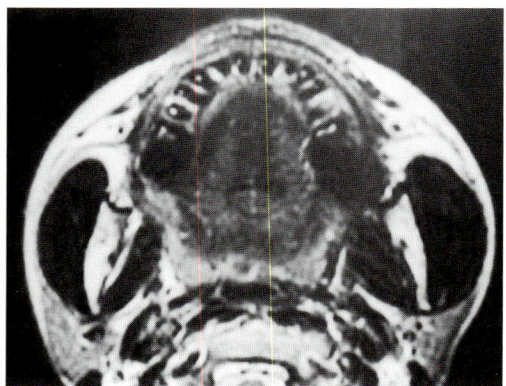

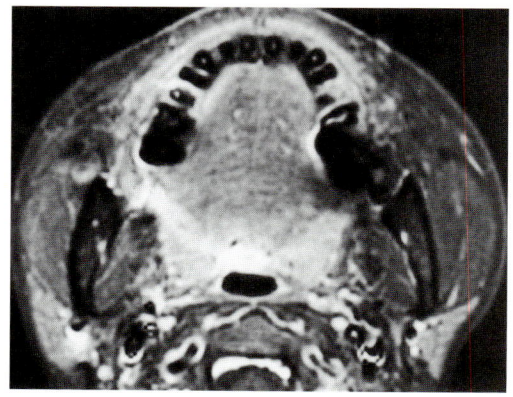

脂肪抑制造影像

T1強調像　　　　　　　　　　　　T2強調像

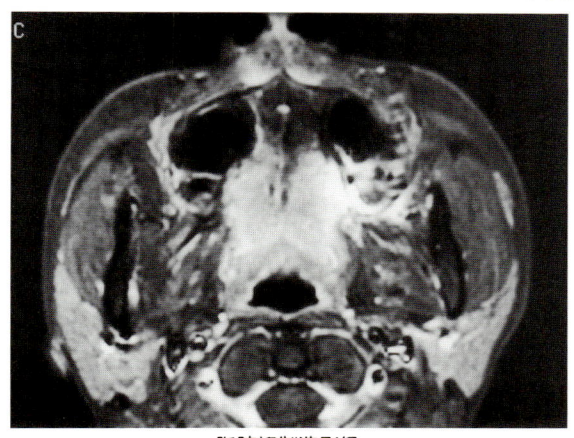

脂肪抑制造影像

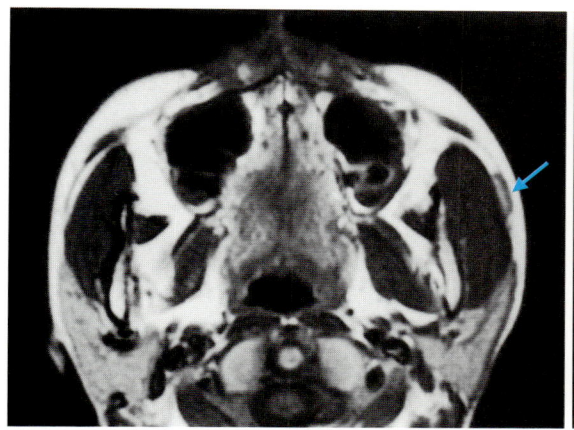

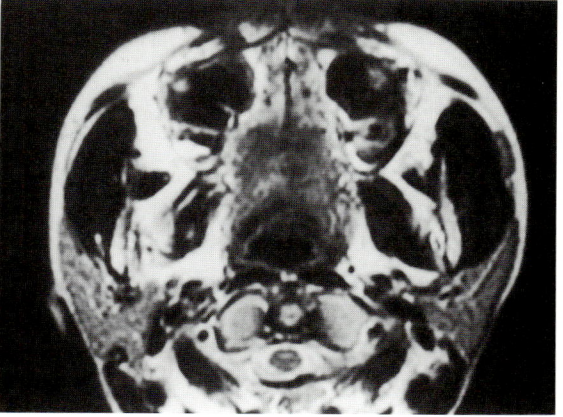

MRI 診断のポイント

1. 撮像を行う際の頭部固定のずれによる左右非対称がないかをまず観察する．
2. 筋肉の大きさに非対称性が認められる場合には，筋肉内部性状の相違について観察する．
3. 病変の存在の有無はT2強調像ならびに造影像が有用である．
4. 副耳下腺は，咬筋と皮下脂肪組織のあいだに挟まれた部位の腫瘤性病変と見誤ることがあるが，同一スライス内に描出されている耳下腺の信号パターンと同一のパターンを示すので比較的容易に診断が可能である．

● 異　物 ●
Foreign body

　顎口腔領域に迷入する異物の多くは，顎骨内への歯科材料の迷入，上顎洞内への歯の迷入である．これらの診断は単純X線，X線CTによる診断が有用である場合が多い．一方，舌，頬粘膜，口底など口腔軟組織には食物の迷入，交通事故などによる外傷性異物迷入が考えられる．撮像時，金属片が振動することがあるため，MRIの撮像を行う前に，単純X線写真などで眼窩内に金属性異物が迷入していないことを確認することが重要である．

症例
40歳，女性
〈主　訴〉右側眼窩下部の違和感．
〈既往歴〉21年前，交通事故による顔面外傷．11年前，右側前鼻孔からガラス片が排出された．

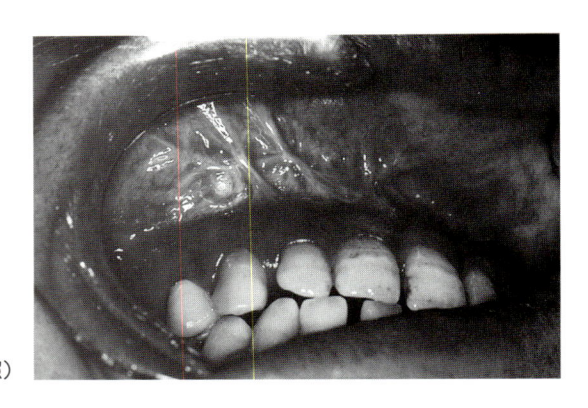

（カラー口絵19参照）

MRI診断
　右側上顎歯槽突起唇側の軟組織内に，T1強調像，T2強調像ともに数個の長方形を呈する無信号域が認められる（矢印）．冠状断像と軸位断像の所見を併せ考え，6個の異物の存在が疑われた．
　なお，異物はガラス片であった．

MRI診断のポイント

1. 外傷患者，金属工など，眼窩内に金属片の迷入が疑われる場合には，MRI撮像の前に，単純X線，X線CTなどによって眼窩内に金属の迷入がないことを確認する（金属片の振動によって失明したとの報告がある）．
2. 比較的表在性に異物が存在している場合には，表面コイルによる撮像が有用である．
3. 周囲軟組織の炎症反応によって修飾を受ける可能性を考慮する．
4. 軸位断像のみでなく，冠状断像，矢状断像を併せ観察することによって3次元的な異物の存在部位を確認する．

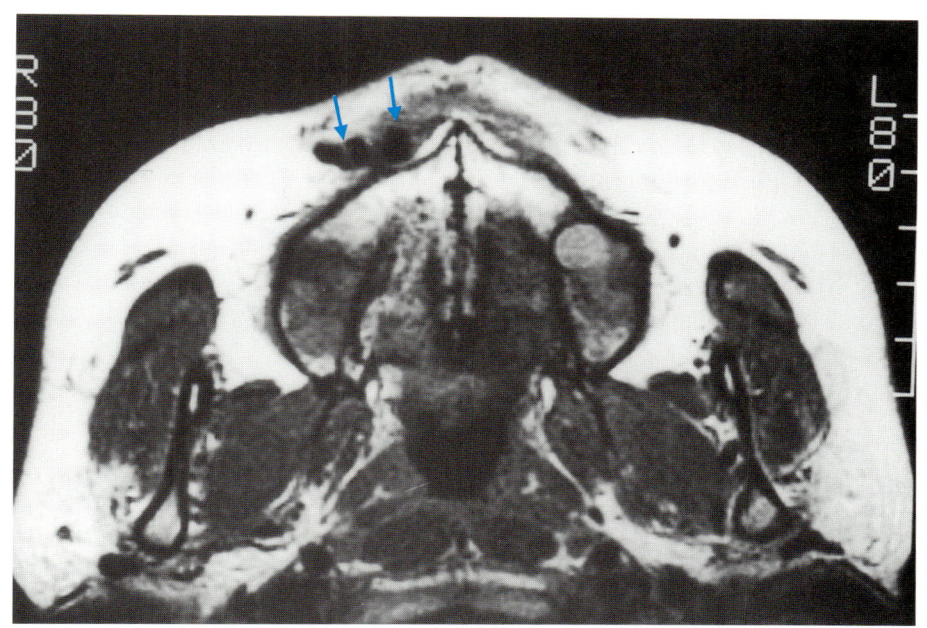

T1強調像

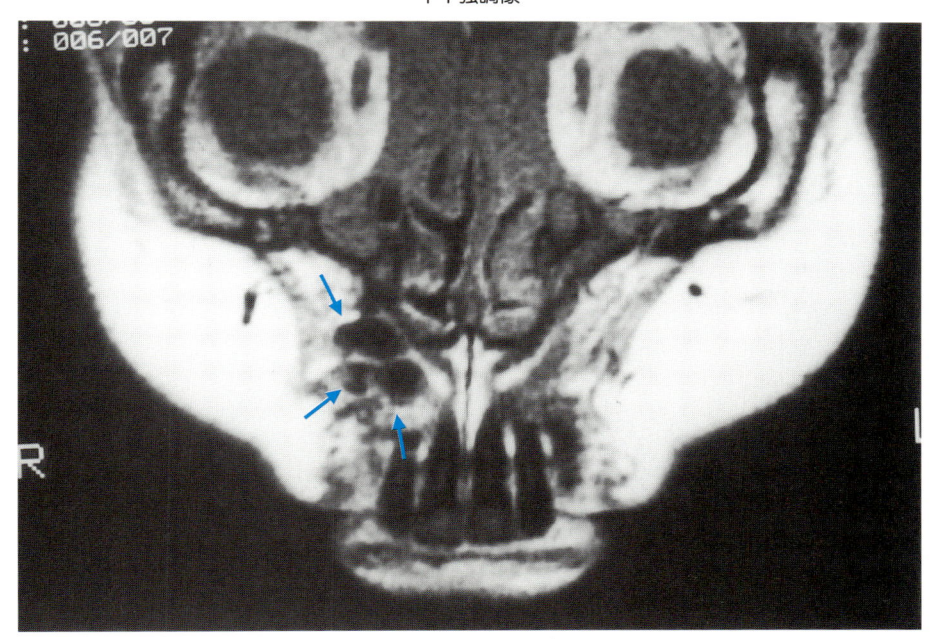

T1強調像(冠状断)

内骨症
Enostosis

内骨症は骨腫類似疾患として分類される疾患であり，顎骨骨髄腔に向かって増殖した緻密な層板骨質として認められる．病的意義はないが，単純X線写真によって偶然発見されることが多い．

症例 49歳，女性
〈現病歴〉自覚症状は認められないが，開業歯科医院で右側下顎骨体部のX線不透過像を指摘され，精査を依頼された．

単純X線所見 右側下顎骨体部に境界明瞭なX線不透過像が認められる（矢印）．歯根との連続性は認められず，隣接歯（右側第二小臼歯）の歯根膜腔は保たれている．

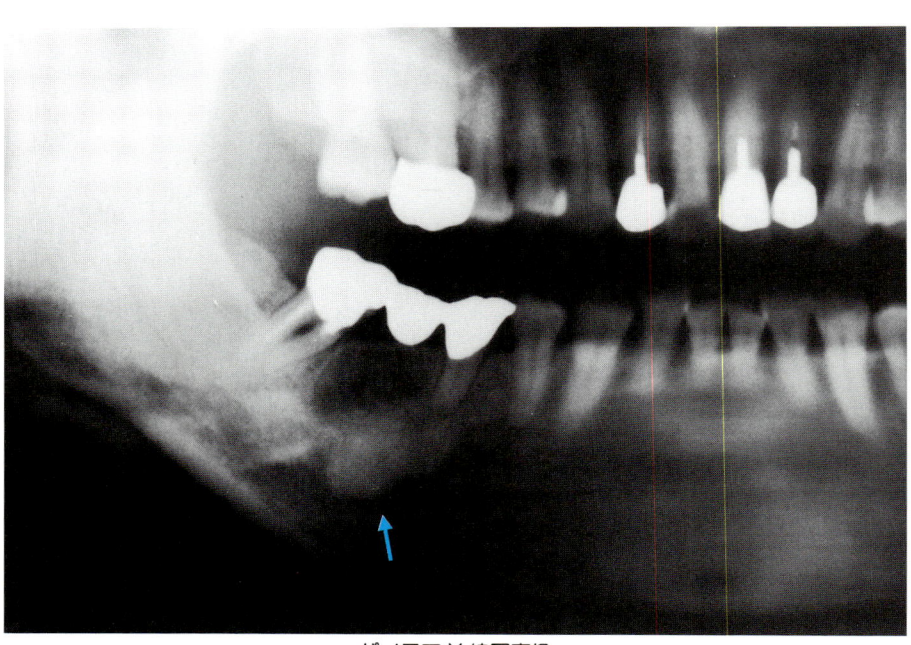

パノラマX線写真像

X線CT所見

右側下顎骨体部に舌側皮質骨と連続する境界明瞭な高密度領域が認められる(矢印).

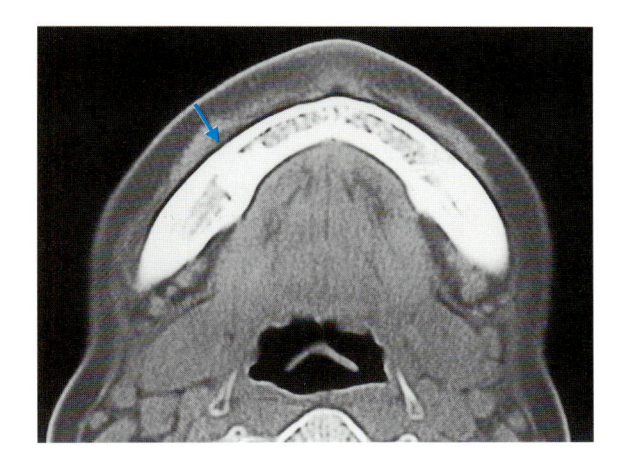

MRI診断

T1強調像,T2強調像ともに右側下顎骨体部舌側の皮質骨による無信号帯と連続した境界明瞭な無信号領域が認められる(矢印).

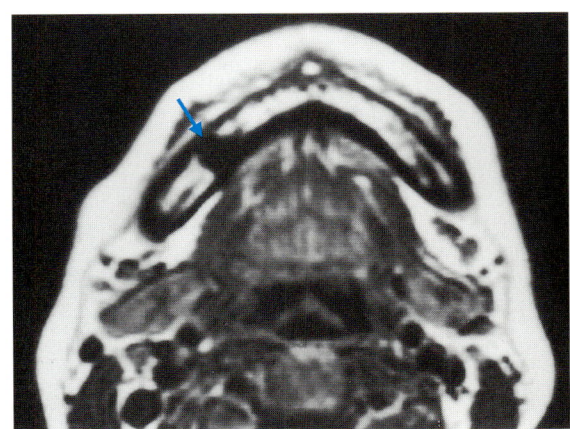

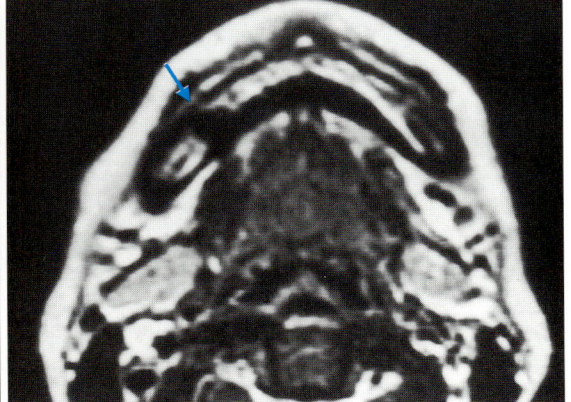

T1強調像

T2強調像

MRI診断のポイント

1. 骨組織は,T1強調像,T2強調像ともに無信号に描出される.
2. T1強調像,T2強調像ともに周囲の骨髄による高信号と明瞭に境界される.
3. 何らかの原因で炎症が波及している場合には,明瞭に描出されない.
4. 骨組織の同定は,X線CTと比較すると劣っている.

副甲状腺機能亢進症
Hyperparathyloidism

　副甲状腺（上皮小体）に生じた疾患（癌腫，腺腫，過形成など）によって副甲状腺ホルモンの分泌が過多となり，血清カルシウム値が高値を示す原発性と，慢性腎不全による長期人工透析療法をうけた患者が結果として続発性副甲状腺機能亢進症を来たすものがある．画像診断学的には，単純X線写真で顎骨は細顆粒状変化を示し，歯槽硬線の菲薄化，断裂，消失をきたす．

症例
18歳，女性
口蓋正中部に生じた腫瘍の精査のためMRI検査を行った症例（中心性巨細胞（修復性）肉芽腫，p.90と同一症例）．
〈既往歴〉5年前に，慢性糸球体腎炎と診断され人工透析開始．
〈合併症〉高血圧ならびに副甲状腺機能亢進症がある．

単純X線所見　上下顎骨ともに，すりガラス状を示し，歯槽硬線の消失が認められる．

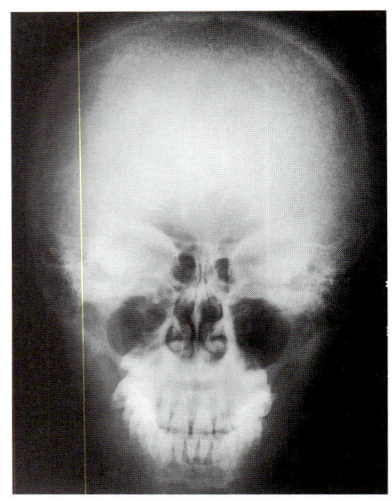

後頭前頭方向像

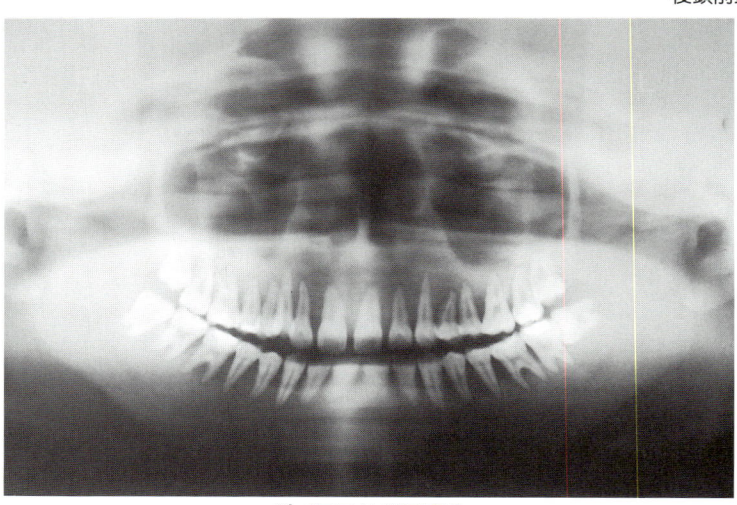

パノラマX線写真像

X線CT所見 骨髄の骨梁構造は失われ，下顎骨に肥厚を認める．骨髄はすりガラス状となり，骨梁構造が消失している．

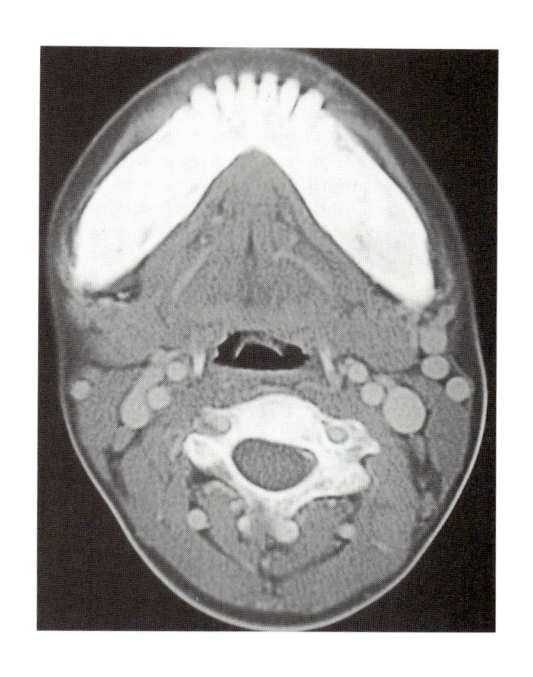

MRI診断 下顎骨骨髄は，全体的にT1強調像で筋肉とほぼ同程度の低信号，T2強調像で中間信号を示している（矢印）．また，健常な下顎骨に認められる皮質骨による無信号域がほぼ消失している．

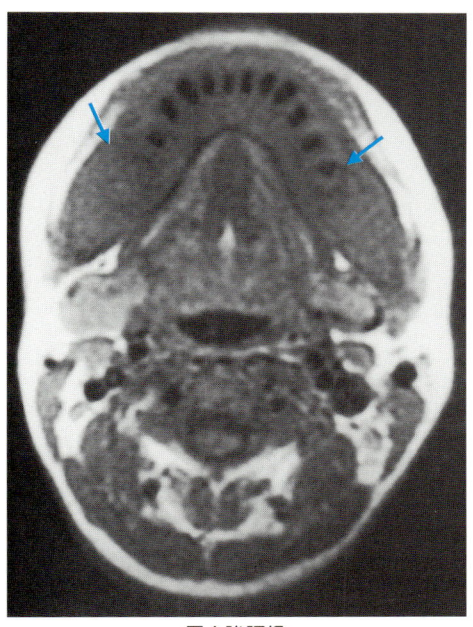

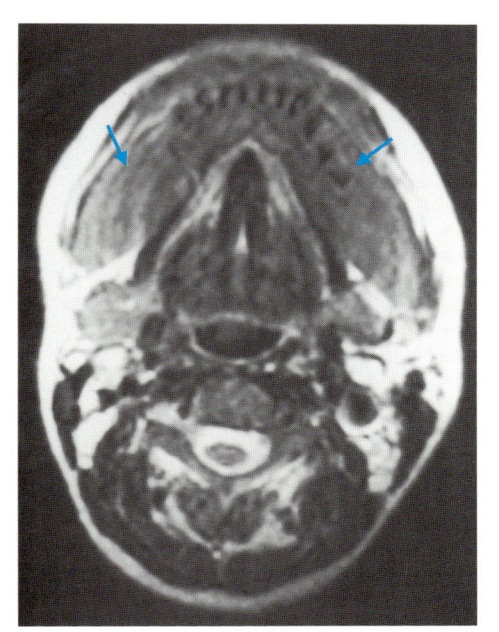

T1強調像　　　　　　　T2強調像

―　MRI診断のポイント　―

1. 副甲状腺機能亢進症による顎骨の線維性骨炎様の骨変化が認められるため，骨髄による高信号域が消失する．
2. 下顎骨の肥大，変形が認められることがある．

Memo

MRI関連用語集

あ行

アーチファクト artifact　画像診断上では本来存在しないものが人工的に画像上に描出されたものをいう。原因としては体動によるもの，血液・脳脊髄液の脈動（フロー）によるもの，強磁性体によるもの，化学シフト（ケミカルシフト）によるものなど，さまざまなものがあり，幾何学的な歪み，信号強度の不均一，疑似信号による画質低下を引き起こす。

アキシャル面（軸位断） axial plane　人体を上部（頭）と下部（脚）に分割する面のこと。

位相エンコード phase encording(PE)　エコー信号の読み出し（read-out）に先だって，空間の特定の方向への傾斜磁場を作用させることによって，その方向への位置情報に対応する位相信号を与えること。

エコー echo　90度パルスによって励起されたスピンが緩和していく過程で，T2緩和時間（横緩和時間）と同等かそれ以下の時間内に，180度パルスの印加や，静磁場の磁場勾配の反転によって自由誘導減衰（FID）が消失した後に再び現れるMR信号のこと。前者の場合をスピンエコー，後者の場合をグラジエントエコー（フィールドエコー）とよぶ。

エコー時間 echo time(TE)　90度パルスからスピンエコー信号もしくはグラジエントエコー信号が生じるまでの時間。

エコートレインレングス echo train length(ETL)　FSE法で，1つのTR（繰り返し時間）内に180度パルスを繰り返し印加して得られるエコー数のこと。FSE法のスキャン時間は，従来のSE法の1/ETLに短縮される。また，ETLと撮影可能なスライス枚数は相反関係にある。

エンコード encoding　静磁場に線形の傾斜磁場を印加すると，核スピンの周波数は傾斜磁場の印加方向に規則的にずれてくる。また，角速度が異なってくるために，傾斜磁場の印加時間に依存して位相がずれていく。したがって，ある選択励起した平面において，直交する2方向に傾斜磁場を印加すれば位置に応じて周波数と位相が規定し得る。この傾斜磁場を用いて位置情報を与えることを，MRIにおいて一般にエンコードするといい，それぞれ周波数エンコード，位相エンコードとよばれている。

か行

核スピン nuclear spin　多くの原子核はある軸を中心として回転している。この自転運動のことをスピンとよび，軸の方向と大きさをもつベクトルとして表すことができる。

緩和時間 relaxation, relaxation time　核スピンがRFパルスのエネルギーを吸収して励起された後に，そのエネルギーをラーモア周波数と同一周波数の電磁波として放出しながら，元の平衡（定常）状態に戻っていく過程を緩和という。そして，この緩和過程の時定数を緩和時間（核の63%がもとの状態に戻る時間）とよび，その逆数を緩和速度という。その過程には縦緩和と横緩和がある。この2つの現象は同時に起きているが，互いにまったく独立した現象である。

90度パルス 90°pulse　磁化ベクトルの方向をちょうど90度回転させるのに等しいRFパルス。ある均一磁場中に置かれた核スピンの巨視的磁化ベクトルの向きを，z軸方向からx-y平面上に90度倒すためのRFパルス。

共鳴 resonance　原子核の共鳴周波数と同じ周波数を与えることによって起こるエネルギー変化。MRでは，共鳴周波数と同じRFパルスを加えることによって核を共鳴させる。このRFパルスを印可することによって核は低エネルギー状態から高エネルギー状態へ変化する。

空間分解能 spatial resolution　コントラスト差が十分にある対象をスキャンあるいは撮影した際，どれだけ小さいものまで描出できるかを示す能力のこと。隣接している2つの点を個別かつ明瞭に識別できるときの2点間の距離で表す。この値が小さいとき「空間分解能が高い」という。

繰り返し時間 repetition pulse(TR)　パルス系列において，1つのRFパルスの組み合わせが繰り返される基本周期（時間間隔）のこと。

傾斜磁場 gradient magnetic field　MRIにおいてMR信号の画像化のためには，均一の静磁場に対して，ある方向に関して小さく（線形に）変化する磁場を重ね合わせて磁場強度に勾配をかけて，MR信号に位置の情報を付加している。このとき用いる磁場を（線形）傾斜磁場という。この強さによってスライス厚・視野（FOV）の大きさなどが決定される。実際は，パルス状に傾斜磁場が印加され，その波形の精度や励起される渦電流が画質に影響する。スライスの選択，位相エンコード，信号の読み出しに用いる傾斜磁場をそれぞれ，スライス選択磁場勾配，位相エンコード磁場勾配，読み出し磁場勾配とよぶことがある。単位は，単位長さ当たりの磁場強度の変化量(mT/m)である。

コイル coil　MRIで使用される装置で，プロトンを励起させるために必要なRFパルスを送信したり，組織から発生した信号を受信するために用いる。

高信号領域 high intensity area　MRIにおいて，周囲よりも信号強度の高い領域（あるいは病変）をさす。画像上では白く描出される。

コロナル面（冠状断） coronal plane　身体を前部

（正面）と後部（背面）に分割する，長軸方向に沿った面．

コントラスト分解能 contrast resolution 関心ある解剖学的部位と周囲組織間を濃淡で表示区別する能力．

さ行

サジタル面（矢状断） sagittal plane 人体を左右に分割する，長軸方向に沿った面．

サセプタビリティ susceptibility 物質が磁化される能力，または磁界に歪みを与える能力のこと．磁気感度の高いものとしては，反磁性，常磁性，強磁性の物質がある．

磁気共鳴 magnetic resonance（MR） ある強度の均一静磁場中の核スピンは，ラーモアの公式で求められる周波数（ラーモア周波数）で歳差運動を行っている．この核スピンのもつ磁気モーメントにラーモア周波数と同じ周波数の高周波磁場（RFパルス）を印加すると，共鳴的にエネルギーを吸収する．さらに，高周波磁場が切られると励起状態の核スピンは印加された高周波磁場と同一周波数の電磁波を出してエネルギーを放出する．この一連の過程を核磁気共鳴（NMR）といい，このときのラーモア周波数を共鳴周波数とよぶ．対象が電子をもつスピンの場合は電子スピン共鳴（ESR）とよぶ．

自由水 free water 生体組織中の水は，まず高分子の影響を受けていない自由水と，高分子の影響を受けている水和水（結合水）に分類される．さらに，水和水は高分子と結合している結合水と，それ以外の構造水に分けることができる．これらのなかで生体組織の緩和時間に大きく影響するのは自由水である（純粋な緩和時間がほかの有機物に比べてかなり長いためと考えられている）．緩和の速度は，溶液中において対象原子核をもつ分子の運動状態に強く影響される．自由水の場合は活発に分子運動しており，緩和の速度は緩やかであるが，結合水は周囲の高分子の影響で運動が制限され，緩和は促進される．生体内において，水分子は上述の状態をきわめて高い頻度で交換しあっており，観測される組織の緩和時間は自由水と結合水の存在比に強く依存している．

自由誘導減衰 free induction decay（FID） 外部静磁場方向（z方向）を向いている磁化ベクトルを90度パルスにより x-y 平面上へ倒したあと，この磁化ベクトルの x-y 平面上への投影成分（横磁化）が受信コイルに誘起する MR 信号を測定すると，急速に減衰していく．これが自由運動減衰である．このような急激な減衰は外部静磁場の不均一，各核スピンの微視的な磁場環境の違いによって各核スピンの位相がずれるために起こると考えられている．この減衰の時定数は T2

*（T2・スター）とよばれ，スピンエコー法による T2 と区別される．

周波数エンコード frequency encoding 2次元 MR 画像はスライス面内の核スピンの MR 信号で構成されるが，各核スピンの位置や信号強度の情報は，エコー信号が生じる時点で，スライス面内の一軸（x軸とする）に沿って磁場勾配 Gx を印加しながら信号データを取得することで得られる（信号の読み出し）．Gx を印加すると，これに平行なスピンはその位置に応じたラーモア周波数を有し，撮像視野の一辺が L であれば撮像視野内の核スピンは γ・Gx・L の周波数帯域内に存在することになる．これらの周波数成分を含む MR 信号をフーリエ変換すれば，x 軸方向の位置に応じた信号情報を得られる．これが周波数エンコーディングである．通常は画像の長軸に対応する．

信号強度 signal intensity MRI の信号強度は，X線 CT における CT 値とは異なり，同一被写体であっても測定の条件によって変わり得るので，画像上のピクセル値は，対象ボクセルからの信号強度値をもとにした相対的な値でしかない．この信号強度値に影響を与える因子としては，生体組織に由来するもの，パルス系列の選択およびそのパラメータ，そして，装置の調整状態に基づくものなどをあげることができる．

スライス厚 slice thickness CT や MRI など二次元断層像を得る画像診断法における断層像の厚さ．通常の画像では 5〜10 mm 程度が一般的である．スライス厚を薄くすることによってスライス方向の空間分解能は向上するが，S/N 比が下がるので一般的に画質は劣化する．

た行

縦緩和（時間） longitudinal relaxation（time） RFパルスの照射によって励起した核スピンは，吸収したエネルギーを周囲の分子（格子）に熱振動のエネルギーとして放出する．これを縦緩和，スピン－格子緩和，熱緩和，T1緩和という．この緩和は指数関数的にもとの定常状態に戻り，その時定数が縦緩和時間（T1値）である．

低信号領域 low signal area MRI において，周囲よりも信号強度の低い領域（あるいは病変）をさす．画像上では黒く描出される．

な行

脳機能画像 functional image, f-MRI 外部からの刺激やタスクによって脳の特定部位が賦活される様子を画像化しようとする試み．顎口腔領域においては，味覚刺激に対する研究が行われている．

濃度分解能 contrast resolution MRI ではスピン

密度，T1緩和時間，T2緩和時間の3つのNMR指数の組織間差を画像化する．この組織濃度差の解像度を濃度分解能という．

は行

パルス系列 pulse sequence　MR信号の観測，画像化のためにはRF波や傾斜磁場パルスを組み合わせて用いなければならない．得られる信号は，各パルスのon/offのタイミングや振幅を時間的にどのように組み合わせるかによって異なってくる．この各パルスに関する一連のタイムチャートのことをパルス系列という．

パーシャルボリューム効果，部分体積効果 partial volume effect　目的とする構造がスライスのへりにかかり，画像がぼけること．

ピクセル pixel, A Picture Element　画像マトリックスを構成している2次元の要素で，表示されたスキャン面のボクセル(voxel, A Volume Pixel, 体積要素)を2次元的に投影したもの．

表示マトリックス display matrix　表示画像のピクセル数をx-y軸方向の数で表したもの(例：256×256)．

180度パルス 180°pulse　磁化ベクトルの方向をちょうど180度回転させるのに等しいRFパルス．

表面コイル surface coil　微弱なエコー信号を効率よく検出するために用いられ，被験者の体表に接して使用する受信専用のコイル．信号発生源から近いため減衰の少ない信号を得ることができるが，視野の直径と深さが制限され，いずれもおよそコイルの直径の範囲となる．顎口腔領域では顎関節の撮像に用いられることが多い．

フリップ角 flip angle　均一静磁場中の核磁化ベクトルがRFパルスの印加によって静磁場の方向(z軸のプラス方向)から倒れた角度．

フローボイド flow void　MRIでは，血流は一般的に無信号を示す．この血流による信号低下をいう．頭頸部領域では内頸動静脈などの大血管で観察される．

フーリエ変換法 Fourier transformation (FT)　MR信号を，多数の異なった周波数，位相，振幅の正弦曲線に分解する数学的手法．

や行

有効視野 field of view (FOV)　撮像するスライスの大きさ(幅または高さを通常cmで表したもの)で，収集マトリックスとピクセルサイズの積の関数になる．

横緩和(時間) transverse relaxation (time)　RFパルスによって励起した核スピンは，おのおのが置かれている磁場の強度が完全に均一であれば歳差運動のラーモア周波数も一致し，位相がずれることはない．しかし，実際には外部静磁場が均一であったとしても，各核スピンの置かれた微視的な局所磁場の違いのために位相に次第にばらつきが生じ，巨視的磁化ベクトルのx-y平面上への投影成分は指数関数的に減少する．この過程を横緩和，スピン-スピン緩和，T2緩和といい，その時定数が横緩和時間(T2値)である．

ら行

ラーモア周波数 Larmor frequency　物質の共鳴周波数．一定磁場強度の外部静磁場中に置かれた核スピンは，歳差運動とよばれる回転運動をしている．その歳差運動の周波数ωは，静磁場強度B_0と原子核自身のもつ物理定数である磁気回転比γの積として定義され，ラーモア周波数とよばれる．

ラーモアの公式 Larmor equation　静磁場強度B_0の環境下にある核スピンの歳差運動の周波数ωと静磁場強度B_0の関係を表す式．
$\omega = \gamma \cdot B_0$ (γ：磁気回転比)

ラジオ波 radiofrequency wave (RF)　通常，周波数が300MHz以下の電磁波をラジオ波という．MRIのラーモア周波数もラジオ波である．

ラジオパルス radiofrequency pulse (RF pulse)　ラジオ波コイルからのパルスのことで，ラーモア周波数が正しく制御された場合，パルスの振幅と持続時間によって特定の角度だけ巨視的磁気ベクトルを急激なRFエネルギーによって回転させる．MRIでは90度パルス，180度パルス，任意のフリップ角をいろいろな組み合わせで数百回励起し，画像データを作成する．

励起 excitation　均一静磁場中の核スピンに対して，ラーモア方程式で定義される周波数と同一周波数のRF波が照射されると，核スピンはそのエネルギーを吸収し，エネルギーレベルの高い状態へと遷移する．これが磁気共鳴現象における励起であり，その状態を励起状態という．つづいて外部からのRF波の印加終了後は緩和の過程を経て，もとのエネルギーレベルの低い状態(定常状態)へと戻っていく．

励起回数 number of excitations (NEX)　MRスキャンで，1回の収集で印加する励起パルスの数．

◆索◆引◆

あ行

アーチファクト　15
悪性腫瘍　67，148
悪性リンパ腫　21，130
異物　175，178
打ち切りアーチファクト　20
運動性アーチファクト　15
液面形成　74
エナメル上皮腫　69，137
オトガイ舌筋　21，32
オトガイ舌骨筋
　　　21，34，35，88，142，144
折り返しアーチファクト　19

か行

外頸動脈　31，163
外側翼突筋　30
下顎後静脈　31，163，170
下顎骨　21
下顎骨筋突起　30
化学シフト　18
化学シフトアーチファクト
　　　18，34
顎下間隙　21，22
顎下腺　32，34，140
角化物　137
角化物質　132
顎関節滑膜性軟骨症　158
顎関節症　154
顎関節内障　156
顎骨骨髄炎　64
核磁気共鳴　2
顎舌骨筋　142
顎舌骨筋　21，32，144
顎二腹筋後腹　32，163
化骨性線維腫　79
ガス壊疽　56
ガドリニウム　14
ガマ腫　21，132
含歯性嚢胞　133
顔面神経　162，163

顔面神経走行仮想線
　　　163，166，170，172
顔面神経麻痺　175
顔面動脈　30
急性耳下腺炎　164
頬筋　21，30
胸鎖乳突筋　32
頬脂肪体　22
頬粘膜癌　102
頬部間隙　21，22，52，82，102
巨細胞（修復性）肉芽腫　90
筋肉内血管腫　84
グラジエントエコー法　4
クローズドロック　154，158
クロストークアーチファクト　20
茎状突起　31
頸動脈間隙　21
茎突下顎隙　31
茎突下顎裂　22
茎突後隙　21
茎突前隙　21
頸部リンパ節転移　68
血管腫　21，82，84
後咽頭間隙　21，23
口蓋垂　32
口蓋帆張筋　21
口蓋扁桃　32，55
咬筋　30，57
咬筋間隙　22
咬筋肥大症　175，176
口腔咽頭筋膜　21，22
甲状舌管嚢胞　148
甲状軟骨　35
高信号　26
口底癌　100
後天性免疫不全症候群　162
喉頭蓋　34
骨髄炎　21

さ行

耳下腺　31
耳下腺間隙　21，23
耳下腺腫瘍　162
耳管咽頭口　30

磁気共鳴映像法　2
歯原性角化嚢胞　132，136
歯原性嚢胞　132
篩骨胞巣　29
視神経　29
歯性感染症　50，54
歯性上顎洞炎　50，60
磁性体アーチファクト　16
ジッパーアーチファクト　20
脂肪腫　21，88
脂肪抑制像　4，89
脂肪抑制造影像　102，142
若年性化骨性線維腫　79
出血巣　106
術後性上顎嚢胞　132
上顎洞　38
小頬筋　21
深頸筋膜浅葉　21
神経鞘腫　21
神経線維腫　21
信号強度　26
深咀嚼筋間隙　22
深葉　163
スピンエコー法　3
石灰化歯原性嚢胞　73
石灰化物　81
舌下間隙　21，22，162
舌下隙　32，142
舌下腺　32，162
舌骨　35
舌骨下筋群　35
舌骨舌筋　32
舌中隔　32
舌動脈　37
舌扁桃　34
セメント質形成線維腫　79
セメント質骨形成線維腫　79
線維性骨異形成症　86
浅咀嚼筋間隙　22
浅葉　162
腺様嚢胞癌　120，172
僧帽筋　32
側頭窩　22
側頭下窩　22，106
側頭筋　29，30

咀嚼筋間隙　21, 22, 30, 54, 55, 72, 93, 102, 164

た 行

大頬筋　21
第二鰓弓嚢胞　21
唾液腺腫瘍　21
多形性腺腫　170
多形性腺腫内癌腫　170
中間信号　26
中心点アーチファクト　20
椎前筋膜　21
低信号　26
等信号　26

な 行

内頸静脈　31
内頸静脈血栓症　21
内頸動脈　31
内骨症　180
内側翼突筋　21, 30, 55, 57, 58
二重造影断層Ｘ線　154, 156, 158
粘液嚢胞　132, 138
嚢胞様Ｘ腺透過像　133
膿瘍　63

は 行

パーシャルボリューム効果　20
皮下脂肪　106

鼻甲介　30
鼻口蓋管嚢胞　150
鼻性上顎洞炎　60
鼻中隔　30
ファーストスピンエコー法　3
副甲状腺機能亢進症　90, 182
副耳下腺　176
変形性顎関節症　156, 158
扁桃周囲膿瘍　62
扁平上皮癌　67
傍（副）咽頭間隙　22
傍咽頭間隙　21
乏血性下顎骨壊死　160

ま 行

無信号域　163

や 行

翼状突起　30

ら 行

ラーモアの公式　3
良性腫瘍　67
良性線維ー骨性病変　86
リンパ管腫　21
リンパ節転移　98, 114
類皮（表皮）嚢胞　21
類皮嚢胞　132, 144
類表皮嚢胞　132, 144

ルビエールリンパ節　21, 23

欧文

AIDS　162
dynamic MRI　50, 52, 68, 70, 94, 96, 102, 106, 116
flow void　30, 163
FSE(fast spin echo)法　3
GE(gradient echo)法　4
inflow 効果　11
joint effusion　157
MRA(MR Angiography)　11
MRI (magnetic resonance imaging)　2
MRS(magnetic resonance spectroscopy)　8
MR-Sialography　13
NMR (nuclear magnetic resonance)　2
Öhngren 線　108
Plunging ranula　140
rim enhancement　114, 130
Rosenmüller 窩　30
SE(spin echo)法　3
serpiginous pattern　82
Sjögren 症候群　162
TOF(time of flight)法　11
wash out　102, 106

〈検印廃止〉

MRI ―顎口腔領域の診断―

2001年9月10日 第1版第1刷発行	編　　集	山　本　美　朗
		島　原　政　司
	発 行 者	隠　岐　　　徹
	印刷・製本	三報社印刷(株)

発行所　株式会社 学建書院

〒113-0033　東京都文京区本郷2-25-6（ニューライトビル）
振替　00120-3-191357
TEL (03)3816-3888　FAX (03)3814-6679
http://www.gakkenshoin.co.jp

©Yoshirou Yamamoto, 2001.　乱丁，落丁の際はお取り替えいたします．　ISBN4-7624-0623-6